脳とカオス

九州工業大学大学院教授
工 学 博 士

林　初　男　著

裳　華　房

BRAIN AND CHAOS

by

Hatsuo HAYASHI, PH. D.

SHOKABO

TOKYO

〈㈱日本著作出版権管理システム委託出版物〉

まえがき

　私たちは本当に脳を理解することができるのであろうか．脳が自分自身を理解することは難しいのではないかという意見もある．しかし一方では，科学がかなり発達した今日，脳を理解することは全く不可能というわけではないと考えられ始めている．特にこれからは，脳の記憶，認識，情報統合，思考，判断，意識形成といったいわゆる脳の高次機能の理解へと私たちの知的欲求は向けられていくことであろう．21世紀が始まり，今は情報科学的な側面からの脳の研究が爆発的に始まる前夜であるように感じる．

　脳活動の非線形力学的な理解は，この20年で飛躍的に進んだ．その大きな成果は，脳の複雑な活動を決定論的な不規則現象，すなわち"カオス"として理解できたことである．たとえば，ニューロンの複雑な発火パターンは，決定論的であるがゆえに あるパラメータを少し変えただけでガラリと変ってしまう．これを利用すればニューロンは発火パターンを容易にかつすばやく制御することができ，かなり高度な情報処理ができることを示している．沢山のニューロンから成る神経回路網では，個々のニューロンがダイナミカルな振舞をするのに加えてそれらが相互作用するので，振舞はさらに複雑である．しかし，ニューロンの集団的振舞に注目すると，神経回路網の複雑な振舞を再びカオスとして理解することができる．

　決定論的な現象として理解できるということは，脳の活動を確率的な要素を含まない微分方程式などで記述できるということであり，たとえば脳の活動をコンピュータの上で再現することが可能であることを意味する．実際，脳の活動をコンピュータの上で再現することはすでにできはじめている．これは，記憶，認識，情報統合，…といった脳の情報処理機能をコンピュータの上で実現し，またハードウェアとして実現することも夢ではないと我々に

期待させる．一方，脳活動の正確な記述とその振舞のコンピュータ上での再現は，ニューロンや神経回路網の本質的な性質を抜き出すことを可能にするであろう．その結果，より簡単なシステムで脳の情報処理機能を実現することができるかもしれない．

本書は，これからの脳の情報科学的研究の発展を期待し，その基礎となる脳の非線形力学的な理解，特に脳とカオスの関わりに焦点を当てる．第1章は，ニューロン，海馬および新皮質第1次体性感覚野に関する神経生理学的内容である．ただし，第2章以降を理解するのに必要最小限の内容に絞ってある．第2章では，動物実験で観測されたニューロンのカオス活動について述べる．第3章では，ニューロンモデルを構築する作業を通じて，ニューロンのくり返し発火やバースト発火の機構を明確にし，カオスなどの多様なニューロン活動への分岐現象について述べる．第4章と第5章では，海馬のニューロンモデルについて述べたあと，そのニューロンモデルで構成した神経回路のカオス活動について述べ，さらにラットの海馬と新皮質第1次体性感覚野のカオス応答について述べる．最後に第6章で，脳の情報処理機能とカオスに関するこれからの研究の方向を探る意味で，カオス遍歴と動的記憶モデルおよびカオスニューラルネットワークについて述べる．

執筆に当り，大学院生のみならず学部の3, 4年生にも理解できるように心がけた．本書が脳の情報処理機能に関する研究を目指す若い研究者や技術者の一つの踏み台になることができれば，筆者にとって最高の喜びである．

本書を丹念に読んでいただき，多くの有益なコメントをいただいた永井喜則博士と石塚 智博士に感謝の意を表する．また，本書が完成し無事出版できたのも，辛抱を重ねて待っていただいた裳華房の皆様のおかげである．心から感謝する．

2001年10月

林　　初　男

目　　次

1. ニューロンのはたらきと脳の構造

1.1　ニューロンのはたらき　**2**
1.2　Hodgkin - Huxley 方程式　**15**
1.3　海馬の構造とはたらき　**21**
1.4　視床 - 皮質システムの構造と機能　**30**

2. ニューロンのカオス活動

2.1　周期刺激に対する引込み　**36**
2.2　カオス応答　**42**
2.3　カオス的自発放電　**56**

3. ニューロンモデルの構築とそのカオス活動

3.1　準　備　**64**
3.2　Bonhöffer - van der Pol モデル　**69**
3.3　Hindmarsh - Rose モデル　**82**
3.4　Chay モデル　**94**
3.5　バースト放電を起こす機構の定性的分類　**100**
3.6　Plant - Kim モデル　**107**
3.7　イソアワモチペースメーカーニューロンモデル　**125**

4. 神経回路モデルの構築とそのカオス活動

- 4.1 錐体細胞モデル — マルチコンパートメントモデル — *137*
- 4.2 錐体細胞モデルの簡約化 I *149*
- 4.3 錐体細胞モデルの簡約化 II *158*
- 4.4 海馬神経回路モデルとその時空活動 *163*
- 4.5 海馬神経回路モデルの引込みとカオス応答 *175*

5. 脳のカオス活動

- 5.1 海馬のカオス応答 *184*
- 5.2 新皮質第1次体性感覚野のカオス応答 *197*

6. 脳におけるカオスの機能的役割

- 6.1 カオス遍歴と動的記憶モデル *206*
- 6.2 カオスニューラルネットワーク *214*

付録 A. Chay モデルの速度定数と時定数（(3.56)〜(3.58)式） *223*
 B. Plant-Kim モデルのパラメータと速度定数（(3.61)〜(3.67)式） *223*
 C. Plant モデルのパラメータと速度定数（(3.68)〜(3.73)式） *224*
 D. イソアワモチペースメーカーニューロンモデルのパラメータ（(3.79), (3.80)式） *225*
 E. 19個のコンパートメントから成る海馬CA3錐体細胞モデルの速度定数 *225*
 F. 2個のコンパートメントから成る海馬CA3錐体細胞モデルのパラメータ *226*
 G. 海馬CA3錐体細胞のシングルコンパートメントモデルのパラメータと速度定数 *227*
 H. 抑制性介在ニューロンモデルのパラメータと速度定数 *228*

参考文献 **229**
索　引 **240**

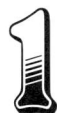

ニューロンのはたらきと脳の構造

　脳のダイナミカルな性質，特に近年明らかになったカオス的振舞とその機能的役割について学ぶことが本書の目的であるが，そのためには，ニューロンのはたらきや脳の構造についてある程度の知識を必要とする．第1章では，まず脳を構成するニューロンの性質やはたらきについて学び，第3章と第4章で議論されるニューロンモデルや神経回路モデルの基礎になる Hodgkin–Huxley モデルを紹介する．次に脳の構造について学ぶが，脳を構成するすべての部位についてその詳細を述べることは本書の目的に合わない．この章では，第4章以降で対象となる海馬と新皮質第一次体性感覚野に話を絞ることにする．海馬は記憶を獲得するための部位であり，新皮質第一次体性感覚野は感覚情報の知覚や認識を行う部位であると考えられている．第1章は後続の章を理解するのに必要最小限の内容に絞られているので，さらにくわしく学びたい読者は，たとえば巻末に挙げた神経生理学の教科書[62,95,111]を参照していただきたい．また，すでに神経生理学を学んでいる読者は第2章から読み始めて構わない．

1.1 ニューロンのはたらき

脳には多くの種類のニューロンが存在し，それらの構造やはたらきは異なっている．しかし，これらのニューロンは共通した基本構造と性質をもっている．

ニューロンは，図1.1に示すように，細胞体(soma)，樹状突起(dendrite)および軸索（axon）から成っている．樹状突起はたくさん枝分かれし，まさに樹の枝のように広がり，他のニューロンからの信号を受け取る．それに対し，軸索は1本存在し，ニューロンの唯一の出力線維である．この軸索は信

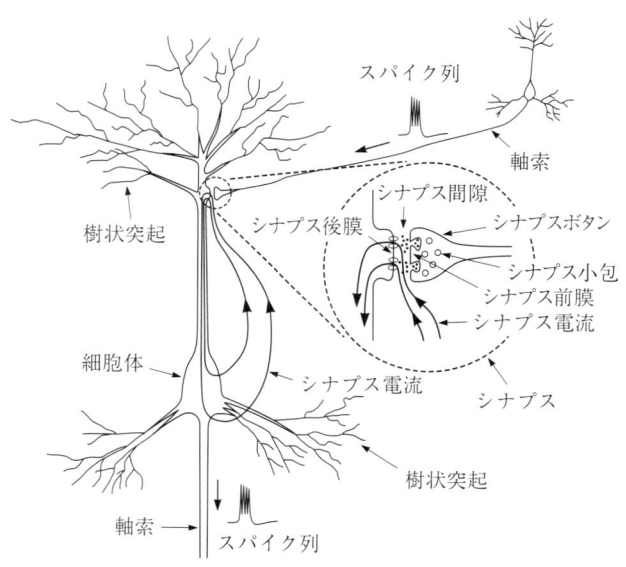

図 1.1 ニューロンの構造と信号伝達
ニューロンは，細胞体，樹状突起および軸索から成る．挿入図は他のニューロンの軸索終末が作るシナプスの拡大図である．シナプスに信号が到達したときに流れるシナプス電流として，興奮性シナプス電流が示されている．

号を伝えるべき次のニューロン集団の近くでたくさん枝分かれし，多くのニューロンに信号を伝える．また，海馬のシャーファー側枝のように，途中で枝分かれすることもある．

他のニューロンから伸びてきた軸索は樹状突起にシナプスを形成する．図1.1には1個のシナプスが大きく代表的に示されているが，実際には数千から数万個のシナプスが存在する．すなわち，1個のニューロンは非常に多くのニューロンから信号を受け取るのである．シナプスはニューロンとニューロンの間で信号の受け渡しをするところであるが，図1.1の挿入図に示すように，軸索末端と樹状突起とは接着していない．150 Å 程度の隙間（シナプス間隙，synaptic cleft）が存在し，電気的な結合はない．*

ニューロンが電気的活動をしていないとき，細胞膜を境にして，ニューロンの内側は外側に対して負の電位（$-40 \sim -70$ mV）に保たれている．この電位を静止膜電位（resting membrane potential）とよんでいる．

静止膜電位が生じるのは，ニューロンの内側と外側でいくつかの種類のイオンの濃度に違いがあるからである．関係するイオンはニューロンによって異なるが，多くのニューロンに共通した主なイオンは，Na^+, K^+, Cl^- である．多くの場合，Na^+ と Cl^- の濃度は細胞内より細胞外で高く，K^+ の濃度は細胞外より細胞内で高い．**

静止状態でこのようなイオンの濃度勾配が安定に続くのは，これらのイオンに対する膜の透過性が異なるからである．K^+ と Cl^- に対する透過性は高いが，Na^+ に対する透過性は非常に低い．

細胞膜を透過できない Na^+ の濃度が細胞内外で異なっているのは，細胞膜

---

* シナプス前膜とシナプス後膜が接着して穴があいているシナプスの存在も知られており，電気シナプスとよばれている．現在よく知られている図1.1に示すようなシナプスは化学シナプスとよばれている．

** ヤリイカの巨大軸索の場合，Na^+ 濃度は細胞外で約460 mM，細胞内で約50 mM，K^+ 濃度は細胞外で約10 mM，細胞内で約400 mM，Cl^- 濃度は細胞外で約540 mM，細胞内で 40 〜 150 mM である．

に存在するイオンポンプのはたらきによる．イオンポンプは細胞膜内外のイオン濃度勾配や電位勾配に逆らってイオンを移動させるので，代謝エネルギーを必要とする．イオンポンプとしては，たとえば，Na^+/K^+ポンプが知られており，Na^+を細胞外に汲み出すとともに，K^+を細胞内に取り込む．

その結果生じたNa^+の濃度差はNa^+を細胞内に流入させる濃度勾配となるが，Na^+に対する細胞膜の透過性が低いので，Na^+はほとんど移動できない．一方，細胞膜を透過しやすいK^+とCl^-の細胞内外の濃度差は，細胞外と細胞内それぞれで電気的中性条件が満たされるように決定される．Na^+の濃度差にしたがってK^+が細胞内から細胞外へ，Cl^-が細胞外から細胞内へ移動しようとしても，細胞内の負の電荷が増え，膜電位がさらに負になるため，これらのイオンの移動は阻止される．すなわち，濃度勾配によってK^+とCl^-を移動させようとする力と電位勾配によってK^+とCl^-を移動させようとする力は逆向きでつり合っており，これらのイオンの正味の流れは0になっているのである．

このような状態は平衡状態（equilibrium state）とよばれ，K^+とCl^-の細胞内外の濃度差によって生じる膜電位E_KおよびE_{Cl}はNernstの式

$$E_K = \frac{RT}{zF} \ln\left(\frac{K_o}{K_i}\right) = 25 \ln\left(\frac{K_o}{K_i}\right) = 58 \log\left(\frac{K_o}{K_i}\right) \quad (1.1)$$

$$E_{Cl} = \frac{RT}{zF} \ln\left(\frac{Cl_i}{Cl_o}\right) = 25 \ln\left(\frac{Cl_i}{Cl_o}\right) = 58 \log\left(\frac{Cl_i}{Cl_o}\right) \quad (1.2)$$

で表される．E_K，E_{Cl}はそれぞれK^+平衡電位（K^+ equilibrium potential），Cl^-平衡電位（Cl^- equilibrium potential）とよばれている．Rは気体定数，Tは絶対温度，zはイオンの価数，Fはファラデー定数である．また，K_oとCl_oはそれぞれ細胞外のK^+とCl^-のイオン濃度，K_iとCl_iはそれぞれ細胞内のK^+とCl^-のイオン濃度である．

前ページの脚注に示したヤリイカ巨大軸索のK^+濃度とCl^-濃度を用いると，(1.1)式および(1.2)式からそれぞれ$E_K = -93$ mV，$E_{Cl} = -66 \sim$

$-32\,\text{mV}$ となり，K^+ 平衡電位と Cl^- 平衡電位は一致していない．また，ヤリイカ巨大軸索の静止膜電位は $-70 \sim -60\,\text{mV}$ であり，K^+ 平衡電位より浅く，Cl^- 平衡電位より深い．これは，Na^+ がわずかに細胞膜を透過するためである．

濃度勾配による力と電位勾配による力はいずれも Na^+ を細胞外から細胞内に移動させる方向にはたらく．したがって，Na^+ が少しずつ流入すると膜電位が少し浅くなり，K^+ 平衡電位から少しずれてしまう．そのため，K^+ が少しずつ細胞外へ流出し，それにともなって Cl^- も少しずつ流入し，Na^+，K^+，Cl^- による電流の和が 0 になったところで定常状態に達する．*

この定常状態では，Nernst の式で表されるイオンの平衡状態とは違って，それぞれのイオン電流は 0 ではない．この定常状態における膜電位 V は

$$V = \frac{RT}{F} \ln\left(\frac{p_K K_o + p_{Na} Na_o + p_{Cl} Cl_i}{p_K K_i + p_{Na} Na_i + p_{Cl} Cl_o}\right) \qquad (1.3)$$

と表されることが，Goldman (1943) および Hodgkin と Katz (1949) によって導かれており，Goldman の式あるいは Goldman-Hodgkin-Katz の式とよばれている．[30,51] p_K，p_{Na}，p_{Cl} はそれぞれのイオンの透過係数で，K_o，Na_o，Cl_o は細胞外のそれぞれのイオンの濃度，K_i，Na_i，Cl_i は細胞内のそれぞれのイオンの濃度である．ヤリイカ巨大軸索の場合，K^+，Na^+，Cl^- の透過係数の比を $1:0.03:0.1$ とすると，膜電位 V は $-70\,\text{mV}$ となり，観測された静止膜電位と合う．

Goldman の式からわかるように，膜電位 V は Na^+，K^+，Cl^- の透過係数と細胞内外のイオン濃度によって決まるので，細胞膜の電気的な状態は細胞膜に対する各イオンの通りやすさと平衡電位によって決まると考えることができる．そこで，イオンの通りやすさとして各イオンに対する細胞膜のコンダクタンスを導入すると，細胞膜を図 1.2 に示すような電気的等価回路で表現することができる．g_{Na}，g_K，g_{Cl} は Na^+，K^+，Cl^- に対する膜のコンダクタ

---

* $I_{Na} + I_K + I_{Cl} = 0$．ただし，$I_{Na} \neq 0$，$I_K \neq 0$，$I_{Cl} \neq 0$．

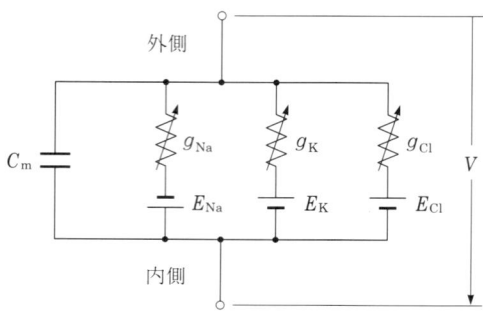

図 1.2 細胞膜の電気的
等価回路

g_{Na}, g_K, g_{Cl} はそれぞれ Na^+, K^+, Cl^- コンダクタンス. g_{Na}, g_K は膜電位 V に依存して変化するので, 可変抵抗で表してある. E_{Na}, E_K, E_{Cl} はそれぞれ Na^+, K^+, Cl^- の平衡電位. 細胞膜はコンデンサの性質をもっているので, 膜容量 C_m が並列に入っている.

ンスである. あとで述べるように, g_{Na} と g_K は膜電位に依存して変化するので, 可変抵抗で表現されている. E_{Na}, E_K, E_{Cl} は Na^+, K^+, Cl^- の平衡電位である. 細胞膜は主に絶縁性の高い脂質膜とその両面にあるタンパク質から成っており, 細胞膜の内外には電気伝導性の高い塩溶液が存在する. したがって, 細胞膜はコンデンサーの性質をもっており, 電気的等価回路には膜容量 C_m が並列に入っている.

電気的等価回路からわかるように, Na^+, K^+, Cl^- の移動による電流 I_{Na}, I_K, I_{Cl} は

$$\begin{cases} I_{Na} = g_{Na}(V - E_{Na}) \\ I_K = g_K(V - E_K) \\ I_{Cl} = g_{Cl}(V - E_{Cl}) \end{cases} \tag{1.4}$$

と書ける. 定常状態では $I_{Na} + I_K + I_{Cl} = 0$ であるから, 膜電位 V は

$$V = \frac{g_K E_K + g_{Na} E_{Na} + g_{Cl} E_{Cl}}{g_K + g_{Na} + g_{Cl}} \tag{1.5}$$

となる.

細胞に外向き, すなわち細胞の内側から外側に向かって小さな電流を流すと, 図 1.3 に示すように, 膜電位は 0 になる方向に変化し, これを脱分極とよんでいる. また, 細胞に内向きの小さな電流を流すと膜電位は静止膜電位

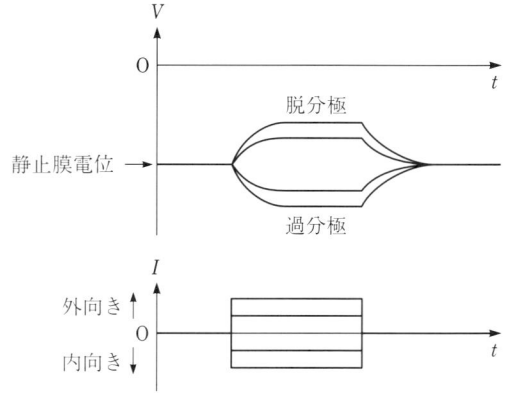

図 1.3　局所電位
外向きの電流を流すと膜電位は脱分極し，内向きの電流を流すと膜電位は過分極する．電流が小さければ膜電位は指数関数的に変化し，定常値に達する．

よりさらに負の電位になり，これを過分極とよんでいる．小さな電流で起こした数 mV 程度の膜電位変化では，各イオンコンダクタンスの変化はほとんど無視できるので，図 1.2 の電気的等価回路からわかるように，膜電位の時間変化は指数関数的である．この時定数は膜容量 C_m と膜抵抗 $1/(g_\mathrm{K} + g_\mathrm{Cl})$ の積で与えられ，1 〜 20 ms である．

　細胞内の原形質の抵抗はそれほど小さくなく，また細胞膜の絶縁は不完全で電流の漏れが生じている．したがって，数 mV 程度の小さな電位変化は細胞膜を 1 〜 2 mm 程度のごく短い距離しか伝わることができない．このような小さな脱分極電位や過分極電位を局所電位とよんでいる．

　外向きのパルス電流によって膜電位がしきい値電位を超えると，図 1.4 に示すように，パルス状の電位変化が生じる．これを活動電位（action potential）とよんでいる．スパイクとかインパルスなどとよばれることもある．活動電位の発生は全か無であり[*]，刺激電流の大きさには関係なく，同じ大きさ同じ形の活動電位が生じる．

　活動電位が生じた直後，大きな刺激電流を加えても活動電位が生じない時

---

[*] 膜電位がしきい値を超えて活動電位が生じるか，しきい値に達せず静止膜電位に減衰するかのいずれかであるということ．

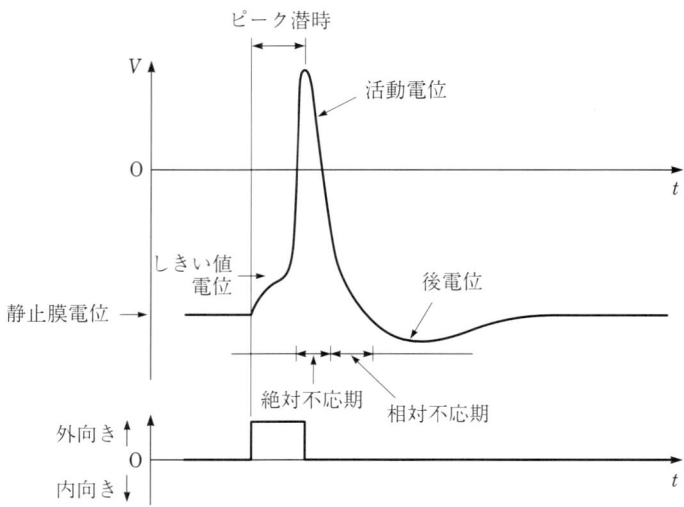

図 1.4 活動電位
外向き電流によって膜電位がしきい値を超えると活動電位が生じる．活動電位の発生は全か無であり，電流の強さに関係無く，同じ大きさ，同じ形の活動電位が生じる．

間領域があり，これを絶対不応期（absolute refractory period）とよんでいる．絶対不応期に続いて，大きな刺激電流を加えると活動電位を発生させることができる時間領域があり，これを相対不応期（relative refractory period）とよんでいる．この時間領域で生じた活動電位は正常な活動電位とは異なり，活動電位の高さは低く，幅や潜時＊は大きくなる．相対不応期を過ぎると，再び刺激電流によって正常な活動電位が生じるようになる．

先に述べたように，小さなパルス電流によって生じる局所電位は軸索を遠くまで伝わらない．しかしあとで述べるように，活動電位は軸索に沿って，高速に（数十 m/s）かつ減衰することなく，遠くまで伝わることができる．

静止膜電位は，Goldman の式にしたがって，Na^+, K^+, Cl^- の濃度と透過

＊ 刺激が加わったあと活動電位が生じるまでの時間．活動電位のピークに達するまでの時間やしきい値に達するまでの時間で表されることが多い．

係数によって決まることを先に述べた．ヤリイカ巨大軸索の場合，静止膜電位では，これらのイオンの透過係数の比は $p_K : p_{Na} : p_{Cl} = 1 : 0.03 : 0.1$ である．活動電位が生じると，Na^+ の透過係数は500倍程度大きくなり，透過係数の比は $p_K : p_{Na} : p_{Cl} = 1 : 15 : 0.1$ となる．これを Goldman の式((1.3)式)に代入すると，膜電位は $+44$ mV となり，活動電位のピーク電位に相当する．この Na^+ 透過性の上昇は $1 \sim 2$ ms でおさまり，膜電位は急激に静止膜電位にもどってくる．すなわち，活動電位は細胞膜の Na^+ 透過性の上昇によって作られるのである．

パルス電流によって膜電位がしきい値電位を超えたとき，Na^+ の透過性が不連続に大きくなるわけではない．しきい値を少し超えると，Na^+ の透過性が少し増すので，細胞膜はさらに少し脱分極する．その脱分極はさらに Na^+ 透過性を増すので，さらに脱分極する．これがくり返され，膜電位は自己再生的に一気に $+44$ mV まで上昇するのである．したがって，活動電位が発生するかどうかは膜電位がしきい値を超えるかどうかで決まり，しきい値電位を超えさえすれば，刺激電流の大きさには関係無く同じ大きさ形の活動電位が生じる．

このような脱分極にともなって K^+ の透過性もさらに大きくなり，活動電位のあともしばらく持続する．したがって，Goldman の式からわかるように，活動電位に続いて静止膜電位より深い後電位 (after potential) が生じる (図1.4)．

活動電位にともなう K^+ 透過性の上昇には意味がある．しきい値を超える脱分極性の電流を持続的に加えている場合を考えてみよう．

もし活動電位にともなって K^+ 透過性がさらに上昇しなければ，この持続的な脱分極性の電流で1個の活動電位しか生じない．これは，持続的に加わっている電流のため，しきい値以上に脱分極した状態が続き，再びしきい値を切ることができないからである．

これに対し，K^+ 透過性が増加すれば Nernst の式 ((1.1)式) で表される

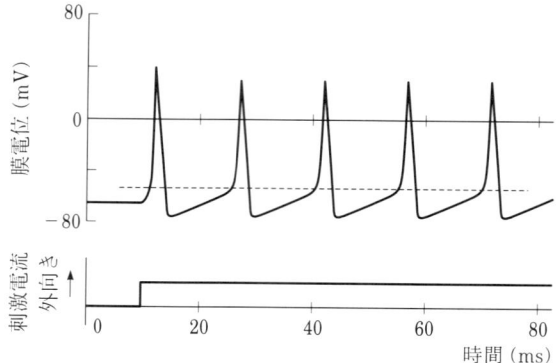

図 1.5 ニューロンのくり返し放電
持続的な電流（下のトレース，$10\,\mu\mathrm{A/cm^2}$）によって起こされたくり返し放電（上のトレース）．Hodgkin–Huxley モデルを使用．

K^+ 平衡電位が膜電位に大きく寄与するようになるので，持続的な刺激電流に打ち勝って，膜電位はしきい値電位より深い電位にもどってくる（図 1.5）．その後 K^+ の透過性が元の大きさにもどると，持続的に電流が加わっているので細胞膜は脱分極し，しきい値を超えると再び活動電位が生じる．

このとき，活動電位のくり返しの速さ（発火頻度）は持続的な脱分極電流の大きさに依存して大きくなる．この機構により，しきい値を超える膜電位の大きさを活動電位の発火頻度に変換し，情報を遠くに伝えることができるのである．実際，蝸牛の有毛細胞，舌の味蕾細胞，皮膚の機械受容器，筋紡錘に巻き付いた感覚線維の終末などにおける起動電位 — インパルス数変換機構や運動ニューロン，海馬の介在ニューロン，視床の中継ニューロンなどにおけるシナプス電位 — インパルス数変換機構として使われている．

活動電位が減衰することなく遠くまで軸索を伝わっていく機構を考えてみよう．

軸索のある部位で活動電位が生じると，膜の Na^+ 透過性が上昇し，図 1.6 に示すように，正の電荷が流入する．その結果，その部位の膜電位は反転し，軸索内は正の電位になる．隣接する部位は静止状態にあり，膜電位は負であ

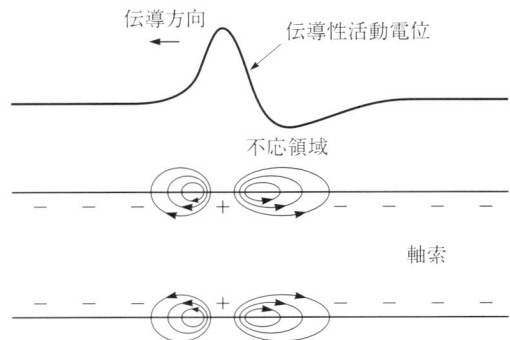

図 1.6 活動電位の伝導 興奮部位を流入した電流は隣接部を外向きに流れ，細胞膜を脱分極させる．膜電位がしきい値を超えると，隣接部位に活動電位が発生する．隣接部位に次々と活動電位が発生することにより，活動電位が伝導する．ただし，活動電位の後方には不応領域が生じるので，後方に活動電位が発生することはない．

るので，興奮部位を流入した電流は軸索内を隣接部へと流れ，隣接部の膜を通って流出する．その電流は軸索外を興奮部位へともどり，局所的なループ電流を形成する．隣接部を外向きに流れる電流はその部位を脱分極させ，膜電位がしきい値を超えると，そこに活動電位が生じる．すなわち，次々と隣接部に活動電位が生じることによって，活動電位が伝導していくのである．

いったん活動電位が伝導を始めると，活動電位の後方には絶対不応領域を引きずるので，活動電位によって生じたループ電流で後方に活動電位が発生することはない．すなわち，活動電位の伝導は一方向性であり，ある方向に伝導していた活動電位が突然逆方向に伝導を始めることはない．

図 1.1 に示したように，右上のニューロンから軸索を伝導してきた活動電位が軸索末端のシナプスに達すると，シナプス後のニューロンに信号が伝達される．しかし，シナプス前膜とシナプス後膜との間には 150〜200 Å 程度のシナプス間隙が存在し，電気的な結合はない．

図 1.1 の挿入図に示したように，シナプスボタン内には多数のシナプス小胞（直径 300〜600 Å）が存在し，その中には伝達物質（約 1 万個/小胞）*が

---

* 伝達物質としてはいろいろなものがあるが，興奮性シナプスの伝達物質としてはアセチルコリン（acetylcholine）やグルタミン酸（glutamate）がよく知られており，抑制性シナプスの伝達物質としては GABA（γ-aminobutyric acid）などが知られている．

蓄えられている。活動電位がシナプス末端のシナプスボタンに達すると、シナプスボタンに Ca^{2+} が流入する。その結果、シナプス小胞がシナプス前膜と融合し、シナプス小胞内の伝達物質がシナプス間隙に放出される。伝達物質はシナプス間隙をシナプス後膜へと拡散し、シナプス後膜上の受容体と結合してイオンチャネルを開く。イオンチャネルが開くと、チャネルの種類によって、電流がシナプス後膜を内向きまたは外向きに流れる。この電流はシナプス電流とよばれている。

図1.1にはシナプス後膜を内向きに流れるシナプス電流が示されている。このシナプス電流はシナプス後膜以外の膜を外向きに流れ、図1.7(a)に示すように、細胞体や軸索初節を数mV脱分極させる。この脱分極を興奮性シナプス後電位（excitatory postsynaptic potential, EPSP）とよんでおり、

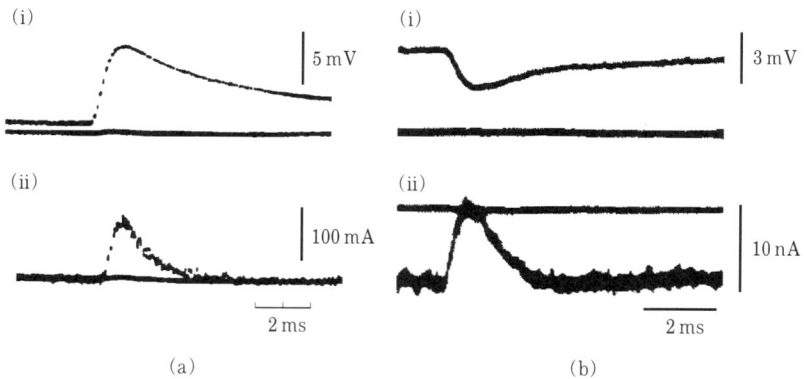

図 1.7 シナプス電流とシナプス電位
(a) 興奮性シナプス。カエルの終板で観測されたもの。(a_I) 上のトレースは興奮性シナプス後電位。下のトレースは一定に保たれた膜電流。(a_{II}) 上のトレースは興奮性シナプス電流。下のトレースは一定に保たれた膜電位。[Takeuchi, A. and Takeuchi, N.: *J. Neurophysiol.* **22** (1958) 395–411 より]
(b) 抑制性シナプス。ネコのIa求心性線維を刺激し、拮抗筋支配の脊髄運動ニューロンから記録したもの。(b_I) 上のトレースは抑制性シナプス後電位。下のトレースは一定に保たれた膜電流。(b_{II}) 上のトレースは一定に保たれた膜電位。下のトレースは抑制性シナプス電流。[Araki, T. and Terzuolo, C. A.: *J. Neurophysiol.* **25** (1962) 772–789 より]

このようなシナプスを興奮性シナプスとよんでいる．

　シナプス電流がシナプス後膜を内向きに流れるのは，シナプス後膜のイオンチャネルが開くと Na^+ と K^+ の透過性がともに増加するためだと考えられている．*,24,58,125) Na^+ と K^+ の透過性がともに増加すると，(1.3)式あるいは(1.5)式からわかるように，シナプスの平衡電位** は Na^+ 平衡電位（約 $+50\,mV$）と K^+ 平衡電位（約 $-80\,mV$）の中間の電位（約 $0\,mV$）になる．したがって，シナプス後膜がシナプス平衡電位に向かって脱分極し，細胞内では電位の高いシナプス後膜から電位の低い周囲へ電流が流れる．その結果，図1.1に示すようなループ電流が形成されるのである．

　軸索初節の興奮のしきい値は低いので，EPSPがそのしきい値を超えると，軸索初節に活動電位が生じる．それが軸索を伝導し，次のニューロンに信号を伝えることになる．このような化学シナプスにおける信号伝達の機構から，信号伝達は一方向性であることがわかる．また，伝達物質の拡散が関与しているので，シナプスにおける信号伝達には $0.5\,ms$ 程度の遅れが生じる．

　図1.1とは逆の方向にシナプス電流が流れるシナプスを抑制性シナプスとよんでいる．このシナプス電流はシナプス後膜以外の膜を内向きに流れるため，図1.7(b)に示すように細胞体や軸索初節を過分極させる．この過分極を抑制性シナプス後電位（inhibitory postsynaptic potential, IPSP）とよんでいる．

　抑制性シナプスでは，伝達物質がシナプス後膜の受容体に作用し，イオンチャネルが開くと，Cl^- または K^+ の透過性が高くなる．したがって，シナプス平衡電位が Cl^- 平衡電位（約 $-70\,mV$）または K^+ 平衡電位（約 $-80\,mV$）に近い値として与えられるので，興奮性シナプス電流とは逆向きの抑制性シナプス電流が流れることになる．IPSPは膜電位を興奮のしきい値に近づか

---

　*　神経・筋接合部（終板）では Ca^{2+} の透過性もわずかに増加すると考えられている．
　**　平衡電位は逆転電位ともよばれている．

ないようにする役目をもっている．

シナプス電位の大切な性質は加重性である．図 1.8(a) に示すように，一本の線維を通じて複数の活動電位が興奮性シナプスに続けて送られてくると，興奮性シナプス電流が加算されるため EPSP は大きくなる．これを時間加重とよんでいる．また，図 (b) に示すように，複数の線維を通じて活動電位がほぼ同時に送られてきても，それぞれの興奮性シナプスから流れるシナプス電流が加算されるので，やはり EPSP は大きくなる．これを空間加重とよんでいる．

実際，1 個の活動電位がシナプスに到達したときに生じる EPSP は 数 mV と小さく，多くの場合，1 個の EPSP が膜電位を しきい値以上に脱分極させ，活動電位を発生させることはない．入力頻度や入力数に依存して EPSP が加重し，その結果 しきい値を超える脱分極が生じたとき，初めて活動電位が発生するのである．

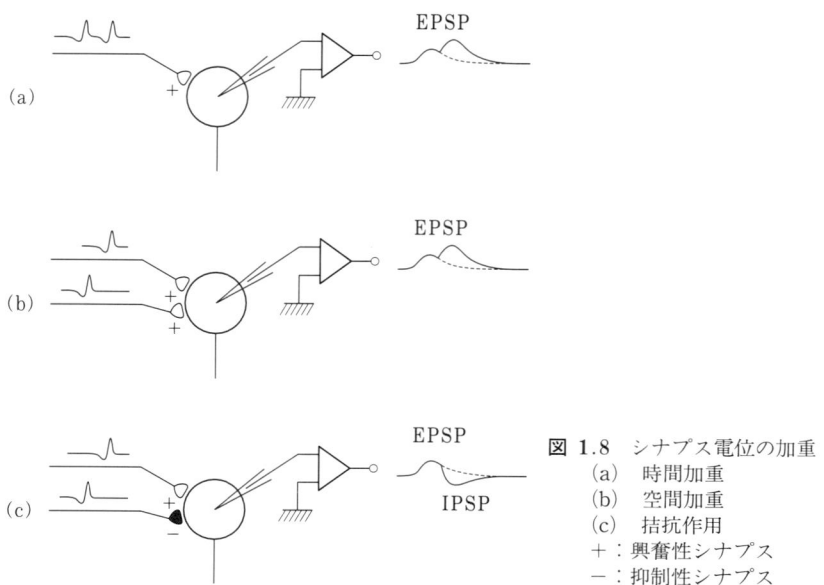

図 1.8 シナプス電位の加重
(a) 時間加重
(b) 空間加重
(c) 拮抗作用
＋：興奮性シナプス
－：抑制性シナプス

抑制性シナプス電流も加重するのでIPSPも大きくなる．このIPSPは膜電位を興奮のしきい値に近づけないようにする役目をもっている．図(c)に示すように，興奮性シナプスと抑制性シナプスにほぼ同時に活動電位が到達すると，EPSPはIPSPで抑えられ，膜電位はしきい値に近づくことができない．この現象を拮抗作用とよんでいる．*

興奮性と抑制性の複数のシナプス電流は互いに加重するので，シナプス電位は複雑に時間変化する．ある場合はシナプス電位がしきい値を超え，活動電位を発生させるが，ある場合はしきい値を超えず，活動電位を発生させない．この性質は，多くのニューロンから受けた信号を統合し，その結果を出力する機構として大事である．換言すれば，個々のニューロンが信号を処理する能力をもっているのである．

1.2 Hodgkin – Huxley 方程式

ニューロンが信号を処理する仕組について定性的に述べてきた．第3章でいろいろなニューロンモデルを議論するが，それらのモデルを学ぶ前に，膜電位とイオンコンダクタンスの関係や活動電位にともなうイオン透過性の時間変化などについて定量的に理解しておく必要がある．すなわち，電気生理学的知見に基づいて膜の興奮現象を記述する方程式を導いておかねばならない．この節では，ヤリイカ巨大軸索を対象として，(1.4)式のコンダクタンス，特にNa^+コンダクタンスg_{Na}とK^+コンダクタンスg_K，の時間変化とそれら

---

* 抑制性シナプスの平衡電位は静止膜電位より数mV負であるに過ぎず，一般にIPSPはEPSPより小さい．ニューロンによっては抑制性シナプス平衡電位が静止膜電位とほぼ等しく，IPSPがほとんど観測されない場合もある．しかし，抑制性シナプス後膜のイオン透過性が上昇し膜抵抗が下がるので，興奮性シナプス電流による脱分極を十分抑えることができる．これを短絡効果とよんでいる．

の膜電位依存性について述べることにしよう．

Na$^+$ と K$^+$ の平衡電位 E_{Na} と E_K は一定だと考えてよいので，(1.4) 式からわかるように，膜電位 V をある値に固定して膜を流れる Na$^+$ 電流および K$^+$ 電流を測定すれば，それぞれのイオンコンダクタンス g_{Na} と g_K を求めることができる．膜電位を固定して膜電流を測定する実験方法は 1947 年頃 Cole によって開発されており，電位固定法とよばれている．[20]

電位固定装置を用いてステップ的に脱分極させ新しい膜電位に固定すると，図 1.9 に示すように，最初 持続時間の非常に短い一過性の外向き電流が流れ，次に比較的持続時間が長い一過性の内向き電流が流れる．そのあと外向き電流が定常的に流れる．

最初に流れる持続時間の短い外向き電流は，ステップ的な脱分極にともなって膜容量を充電するために流れる容量性の電流である．それに続く一過性の内向き電流は Na$^+$ 電流であり，そのあと定常的に流れる外向きの電流は K$^+$ 電流である．*

この Na$^+$ 電流と K$^+$ 電流を分離することができれば，Na$^+$ 電流と K$^+$ 電流の時間変化が求まるので，(1.4) 式の右辺の電位差 $(V - E_{Na})$ および $(V - E_K)$ が一定であることに注意すると，Na$^+$ コンダクタンスと K$^+$ コンダクタンスの時間変化が求まることになる．** そこで，固定する膜電位をいろいろ変えて膜電流を測定すると，各イオンコンダクタンスの時間変化が膜電位にどう依存するかを調べることができる．図 1.10 は，このようにして得られた二種

---

* 内向きの電流が Na$^+$ 電流であることは，Na$^+$ 平衡電位に固定すると内向きの電流が流れなくなることや，細胞外の Na$^+$ をコリン（膜を透過できない大きな分子）で置き換えると内向きの電流が流れなくなることからわかる．また，外向きの電流については，たとえば細胞内に放射性の K$^+$(^{42}K) を入れておき，脱分極電位に固定したとき細胞外に出てくる ^{42}K を測定することにより確かめられている．

** 分離の方法はいくつかある．分離の方法については，Hodgkin, A. L. and Huxley, A. F.: J. Physiol. **116** (1952) 449-472 や Kuffler, S. W., Nicolls, J. G. and Marchin, A. R.: "From Neuron to Brain," Sinauer Associates (1984) pp. 140-146 などを参照．近年ではいろいろなイオンチャネルの阻害剤が発見されているので，阻害剤を用いて各イオン電流を容易に分離することができる．

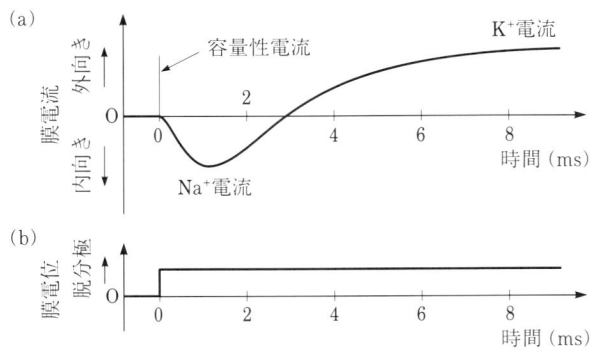

図 1.9 電位固定法で観測される膜電流
静止膜電位からしきい値を超える脱分極電位に固定したときに流れる膜電流.

類のイオンコンダクタンスの時間変化とその膜電位依存性である.

図 1.10 (a) が示すように，ある脱分極電位に固定すると Na^+ コンダクタンスは増加するが，すぐに元の値にもどってくる．それに対し，図 (b) が示すように，K^+ コンダクタンスはゆっくりと増加して定常値に達する．したがって，脱分極によって3つのプロセス，(1) Na^+ コンダクタンスの増加，(2) Na^+ コンダクタンスの減少 および (3) K^+ コンダクタンスの増加が起きることがわかる．

この3つのプロセスに対応して0と1の間の値をとる変数 m, h および n を考えると，これらの変数はそれぞれのイオンチャネルのゲートの状態を表していることになる．つまり，ゲートが完全に開けば1であり，完全に閉じれば0である．したがって，Na^+ チャネルは2つのゲートをもっている．変数 m で表されるゲートは静止膜電位付近でほとんど閉じており，脱分極とともに開く．変数 h で表されるゲートは静止膜電位付近で開いており，変数 m で表されるゲートに遅れて脱分極とともに閉じる．それに対し K^+ チャネルはゲートを1つだけもっており，静止膜電位付近でかなり開いているが，脱分極にともなってゆっくりとさらに開く．

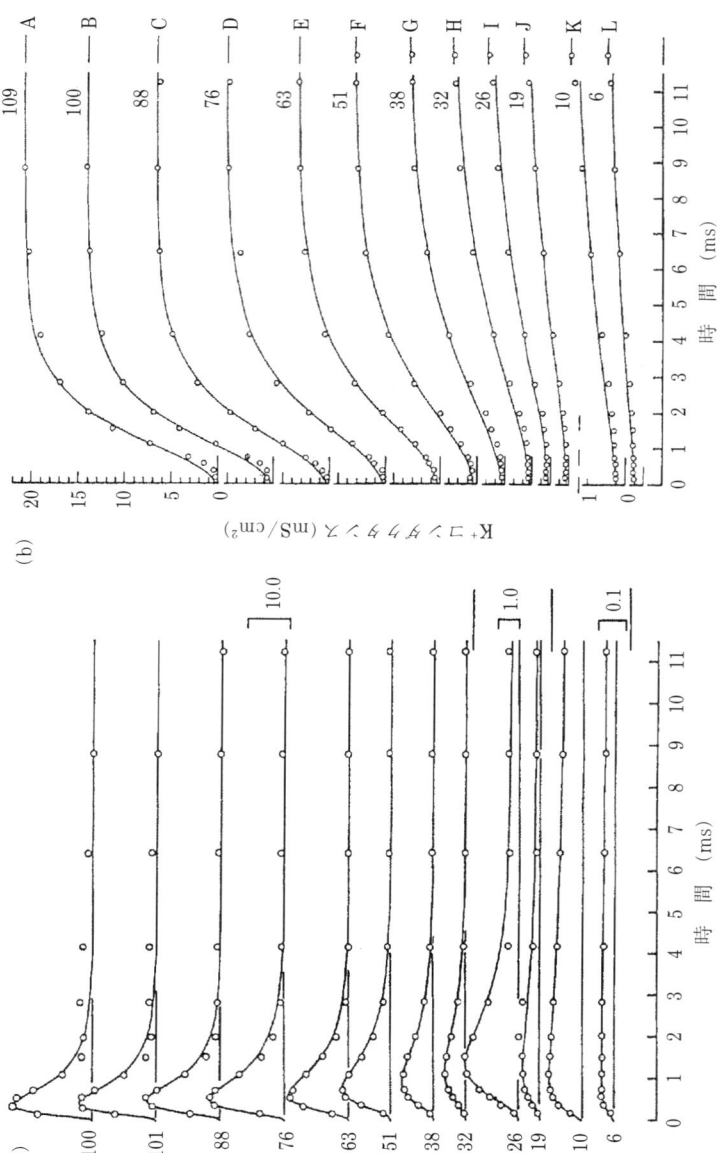

図1.10 Na^+ コンダクタンスと K^+ コンダクタンスの時間変化と膜電位依存性. ヤリイカ巨大軸索. 6～7℃. (a) Na^+ コンダクタンス. (b) K^+ コンダクタンス. カーブ A～J の縦軸のスケールは同じ. カーブ K と L の縦軸のスケールは4倍に拡大してある. 左右の数字は膜電位 (mV) を示す. 静止膜電位を 0 mV とし, それからの脱分極を正の電位として表してある. 実線は (1.6) 式と (1.7) 式を用いて求めた理論値. [Hodgkin, A. L. and Huxley, A. F.: *J. Physiol.* **117** (1952) 500-544 より]

ゲート変数 m, h, n が 1 次の反応式にしたがうと仮定すると,

$$\begin{cases} \dfrac{dm}{dt} = \alpha_m - (\alpha_m + \beta_m)\,m \\[4pt] \dfrac{dh}{dt} = \alpha_h - (\alpha_h + \beta_h)\,h \\[4pt] \dfrac{dn}{dt} = \alpha_n - (\alpha_n + \beta_n)\,n \end{cases} \qquad (1.6)$$

と書くことができ,さらに,これらの変数を用いて Na^+ コンダクタンスと K^+ コンダクタンスをそれぞれ,

$$\begin{cases} g_{Na} = \bar{g}_{Na}\, m^p h^q \\ g_K = \bar{g}_K\, n^r \end{cases} \qquad (1.7)$$

と書くことができる.$\bar{g}_{Na}$ と $\bar{g}_K$ はそれぞれ Na^+ チャネルと K^+ チャネルが完全に開いたときのコンダクタンスである.

(1.6) 式の α と β は膜電位に依存するが,図 1.10 に示すようにある膜電位に固定された場合は一定であるので,(1.6) 式を容易に解くことができる.Na^+ コンダクタンスについては,(1.6) の第 1, 2 式の解と (1.7) の第 1 式を用いて図 1.10(a) のコンダクタンスの時間変化に最もよく合うように p, q を決めると $p = 3$, $q = 1$ となる.K^+ コンダクタンスについても同様に,(1.6) の第 3 式の解と (1.7) の第 2 式を用いて図 1.10(b) のコンダクタンスの時間変化に最も合うように r を決めると,$r = 4$ となる.[50] 図 1.10 の各固定電位におけるコンダクタンスの時間変化によく合うように決められた α, β は膜電位に依存するが,その近似関数も得られている((1.13) 〜 (1.18) 式).

自然状態の細胞膜は電位固定されていないし,細胞膜を流れる正味の電流は 0 でなければならないので,

$$I_C + I_{Na} + I_K + I_L = 0 \qquad (1.8)$$

となる.I_C は膜容量を流れる電流,I_{Na} と I_K はそれぞれ Na^+ 電流と K^+ 電流,I_L は膜のリーク電流である.I_C は $C_m(dV/dt)$ と書け,I_{Na} と I_K は (1.4) の

第1, 2式に(1.7)式を代入して得られる．I_Lは，リーク電流に対する膜のコンダクタンスをg_L，その平衡電位をE_Lとすると，$g_L(V-E_L)$と書くことができる．これらを(1.8)式に代入すると，膜電位変化を表す方程式，すなわちHodgkin-Huxley方程式

$$C_m \frac{dV}{dt} = \bar{g}_{Na} m^3 h (E_{Na} - V) + \bar{g}_K n^4 (E_K - V) + \bar{g}_L (E_L - V) \tag{1.9}$$

$$\frac{dm}{dt} = \alpha_m - (\alpha_m - \beta_m) m \tag{1.10}$$

$$\frac{dh}{dt} = \alpha_h - (\alpha_h - \beta_h) h \tag{1.11}$$

$$\frac{dn}{dt} = \alpha_n - (\alpha_n - \beta_n) n \tag{1.12}$$

$$\alpha_m = \frac{0.1(V+40)}{1-\exp(-(V+40)/10)} \tag{1.13}$$

$$\beta_m = 4\exp\left(-\frac{V+65}{18}\right) \tag{1.14}$$

$$\alpha_h = 0.07\exp\left(-\frac{V+65}{20}\right) \tag{1.15}$$

$$\beta_h = \frac{1}{1+\exp(-(V+35)/10)} \tag{1.16}$$

$$\alpha_n = \frac{0.01(V+55)}{1-\exp(-(V+55)/10)} \tag{1.17}$$

$$\beta_n = 0.125\exp\left(-\frac{V+65}{85}\right) \tag{1.18}$$

が求まる．* この方程式を解いて得られた活動電位が図1.11(a)に示されて

---

* Hodgkin & Huxleyの論文（1952）では，静止膜電位を0mVとし，膜電位は静止膜電位からの脱分極量として表されている．ここでは，細胞外の電位を基準にして膜電位を表しているので，静止膜電位は-65mVである．また，彼らの論文とは膜電位Vの符号を逆にし，正の値が脱分極を表すように書き直してある．各パラメータの値は，$\bar{g}_{Na} = 120\,\mathrm{mS/cm^2}$, $\bar{g}_K = 36\,\mathrm{mS/cm^2}$, $\bar{g}_L = 0.3\,\mathrm{mS/cm^2}$, $E_{Na} = +50\,\mathrm{mV}$, $E_K = -77\,\mathrm{mV}$, $E_L = -54.4\,\mathrm{mV}$, $C_m = 1.0\,\mu\mathrm{F/cm^2}$.

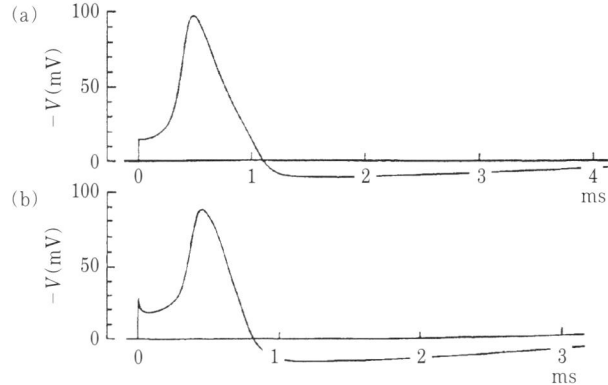

図 1.11 活動電位
(a) Hodgkin-Huxley 方程式を解いて得られた活動電位．18.5℃．(b) ヤリイカ巨大軸索の活動電位．20.5℃．時間スケールが異なるのは温度の違いを考慮しているため．$t=0$ でパルス電流刺激が加えられている．[Hodgkin, A. L. and Huxley, A. F. : *J. Physiol.* **117** (1952) 500-544 より]

おり，図 (b) の観測結果と非常によく一致している．

1.3 海馬の構造とはたらき

　脳には海馬体（hippocampal formation）とよばれる部位があり，学習や記憶と関係していると考えられている．海馬体は大脳皮質の下に納まっており，図 1.12(a) に示すように，正中近傍から外尾側へ，さらに外腹側へと伸びた羊の角のような形をしている．正中近傍の部分を背側海馬体，外腹側へ伸びた部分を腹側海馬体とよんでいる．

　図 (b) は，海馬体の断面を模式的に示したものである．顆粒細胞（granule cell）と錐体細胞（pyramidal cell）がそれぞれ U 字型の層を形成し，2 つの馬蹄を向かい合わせたような海馬特有の構造を作っている．これは，進化に

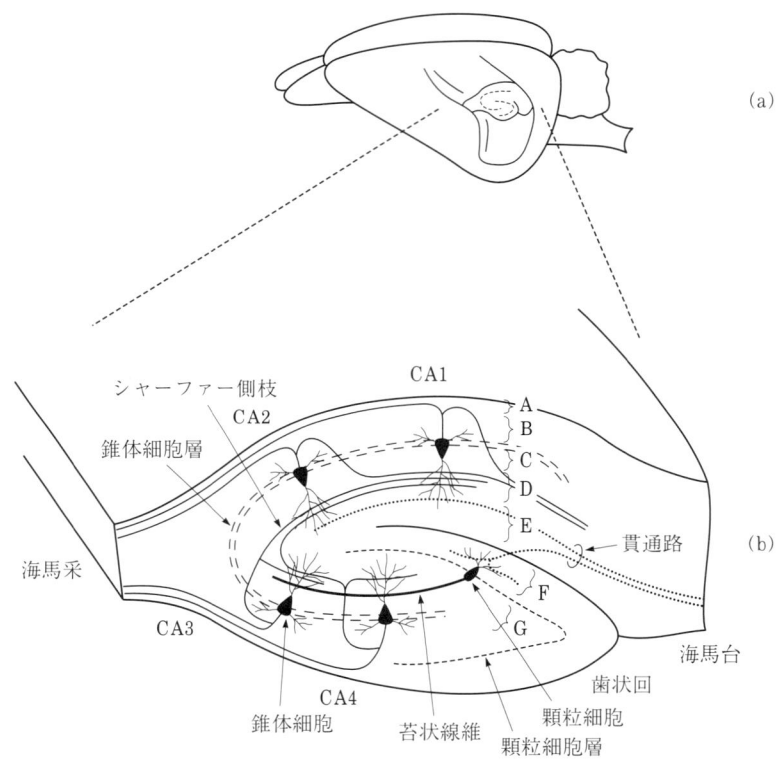

図 1.12 海馬の構造
(a) ラットの脳の模式図．海馬は脳の内部にヤギの角のような形で左右に1対存在する．(b) 海馬の横断面の拡大図．顆粒細胞と錐体細胞が集まった明確な2つの層が存在する．錐体細胞層が存在する領域は解剖学的に4つの領域 CA 1〜CA 4 に分けられている．A：白板，B：上昇層，C：放線状層，D：網状層，E：分子層，F：分子層，G：多形細胞層．

よって新皮質が大きくなるにつれ，もともと脳室の内側面を覆っていた原皮質の錐体細胞層が脳室へ向かって押し出されてU字型になり，放射状に遊走した神経細胞が逆のU字型に曲げられたからである．図 1.13 は，ラットの海馬体の切片標本を作り，その神経細胞の核をニュートラルレッドで染めたものである．錐体細胞層と顆粒細胞層をはっきりと見ることができる．

1.3 海馬の構造とはたらき

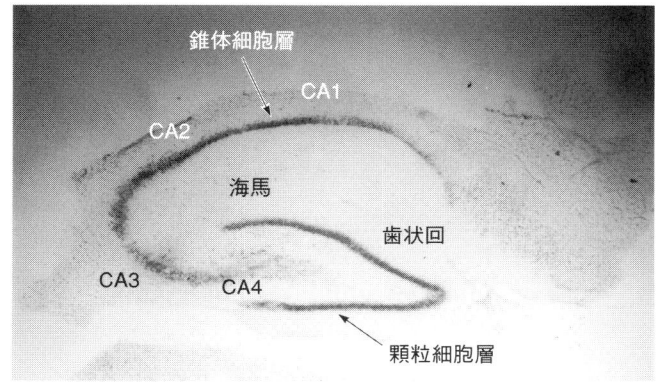

図 1.13 ラット海馬の横断面スライス
ニュートラルレッドで細胞の核を赤く染めてある．顆粒細胞層と錐体細胞層がはっきりと見える．

　海馬体は海馬（hippocampus）*，歯状回（dentate gyrus）および海馬台（subiculum）から成っている．図 1.13 の染色標本でははっきり見ることができないが，図 1.12(b) に示すように，海馬は白板，上昇層，錐体細胞層，放線状層，網状層および分子層から成っており，歯状回は分子層，顆粒細胞層および多形細胞層から成っている．また，海馬台は分子層，錐体細胞層および多形細胞層から成る．

　海馬は，解剖学的特徴からCA1領野〜CA4領野に分けられている．CA1領野は海馬台に隣接する部分で，CA4領野は歯状回の顆粒細胞層に包み込まれている部分である．**

　層状に並んでいる錐体細胞の先端樹状突起は，多く枝分かれしながら分子層に達する．また錐体細胞の基底樹状突起は，上昇層で多く枝分かれして広がる．

　大脳皮質の多くの領野（第1次視覚野，第1次聴覚野，第1次体性感覚野

---

　*　アンモン角ともよばれている．
　**　ハイラスともよばれている．

など）からの線維がいくつかの皮質領野を経由して内嗅野に達しており，嗅球からの嗅覚情報も内嗅野に入力されている．この内嗅野は貫通路線維の起始部にあたる．貫通路線維は海馬台の分子層を通り，その多くは海馬溝を渡って歯状回の分子層に達し，顆粒細胞の樹状突起とシナプスを作る．ほかの貫通路線維は海馬の分子層に沿って走り，CA1領野およびCA2領野の錐体細胞の先端樹状突起とシナプスをつくる．したがって，多くの感覚情報が海馬に入力されているといってよい．

顆粒細胞の軸索は苔状線維とよばれており，CA3領野の錐体細胞の先端樹状突起とシナプスを作りながら，CA3領野の放線状層に沿って走る．CA3領野の錐体細胞の軸索は上昇層を通ったあと白板に沿って走り，海馬采を通って外側中隔核＊や乳頭体への遠心性線維となる．これらの軸索は上昇層で側枝（シャーファー側枝）を出し，放線状層を通ったあと網状層に沿って走り，主にCA2領野とCA1領野の錐体細胞の先端樹状突起とシナプスをつくる．＊＊

CA1領野の錐体細胞の軸索は上昇層を通ったあと白板に沿って走り，海馬采を通る遠心性線維となるが，上昇層で分かれた軸索の側枝は海馬台への遠心性線維となる．海馬台は海馬体の新皮質への出力経路でもある．すなわち，海馬は入力を受けている新皮質の各領野との間で相互連絡をもっているのである．

（貫通路）→ 歯状回 →（苔状線維）→ CA3 →（シャーファー側枝）→ CA1は3シナプス回路（trisynaptic pathway）とよばれており，海馬体における主な経路であると考えられている．

海馬体への入力線維としては，内側中隔核から脳弓と海馬采を通って海馬および歯状回に至るアセチルコリン作動性線維や脳幹からのノルエピネフリ

＊　ニューロンの集団を核とよんでいる．
＊＊　最近の解剖学的所見によると，これらの軸索側枝はCA2領野およびCA1領野の上昇層にも達している．[70]

ン*作動性線維やセロトニン作動性線維なども存在する.** また,対側の海馬体から海馬交連と海馬采を経由した入力線維もあり,交連線維とよばれている.

図1.12(b)に模式的に示した3シナプス経路のシナプスはすべて興奮性であるが,海馬内の線維連絡としては抑制性の連絡もある.抑制性の連絡としてよく知られているのは,図1.14に示すような反回性抑制(recurrent inhibition)の回路である.錐体細胞は介在ニューロンに興奮性のシナプスを作り,介在ニューロンは錐体細胞に抑制性のシナプスをつくる.したがって,ある錐体細胞がインパルスを出力すると,抑制性の介在ニューロンを経由してインパルスを出した錐体細胞自身とその周囲の錐体細胞が抑制される.

海馬の代表的な抑制性介在ニューロンはγアミノ酪酸(GABA)を伝達物質とするかご細胞である.かご細胞の軸索は放線状層に沿って走り,多くの側枝を錐体細胞層に出す.それらの側枝が錐体細胞の細胞体を包むように細

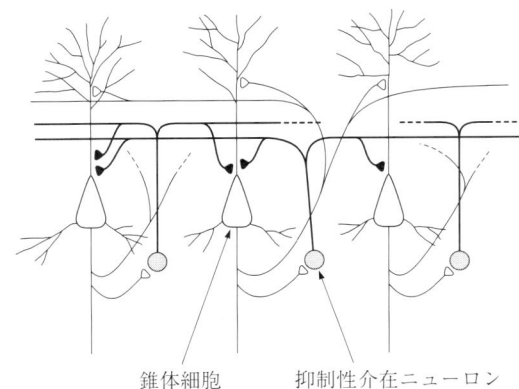

図 1.14 反回性興奮と反回性抑制の回路
▷—:興奮性シナプス
▶—:抑制性シナプス
反回性抑制の回路は抑制性ニューロンを介して作られている.

---

*　ノルアドレナリンともよばれている.
**　ノルエピネフリン作動性線維は脳幹の青斑核に発し,セロトニン作動性線維は脳幹の縫線核に発する.これらは海馬全体のニューロンの興奮のレベルを調節し,覚醒をもたらすと考えられている.

胞体にシナプスをつくるところからかご細胞とよばれている．歯状回にもかご細胞は存在し，同様に顆粒細胞を反回性に抑制している．

以上述べた海馬の構造は海馬体のどこで横断面を見ても基本的に同じである．したがって，海馬体は横断面内の2次元の構造（ラメラ）が海馬体の長軸方向に積み重なったものであるというラメラ構造説がAndersenら(1971)によって提唱された．[6] もちろん，海馬体の軸方向にも線維連絡があるので，ラメラは互いに独立というわけではないが，概ねラメラ的な構造をしていると考えられている．それゆえに，海馬体の横断面切片試料は多くの研究者によって用いられてきた．

図1.15に示すようにシナプス電流が流れると，細胞外に流れ出るところ（ソース）から細胞内に流れ込むところ（シンク）に向かって電流が細胞外を流れるので，細胞外の媒質の抵抗によって電圧降下が生じる．したがって，不関電極を錐体細胞から離れたところに置き，記録用電極をソース付近に置

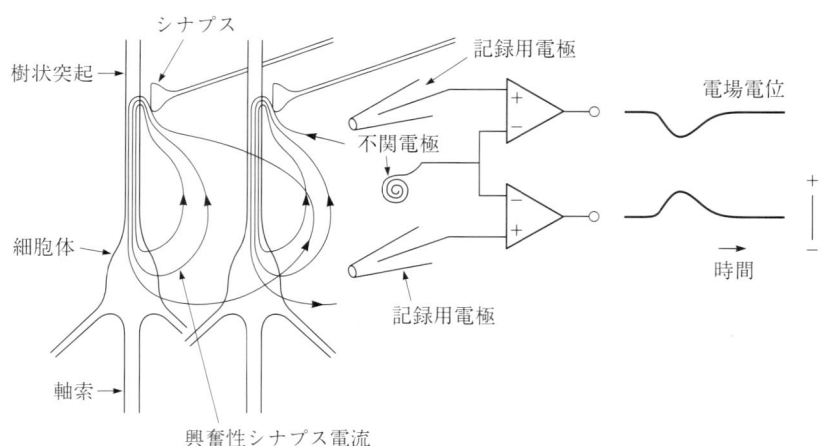

図 1.15 シナプス電流と電場電位
シナプス電流がソースからシンクに向かって細胞外を流れると，細胞外の媒質の抵抗によって電圧降下が生じる．記録電極の位置によって観測される電場電位は変化する．

くとシナプス電流は正の電場電位（field potential）として観測され，シンク付近に置くと負の電場電位として観測される．記録電極の位置を変えて電場電位を観測すると，シナプス電流のソースとシンクの位置を知ることができる．

一般にシナプスの近くでシナプス電流の密度が高くなるので，大きな電場電位が観測される．したがって，興奮性シナプスの場合は，シンクで大きな負の電場電位が観測され，抑制性シナプスの場合は，ソースで大きな正の電場電位が観測される．

図1.12(b)や図1.14の神経回路を見てわかるように，錐体細胞は層を成し同じ向きに並んでいるので，シナプス電流が同期して流れるとそれらのシナプス電流が加算され，それだけ大きな電場電位として観測される．シナプス電位が同期せずバラバラに生じると，電場電位としてはほとんど観測されないことになる．したがって，電場電位はニューロンの集団的活動，すなわちニューロン活動の同期の程度や興奮したニューロンの数を反映した量であると考えてよい．

活動電位が生じると内向きのNa^+電流が一過性に流れるので，同期した活動電位も細胞外記録電極で観測することができる．一般に，活動電位にともなう電流はシナプス電流ほど空間的に広がっていず，細胞体の近傍でシャープな負の電場電位として観測される．これを集合活動電位（population spikes）とよんでいる．同期していない個々の錐体細胞の活動電位を細胞外記録電極で観測する場合は，先端直径が小さい電極を用い，錐体細胞に十分近づける必要がある．個々の活動電位を反映した電場電位を単一スパイク（single unit）とよんでいる．また，線維が集まったところ，たとえば苔状線維の近くに細胞外記録電極を置くと，線維を伝導する活動電位を観測することもできる．介在ニューロンは一般に同じ向きに並んでいないので，介在ニューロンに流れる興奮性のシナプス電流は電場電位としては大きく観測されない．

海馬は記憶が蓄えられているところ，あるいは記憶を獲得するところとして注目を集めている脳の部位である．記憶と関連した生理学的現象を最初に発見したのは Bliss と Lømo である．彼らは麻酔をかけたウサギを用い，貫通路刺激によって歯状回に生じる電場電位を観測した．

図 1.16 は Bliss と Lømo (1973) によって得られた結果であり，貫通路刺激によって歯状回の顆粒細胞に生じる興奮性シナプス電流を電場電位として観測し，興奮性シナプス電流の高頻度刺激依存性を示したものである．[11] 矢印の位置で貫通路を 15 Hz で 15 秒間高頻度刺激をしており，高頻度刺激を

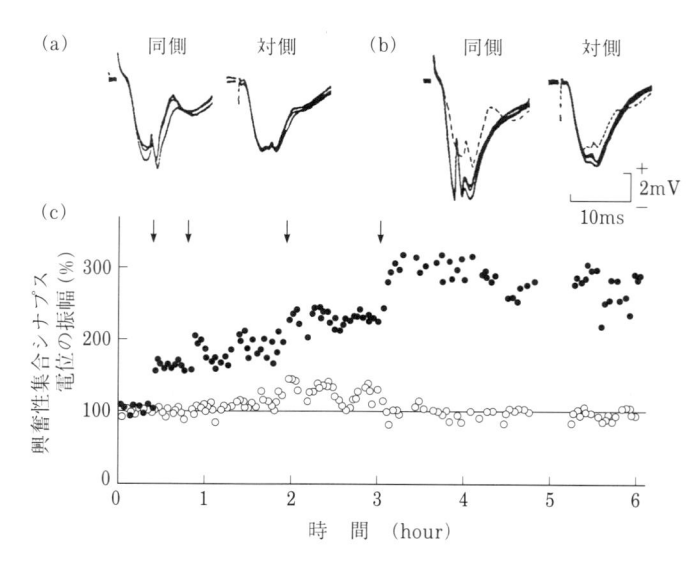

図 1.16 貫通路高頻度刺激で歯状回顆粒細胞層に生じた興奮性シナプス電流の長期増強 (LTP)
(a) 貫通路テスト刺激で歯状回顆粒細胞層に生じた興奮性集合シナプス電流．刺激した貫通路と同側の歯状回で観測．高頻度刺激を加える前に観測．(b) 貫通路テスト刺激で歯状回顆粒細胞層に生じた興奮性集合シナプス電流．刺激した貫通路の対側の歯状回で観測．高頻度刺激を加えたあとで観測．(c) 興奮性集合シナプス電流の振幅．矢印のところで貫通路に高頻度刺激 (15 Hz，10 秒間) が加えられた．高頻度刺激を加えた貫通路と同側の歯状回で LTP が生じ (● 印)，対側の歯状回では LTP が生じていない (○ 印)．[Bliss, T. V. P. and Lømo, T.: *J. Physiol*. **232** (1973) 331 - 356 より]

加えた貫通路と同側の歯状回（● 印）と対側の歯状回（○ 印）でテスト刺激に対する電場電位応答を観測している．同側では高頻度刺激を加えるたびに興奮性シナプス電流は増大し，高頻度刺激を加える前の約3倍になった．この増強は数時間以上続くので，長期増強（long-term potentiation, LTP と略す）とよばれている．しかし，比較のために観測した対側の歯状回では LTP は生じていない．

Bliss と Lømo の LTP の発見以来，記憶の神経機構を与えるものとして，シナプスの可塑性に関する非常に多くの研究がなされてきた．現在では，貫通路 — 歯状回顆粒細胞間のシナプスだけではなく，苔状線維 — CA3錐体細胞間のシナプスやシャーファー側枝 — CA1錐体細胞間のシナプスなどでも LTP が起きることがわかっている．

海馬体でよく研究されている LTP 誘導に関係したシナプスは L-グルタミン酸（L-glutamate）を伝達物質とする興奮性シナプスである．これらのシナプス後膜にあるイオンチャネルは N-methyl-D-aspartate（NMDA）で活性化される NMDA 型と活性化されない non-NMDA 型に分けられている．

Non-NMDA 受容体チャネルは，インパルスがシナプスに到達すると，興奮性シナプスで通常見られる EPSP を起こす．[21] Non-NMDA 受容体チャネルとしては，α-amino-3-hydroxy-5-methyl-4-isoxazolepropionate（AMPA）で活性化される AMPA 受容体チャネルがよく知られている．

それに対し NMDA 受容体チャネルは特殊な性質をもっており，静止膜電位では Mg^{2+} によって阻害されている．しかし，シナプス後膜が脱分極すると，脱分極の程度に依存して Mg^{2+} の阻害作用が小さくなり，伝達物質によって NMDA 受容体チャネルが開くようになる．[79,80] その結果，Ca^{2+} がシナプス後膜の内側（後細胞）に流入することになり，後細胞内の Ca^{2+} 濃度が上昇することになる．この後，細胞内へ流入した Ca^{2+} が LTP 機序を始動させると考えられている．

実際，NMDA 受容体の阻害剤である 2-amino-5-phosphonovaleric acid

（APV）によってLTPの発現が阻害される.[10,139] また，高頻度刺激を加えているとき後細胞の脱分極を抑えるとLTPは起きないし[64,77]，弱い刺激であっても後細胞の脱分極を組み合わせるとLTPを起こすことができる.[64,109,136] 後細胞内のCa^{2+}が関与していることは，Ca^{2+}キレート剤であるEGTAを後細胞内に注入してCa^{2+}を除いておくとLTPが起きないことや，前細胞を弱く刺激するのと同時に一過性に後細胞内のCa^{2+}濃度を増大させるとLTPが起こることからわかる.[72,76]

1.4 視床-皮質システムの構造と機能

末梢にある各種の感覚受容器に由来する求心性線維は，図1.17に示すよう

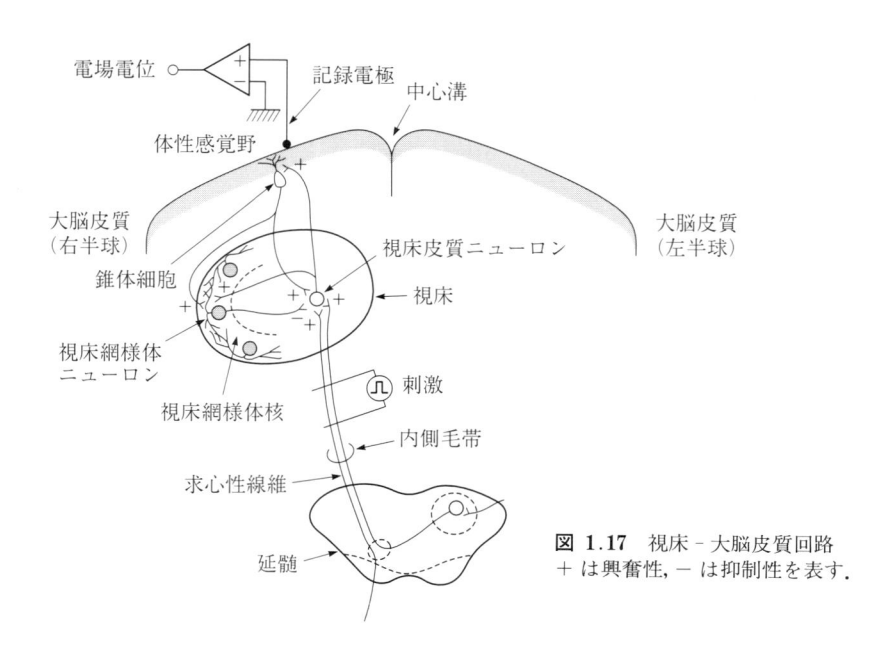

図 1.17 視床-大脳皮質回路
＋は興奮性，－は抑制性を表す．

1.4 視床-皮質システムの構造と機能

に,延髄を通ったあと束になり内側毛帯を形成する.内側毛帯を通った求心性線維は視床の視床皮質ニューロンに興奮性のシナプスを形成し,視床皮質ニューロンは受け取った感覚情報を大脳皮質に伝える.

視床皮質ニューロンは視床網様体ニューロンにも興奮性シナプスを作り,視床網様体ニューロンは視床皮質ニューロンに抑制性シナプスを作ってフィードバック回路を構成している.視床網様体ニューロンから大脳皮質への投射はない.[122]

視床網様体核はシート状に視床の表面を覆っており,視床網様体ニューロンは互いに抑制性に結合されている.それに対し,中継ニューロンである視床皮質ニューロンの間には相互結合がほとんどないといわれている.[55]

互いに抑制性に結合された視床網様体ニューロンは,図1.18に示すように,視床網様体核全体で同期したスピンドル振動(7～14 Hz)を起こす.[121] 視床網様体ニューロンが周りの視床網様体ニューロンから抑制性の入力を受

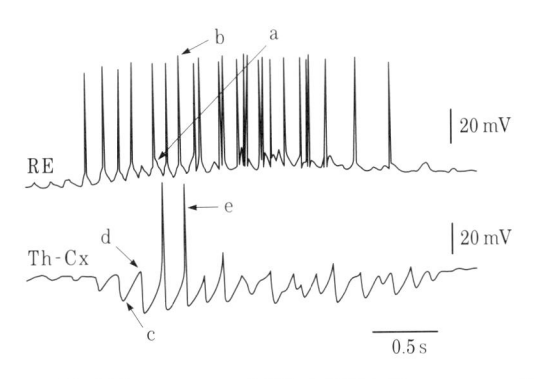

図 1.18 視床網様体ニューロン(RE)と視床皮質ニューロン(Th-Cx)のスピンドル振動
ネコの視床ニューロンから細胞内記録.(a) しきい値の低い Ca^{2+} スパイク.(b) Na^+ スパイク.(c) 視床網様体ニューロンからの抑制性入力によって視床皮質ニューロンに生じた IPSP.(d) しきい値の低い Ca^{2+} スパイク.(e) Na^+ スパイク.[Steriade, M., Gloor, P., Llinas, R. R., Lopes da Silva, F. H. and Mesulam, M.-M.: Electroencephar. *Clin. Neurophysiol.* **76** (1990) 481-508 より]

けて IPSP が生じると，しきい値の低い Ca^{2+} スパイク（図 1.18 の矢印 a）とそれにともなう Na^+ スパイク（同 b）が生じる．この興奮は周囲の視床網様体ニューロンに抑制性にフィードバックされ，それらのニューロンにしきい値の低い Ca^{2+} スパイクと Na^+ スパイクが生じる．周囲のニューロンを抑制するように結合されているにもかかわらず同期して発火をくり返すことになる．

視床網様体ニューロンのスピンドル振動は視床皮質ニューロンに抑制性に投射されているので（図 1.17），視床皮質ニューロンに 70〜150 ms の周期でIPSP を起こす（図 1.18 の矢印 c）．これらの過分極に応じて視床皮質ニューロンもしきい値の低い Ca^{2+} スパイクを起こし（同 d），それにときどき Na^+ スパイクが重畳する（同 e）．視床皮質ニューロン間にはシナプス結合がほとんどないので，視床皮質ニューロン集団が自ら振動の同期化を起こすことはないが，視床網様体核から抑制性の入力が同期して沢山の視床皮質ニューロンに加わるので，結果的に視床皮質ニューロン集団は同期した振動を起こす．

図 1.18 下段に示すように，1 個の視床皮質ニューロンはしきい値の低い Ca^{2+} スパイクに続いて常に Na^+ スパイクを起こしているわけではない．しかし，多くの視床皮質ニューロンの Na^+ スパイクバーストを集めると，結果的に 7〜14 Hz で振動するスピンドル波が大脳皮質で生じることになる．

視床皮質ニューロンの興奮は視床網様体ニューロンに興奮性にフィードバックされるので，視床網様体ニューロンの Na^+ スパイクバーストを強化することになり，視床で作られるスピンドル振動のロバストネスを高めることになる．このようにして視床で生じたスピンドル振動は，視床皮質ニューロンから大脳皮質に伝えられる．

視床-大脳皮質回路にスピンドル波が起きているとき，視床皮質ニューロンは視床網様体ニューロンから抑制によって平均的に過分極しているので，内側毛帯からの感覚信号には応じにくい．すなわち，内側毛帯を伝わってきた感覚信号は視床を経由して大脳皮質に伝えられない．[29] しかし，内側毛帯

からの感覚信号が持続すると，それによって視床皮質ニューロンに生じたEPSPが時間的にも空間的にも加重し，視床網様体ニューロンからの抑制に打ち勝って視床皮質ニューロンを脱分極する．その結果，スピンドル波は消え，内側毛帯からの感覚信号は視床皮質ニューロンを経由して大脳皮質に伝えられるようになる．このように視床皮質ニューロンが感覚信号を大脳皮質に伝えたり断ったりする機構は視床の感覚信号に対するゲート機構とよばれている．[55,71,81,120]

視床には感覚情報を中継している核が複数存在し，それらはそれぞれ異なった種類の感覚情報を中継している．それらの視床核から大脳皮質の特定の領野への投射は特殊視床大脳皮質投射とよばれている．また，視床からの線維が大脳皮質の複数の領野に終末を作る場合，このような投射は非特殊視床大脳皮質投射とよばれている．

求心路から大脳皮質へ信号が入力されると，第1次感覚野の皮質表面で観測される誘発電位は，潜時 10～20 ms の1次応答とそれに続く潜時 50～150 ms の2次応答から成っている．このうち，1次応答は特殊視床大脳皮質投射に対する皮質の基本的な応答であると考えられている．

皮質表面で記録すると，1次応答はまず正に電位変化し，つづいて負の電位変化を示す（陽性‐陰性波）．皮質深部で記録すると逆転し，陰性‐陽性波となる．皮質表面で記録した陽性波は，視床中継核からの入力によって錐体細胞の細胞体近傍の樹状突起に生じた EPSP によるものと解釈されている．また，皮質表面で記録した陰性波は，主として求心路からの入力が興奮性介在ニューロンを介して，錐体細胞の先端樹状突起の先端部に起こした興奮性シナプス活動によるものと解釈されている．

2次応答は複雑な神経回路によって生じると考えられており，大脳皮質の他の領野や視床核なども関与していると考えられている．また，大脳皮質の神経回路に含まれている星状細胞を介した反回性興奮や反回性抑制の回路の活動も関与していると考えられている．

Mountcastle (1957) は，ネコの大脳皮質体性感覚野で皮質表面に垂直に電極を刺入していくと，観測されるニューロン活動が同じ種類の感覚にしか応じないことを発見した．[88] しかし，斜めに電極を刺入していくと，違った種類の感覚に応じるニューロン活動がいろいろと観測された．これらの結果から，Mountcastle は同じ種類の感覚信号に応じるニューロンの集団が皮質表面に垂直な円柱を形作り，それが感覚情報処理の機能単位であると考えた．この円柱は機能円柱とよばれており，円柱の直径は数百 μm である．彼はその後 Powell と共同でサルの大脳皮質体性感覚野の機能円柱も明らかにした．[102]

ラットなどのげっ歯類は，鼻にある震毛を前後に震わせて前方にある物を検出する．したがって，体性感覚野における鼻の周辺の体部位再現に広い面積を使っている．その中に細胞群が5列に規則正しく並んでいる場所がある．[138]

これらの細胞群の直径は 100 〜 400 μm で，皮質第IV層に存在する．神経細胞が樽状に集まっていることから，これらの細胞群は樽とよばれている．また，神経細胞がほとんどない中心部を取り巻くように神経細胞が集まっているので，大脳皮質感覚野の樽が存在する部分の横断切片を見ると，神経細胞がリング状に集まって見える．樽の軸は大脳皮質の表面に垂直である．

5列に規則正しく並んでいる樽の配列はマウスのヒゲの配列と正確に対応している．したがって，樽はヒゲによる感覚情報を処理する体性感覚野における機能単位であると考えられている．しかし，第IV層にある樽の上下の層には他のヒゲの運動に応じるニューロンが混じっているという報告もあり[114]，樽が Mountcastle らによって推察された機能円柱に当たるものかどうかはまだはっきりしていない．

2 ニューロンのカオス活動

　ニューロンが沢山のニューロンからインパルス信号を受け，興奮のしきい値を超えるようなシナプス電位が生じると，ニューロンは活動電位を発生し，次のニューロンに信号を送る．したがって，ニューロンは多くのニューロンからの信号を統合し出力を出すかどうかを決定する機構をもっている．また，1.1節で学んだように，ニューロンに生じる活動電位はシナプス電位の大きさには関係なく一定である．このような現象だけを見ていると，ニューロンは単純なしきい値素子であるように見える．

　しかし，第1章で紹介したHodgkin-Huxleyモデルを見てわかるように，ニューロンは非線形な系である．特に，活動電位発生の直後には相対不応期が存在し，その期間に生じる活動電位の形や潜時は入力を受けた時刻に依存して異なる．このような形の異なる活動電位は，高頻度のインパルス入力によって引き起こされる．さらに，脳の多くのニューロンは，Hodgkin-Huxleyモデルに含まれているNa^+, K^+チャネル以外に，種類の異なるイオンチャネルをいろいろもっており，それらが膜電位や細胞内のイオン濃度を介して非線形に相互作用するので，ニューロンが起こす活動電位の形や時系列パターンは非常に複雑である．

　ここで注意すべきことは，第1章で学んだ活動電位の発生機構やHodgkin-Huxley方程式を見てわかるように，ニューロンを決定論的なシステムとして扱えることである．たとえ複雑な発火パターンを出力していても，それは決定論的な現象として理解できるのである．また，非線形かつ決定論的であるがゆえに，ニューロンのパラメータを少し変えるだけで発火パターンがガラリと変ってしまう．このよう

な分岐現象は，ニューロンが発火パターンを容易にかつすばやく制御できることを意味している．分岐現象については第3章でくわしく述べる．第2章では，ニューロンのカオス活動を中心に，ニューロンのダイナミカルな振舞について話を進めていくことにしよう．

2.1 周期刺激に対する引込み

第1章で学んだように，刺激電流によってニューロンの膜電位がしきい値を超えると，ニューロンは1個の活動電位を発生し，刺激電流のくり返し頻度（周波数）がそう高くなければ，常に同じ形の活動電位を発生する．すなわち，ニューロンは各刺激に1対1に対応して活動電位を発生する．カオス応答について述べる前に，このような引込み現象について述べよう．

図2.1は，交流刺激電流に対するHodgkin-Huxleyモデルの応答である．[52] 刺激の周波数が低いと，図(a)に示すように，しきい値を超えない膜電位の振動が生じるだけで，活動電位は発生しない．少し周波数が高くなると，刺激電流の1周期に数回活動電位が発生するようになり（図(b)），もう少し周波数が高くなると，刺激電流の1周期に1回の割で活動電位を発生するようになる（図(c)）．さらに周波数が高くなると，刺激電流の1周期当りの活動電位の発生回数が少なくなり，たとえば図(d)に示すように，刺激電流の3周期に2回の割で活動電位を発生するようになる．

このように刺激のN周期にM回の割で規則正しく活動電位を発生する応答を$M:N$引込みとよんでいる．このような交流電流刺激に対する応答の性質を表すのに回転数（rotation number）$R = M/N$がよく用いられる．

なぜ，必ずしも1:1引込みを起こさず，全く活動電位を発生しなかったり，刺激のN周期にM回活動電位が生じたりするのであろうか．

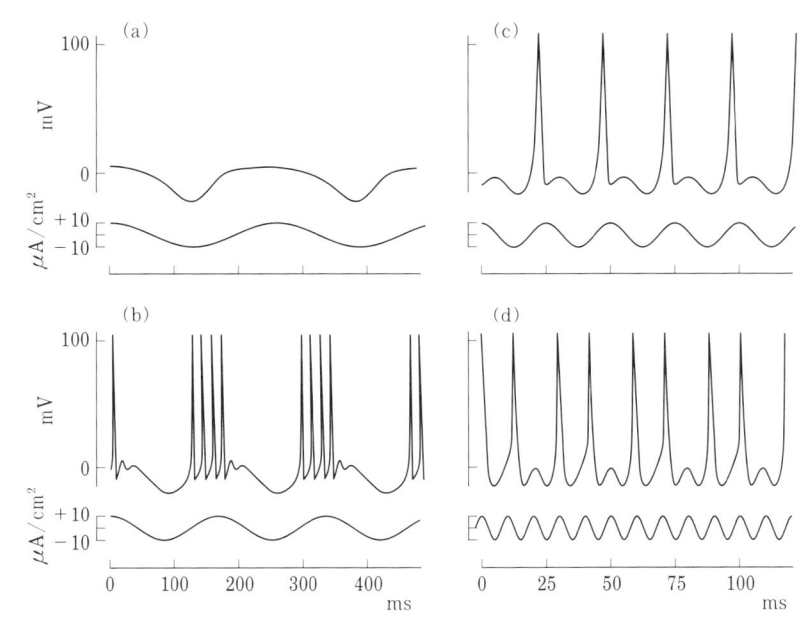

図 2.1 交流刺激電流に対する Hodgkin-Huxley モデルの応答
刺激に用いた交流電流は $10\cos(2\pi ft)$ μA/cm^2. 直流バイアス電流は加えられていない. 各図の下のトレースは刺激に用いた交流電流. 上のトレースは交流電流に対する膜電位応答. (a) $f=4$ Hz. 活動電位は生じない. (b) $f=6$ Hz. 4：1 引込み. (c) $f=40$ Hz. 1：1 引込み. (d) $f=100$ Hz. 2：3 引込み. [Holden, A. V.: *Biol. Cybern.* **21** (1976) 1-7 より]

刺激電流の周波数が低く，膜電位がゆっくり脱分極すると，Na$^+$ 電流のゲート変数 h がゲート変数 m の増加と同じぐらいの速さで減少する．その結果，Na$^+$ コンダクタンスが十分大きくならず，活動電位を発生させることができない（図 2.1(a)）.*

刺激の周波数が少し高くなると，ゲート変数 h の減少に比べゲート変数 m が速く増加するようになるので，活動電位が生じるようになる．しきい値を

---

* もちろん，交流電流刺激の振幅を十分大きくすると，低周波の刺激に対しても活動電位は発生する．

超える一定の刺激電流に対してニューロンがくり返し放電することを 1.2 節で述べた．このくり返し放電の周波数より交流刺激電流の周波数が低いと，膜電位の上昇相で数回放電をくり返すことになる（図 2.1(b)）．

両者の周波数が同程度になると，交流刺激電流の周期ごとに 1 回放電するようになる（図 2.1(c)）．さらに刺激の周波数が高くなると，今度は刺激電流の変化にゲート変数 m やゲート変数 h の変化がついていけなくなり，ときどき活動電位が生じなくなる．刺激の周波数が高くなると，$R < 1$ の引込みがいろいろと観測される（図 2.1(d)）．

交流刺激電流の周波数を変化させたとき，ニューロン活動の引込みを起こす周波数は点在するのであろうか．実はそうではなく，図 2.2 に示すように，活動電位の数と刺激回数の比が一定になる周波数の範囲がいくつも存在する．それらの周波数範囲内では，交流電流に対する活動電位の位相は刺激の周波数に依存して連続的に変化する．しかし，刺激の周波数が一定であれば活動電位が生じる位相は一定であるので，引込みを位相固定（phase-locking）とよぶこともある．

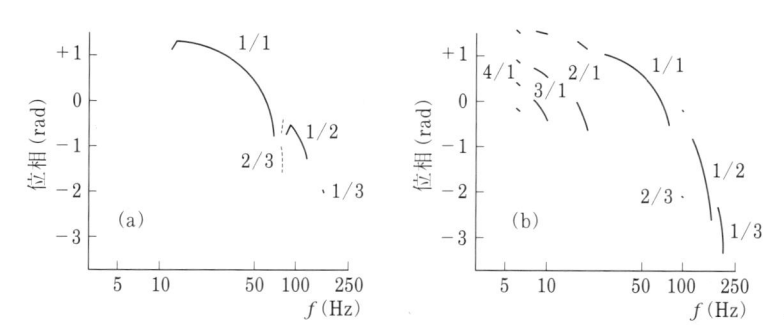

図 2.2 交流刺激電流に対する Hodgkin-Huxley モデルの引込み
縦軸は交流電流の極大を基準にして測った活動電位発生の位相．＋ は位相進み，－ は位相遅れを表す．加えた交流電流は $A\cos(2\pi ft)$ $(\mu\text{A/cm}^2)$．直流バイアス電流は加えられていない．(a) $A = 5$. (b) $A = 10$. $M:N$ 引込み ($M > 1, N = 1$) の場合，刺激の N 周期当り M 個の活動電位が生じるので，それぞれの活動電位の位相が示されている．
[Holden, A. V.: *Biol. Cybern.* **21** (1976) 1-7 より]

図 2.2(a) は交流電流の振幅が小さい場合で，$M/N < 1$ の引込みは生じるが，$M/N > 1$ の引込みは生じない．交流電流の振幅を大きくすると，図 (b) に示すように，$M/N > 1$ の引込みが生じ，$1:1$ 引込みの周波数範囲は狭くなる．しかし，より低い刺激周波数に対しても引込みが生じ，また，引込みの種類も多くなっている．

先に述べたように，Hodgkin-Huxley モデルは自発的に活動電位を発生することはないが，しきい値を超える直流バイアス電流を加えておくと放電をくり返すようになる．図 2.3 はこのようなくり返し放電の交流刺激電流への引込みの様子を示したもので，交流刺激電流に対する活動電位の位相と刺激電流の周波数との関係を示している．*

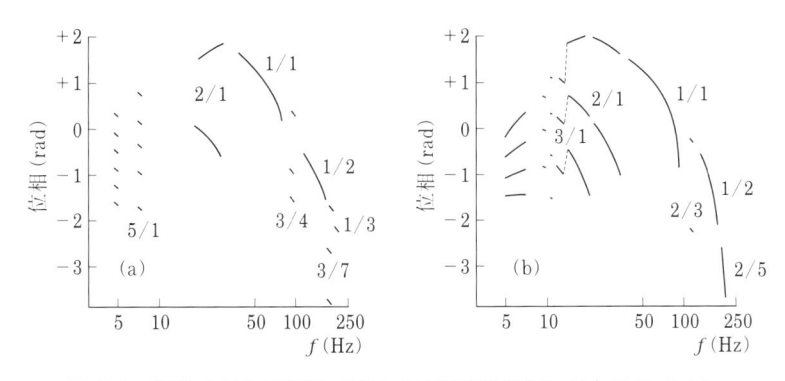

図 2.3 直流バイアス電流に重畳した交流刺激電流に対する Hodgkin-Huxley モデルの引込み

縦軸は交流電流の極大を基準にして測った活動電位の位相．+ は位相進み，− は位相遅れ．加えた電流は $A \cos(2\pi ft) + 10 \, (\mu A/cm^2)$．直流バイアス電流 $10 \, \mu A/cm^2$ で，Hodgkin-Huxley モデルは自発的にくり返し放電する．(a) $A = 5$．(b) $A = 7.5$．[Holden, A. V.: *Biol. Cybern.* **21** (1976) 1-7 より]

---

* Nemoto ら (1975) も，定電流に交流電流を重畳した刺激に対する Hodgkin-Huxley モデルの応答を調べている．彼らは，皮膚の機械受容器との関連で応答を調べており，放電の周波数と交流電流の振幅との関係を明らかにしている．Holden (1976) が示したように位相固定の様子を陽に示しているわけではないが，引込み現象が起きることは明確に示されている．

図2.3(a)は交流刺激電流の振幅が小さい場合であるが，Hodgkin-Huxley モデルは自発的に放電をくり返しているので，$M/N>1$ の引込みも生じている．交流電流の振幅を大きくすると，図 (b) に示すように，直流バイアス電流が加わっていない場合（図2.2）とは逆に，引込みの周波数領域が広がる傾向にある．

図2.4は，実験で観測された交流刺激電流に対するヤリイカの巨大軸索の応答である．[34] 直流バイアス電流が交流刺激電流に重畳されている．1：1，1：2，2：3 および 1：3 引込みが明確に観測されている．図2.5は，これらの応答を交流刺激電流の周波数と振幅をパラメータとして相図に表したものである．1：1，1：2，1：3 の引込みが生じる刺激パラメータの領域がよくわかる．さらにくわしく調べると，M/N が図2.4のような簡単な整数比ではないが，斜線の領域でもいろいろな引込みが生じている．

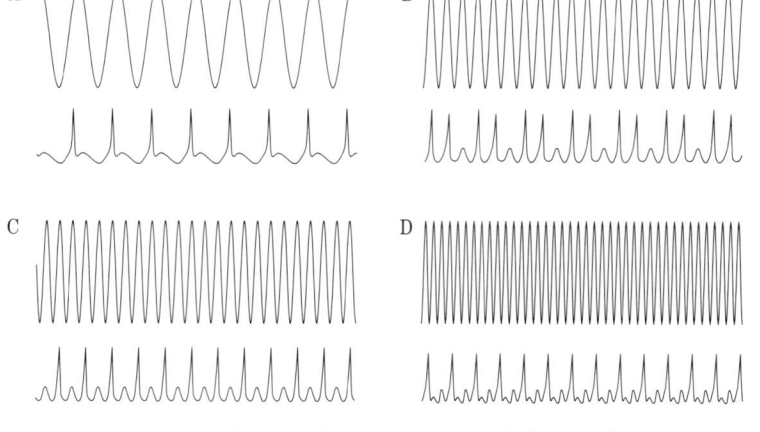

図 2.4 交流刺激電流に対するイカの巨大軸索の応答
加えた電流は $72.9\cos(2\pi ft)+10.8\ (\mu\mathrm{A/cm^2})$．人工海水中で観測（10°C）．(A) 1：1引込み．$f=40$ Hz．(B) 2：3引込み．$f=100$ Hz．(C) 1：2引込み．$f=120$ Hz．(D) 1：3引込み．$f=200$ Hz．各図の上のトレースは刺激電流．下のトレースはそれに対する膜電位応答．[Guttman, R., Feldman, L. and Jakobsson, E.: *J. Memb. Biol.* **56** (1980) 9-18 より]

2.1 周期刺激に対する引込み

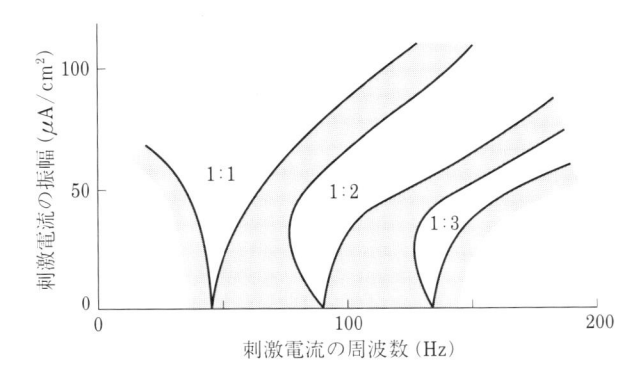

図 2.5 交流刺激電流に対するイカ巨大軸索の応答の相図
直流バイアス電流は $10.8\ \mu A/cm^2$. 人工海水中で測定. 1:1, 1:2 および 1:3 引込みの領域が示されている. 斜線の領域では, 回転数 R が無理数になる複雑な応答が生じる. [Guttman, R., Feldman, L. and Jakobsson, E.: *J. Memb. Biol.* **56** (1980) 9-18 の Table 1 から相図の概略をグラフにしたもの]

交流刺激電流に対するイカの巨大軸索の応答の性質は, Hodgkin-Huxley モデルの応答の性質とよく合っているが, イカの巨大軸索は $M/N > 1$ の応答を示さない.[34)] 実は, 刺激に応じてくり返し放電したとき巨大軸索の膜周辺に K^+ イオンが蓄積し, この K^+ イオン濃度が Na^+ チャネルの不活性化に影響をおよぼす. そのため, しきい値以上の直流バイアス電流が加わっていても, イカの巨大軸索は持続的に放電をくり返さない.* したがって, 直流バイアス電流が加わっているにも関わらず, イカの巨大軸索が示す交流刺激電流に対する応答は, 直流バイアス電流が加わっていない Hodgkin-Huxley モデルの交流刺激電流に対する応答にむしろ近い.

静止状態にあって自発的に活動していないニューロンに抑制性のシナプス入力や内向きのパルス電流が加わっても, それがあまり強い刺激でなければ

---

* イカの巨大軸索は直流バイアス電流に対して持続的に放電をくり返さないが, 脳には, 直流バイアス電流に対して持続的に放電をくり返すニューロンはたくさん存在する.

ニューロンは活動電位を発生することはない.＊ しかし，ニューロンが自発的に放電をくり返している場合，周期的な抑制性のシナプス入力や内向きのパルス電流に対しても，ニューロン活動は容易に引き込まれる.[98] このように，抑制性の入力に対してもニューロン活動が引き込まれることは注意すべきである．このような引込みが生じたとき，抑制性の入力であるにもかかわらず，その頻度が高くなるにつれて活動電位の発生頻度が高くなる．

2.2 カオス応答

2.1節で述べたように，ニューロンは N 回の刺激に対して M 回発火する引込みを起こす．しかしそれだけではなく，図2.5の斜線の領域では，ニューロンは不規則な応答を起こす．これらの不規則な応答をくわしく調べると，カオス応答を観測することができる．

図2.6はイソアワモチの巨大ニューロンが示す周期刺激に対する不規則な応答の例である.[44] イソアワモチは静かな入り江の岩礁に棲んでいる軟体動物であり，この巨大ニューロンは食道環神経節にある．人工海水＊＊ 中では自発的に発火することはないので,静止ニューロンともよばれている．図2.6の場合は，人工海水に 100 mM の Na^+ イオンが加えられているので，巨大ニューロンは 2.52 Hz で自発的に発火をくり返している．その自発発火が 6.3

＊ 大きな内向きの電流により大きな過分極が生じ，Na^+ チャネルの不活性化がとけると，興奮のしきい値が下がる．そのとき内向き電流が断たれると，活動電位（Na^+ スパイク）が生じることがある．この現象は陽極開放興奮（anode break excitation または rebound excitation）とよばれている．また，しきい値が静止膜電位より低い Ca^{2+} チャネルが存在すると，過分極電位から静止膜電位にもどるとき Ca^{2+} スパイクが生じ，その結果 Na^+ スパイクが生じることもある．

＊＊ 組成は，485 mM NaCl，9.6 mM KCl，10.4 mM $CaCl_2$，48.5 mM $MgCl_2$，10 mM Tris-HCl で，pH は 7.5．

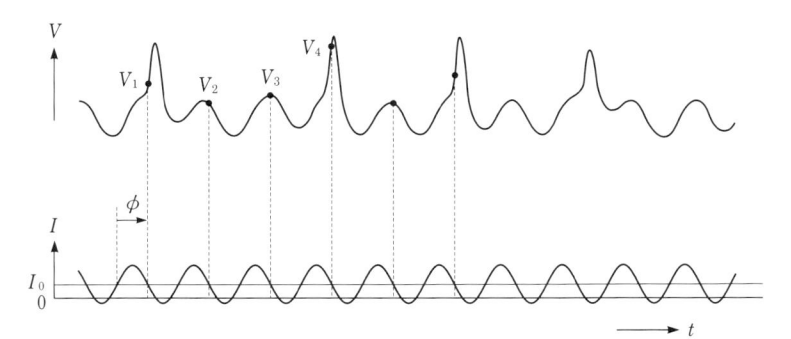

図 2.6 イソアワモチ巨大ニューロンのカオス応答
正弦波電流の振幅と周波数はそれぞれ 15.4 nA と 6.3 Hz. 外液は人工海水 + 100 mM Na$^+$. この外液中でこの巨大ニューロンは自発的に発火する. 自発発火の周波数は 2.52 Hz. 刺激電流の位相 180° で膜電位をストロボ的にサンプルする様子が示されている.

Hz の正弦波刺激電流に対して不規則に応答している様子が示されている.

さて, 図 2.6 に示されている不規則な応答がカオスであるかどうかを調べるにはどうしたらよいであろうか.

カオスの力学的性質や生成機構を調べるのに位相空間を用いるのが便利である. 位相空間は力学系を記述するのに必要な独立変数を座標軸として構成した空間である. たとえば, 運動する物体の位置を x, 質量を m, 加わっている力を $F(x)$ とすると, 物体の運動はニュートンの運動方程式

$$m\frac{d^2x}{dt^2} = F(x) \tag{2.1}$$

で表されるが, 速度 v を導入すると,

$$\begin{cases} \dot{x} = v \\ \dot{v} = \dfrac{F(x)}{m} \end{cases} \tag{2.2}$$

と書くことができる. $\dot{x}$ と $\dot{v}$ は x と v の時間 t に関する 1 階微分である. したがって, ニュートンの運動方程式で記述される質量 m の物体の運動の場

合，位置 x と速度 v で構成される二次元の空間が位相空間である．

Hodgkin-Huxley 方程式（(1.9) 式 〜 (1.12) 式）で記述される興奮性膜の場合は，膜電位 V，Na$^+$ チャネルのゲート変数 m と h，および K$^+$ チャネルのゲート変数 n で構成される 4 次元の空間が位相空間である．読者にはすぐわかったと思うが，イカの巨大軸索の電気的興奮現象を記述する Hodgkin-Huxley 方程式は 1 階連立微分方程式であり，このような微分方程式によって時間発展が決められる系を力学系とよんでいるのである．

イソアワモチの巨大ニューロンは Hodgkin‐Huxley 方程式と同様な方程式で記述できるが，残念ながら膜のイオンチャネルの種類や性質がすべてわかっているわけではない．また，簡単に観測できるのは膜電位 V の時間変化くらいで，Hodgkin‐Huxley 方程式の m, h, n に相当するイオンチャネルのゲート変数を実験で観測することはそう容易なことではない．このように系を記述する方程式がわからない場合，真の位相空間を定義するのはむずかしいが，n 階の微分方程式にしたがう力学系は n 個の 1 階微分方程式で表されることを念頭に置き，n 次元空間 $(V, \dot{V}, \ddot{V}, \dddot{V}, \cdots)$ を位相空間として用いる方法がある．もう一つの方法としては，観測された変数 V を $k\tau (k = 0, 1, 2, \cdots, (n-1))$ だけ時間をずらした n 個のデータを用いて n 次元空間 $(V(t), V(t+\tau), V(t+2\tau), \cdots, (V(t+(n-1)\tau))$ を構成する方法がある．

図 2.6 の膜電位の時間変化 $V(t)$ を時間 t で微分して $\dot{V}(t)$ を求め，時々刻々の $V(t)$ と $\dot{V}(t)$ の値を 2 次元位相空間にプロットすると，図 2.7(a) に示すような曲線が描かれる．この曲線を軌道とよんでいる．図 (b) は，長時間軌道を描いた結果，位相空間に浮かび上がったアトラクタである．

アトラクタは位相空間内の部分集合であるが，アトラクタとよばれる所以は，アトラクタの外に初期条件を設定しそこから時間発展させると，軌道が速やかにアトラクタに吸い寄せられるからである．カオスの場合，アトラクタに吸い寄せられた軌道は，その後アトラクタ内で不規則に走る．すなわち，

2.2 カオス応答

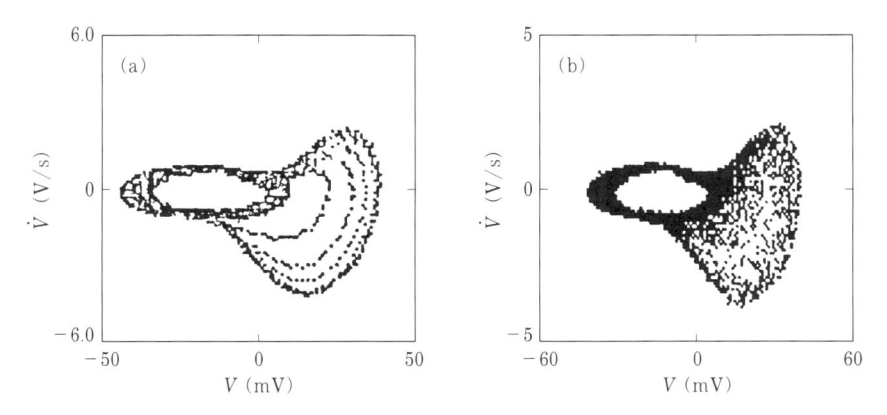

図 2.7 イソアワモチ巨大ニューロンのカオス応答から求めた軌道とストレンジアトラクタ
(a) 軌道. (b) 長時間軌道を描くことにより得られたストレンジアトラクタ. [Hayashi, H., Ishizuka, S., Ohta, M. and Hirakawa, K.: *Phys. Lett.* **88 A** (1982 a) 435 - 438 より]

アトラクタ内では軌道は不安定で，ある特定の軌道に収束することはない．このようなアトラクタを特にストレンジアトラクタとよんでいる．

もちろん，軌道が不規則に走るからといって直ちにそれがカオスであるとはいえない．アトラクタの幾何学構造やあとで述べるポアンカレ写像など，いろいろな解析結果を総合してカオスの確実な証拠を得る必要がある．

まず，アトラクタの幾何学構造を調べなければならないが，ここで一つ注意しなければならないことがある．先に位相空間の作り方を述べたが，そこでは暗に自律系を考え，Hodgkin-Huxley 方程式 ((1.9) ～ (1.12) 式) や運動方程式 ((2.2) 式) の右辺は時間に陽には依存していなかった．しかし，ここではニューロンに周期刺激が加わっており，非自律系となっている．

たとえば，運動方程式 ((2.2) 式) で表される系に周期外力 $A\sin(\omega t)$ が加わると，運動方程式は

$$\begin{cases} \dot{x} = v \\ \dot{v} = \dfrac{1}{m}(F(x) + A\sin(\omega t)) \end{cases} \quad (2.3)$$

のようになる．(2.3) の第2式の右辺に $\sin(\omega t)$ が含まれているので，状態点の速度ベクトル $(\dot{x}, \dot{v})$ は時間とともに変化する．したがって，位相空間の各点が運動の状態（いまの場合，物体の位置と速度）を与えているにもかかわらず，それらの点を初期条件とした運動は唯一には決まらないことになる．このような位相空間は運動を調べるのに都合が悪い．

そこで，周期外力の位相角 ϕ を導入する．$\phi = \omega t$ であるから，(2.3) 式を書き直すことができ，

$$\begin{cases} \dot{x} = v \\ \dot{v} = \dfrac{1}{m}(F(x) + \sin\phi) \\ \dot{\phi} = \omega \end{cases} \quad (2.4)$$

と書くことができる．ここで注意すべきことは，(2.4) の第2式の右辺が時間に陽には依存しなくなっていることである．すなわち，外力の位相角 ϕ を導入することにより，非自律系を自律系として扱えるようにしたのである．ただし，変数の数が一つ増え，2変数の力学系が3変数の力学系になった．

イソアワモチ巨大ニューロンの周期刺激に対する応答についても同様に考えることができる．周期刺激は交流電流で与えられているので，その位相角を ϕ とし，そのとりうる値の範囲を $\phi \in [0, 2\pi]$ とすると，位相空間 $(V, \dot{V}, \phi)$ を走る軌道は図 2.8(a) のようになる．平面 $\phi = 2\pi$ に達した軌道の続きは $\phi = 0$ から再び描かれている．長時間軌道を描くと，図 (b) に示すようなストレンジアトラクタが得られる．*

このように周期刺激が加わっている場合，アトラクタの構造を調べるのに ϕ 軸に垂直な平面でアトラクタを切った断面を調べるのが便利である．すな

---

* 図 2.7(a)，(b) はそれぞれ図 2.8(a)，(b) の軌道とストレンジアトラクタを平面 V - $\dot{V}$ に射影したものである．

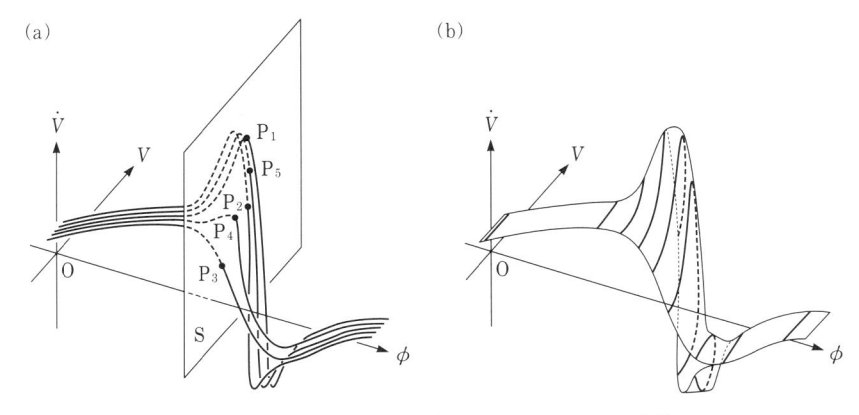

図 2.8 イソアワモチ巨大ニューロンのカオス応答
(a) 位相空間 $(V, \dot{V}, \phi)$ を走る軌道とストロボ断面を求めるための平面 S. 平面 S は ϕ 軸に垂直. (b) ストレンジアトラクタとストロボ断面. 9 つのストロボ断面が示されている.

わち,周期刺激のある位相角で周期ごとに軌道をサンプルして得られる点の集合としてアトラクタの断面を描くことができる.これをストロボ断面とよんでいる.*

図 2.8(b) に示すように,いろいろな位相角 ϕ でストロボ断面を求めると,ストレンジアトラクタの構造を知ることができる.図 2.9(a)〜(i) は,図 2.8(b) に示されているストロボ断面を V-$\dot{V}$ 平面に射影したものである.[44] 具体的な位相角 ϕ の値は (a)〜(i) の各図に示されている.点線は図 2.7 に示されているストレンジアトラクタの輪郭である.各ストロボ断面を見てわかるように,断面は概ね 1 次元の曲線であり,ストレンジアトラクタは扁平なリボン状をしている.しかも,このストロボ断面は引伸ばされ ((a)〜(d)),次に折り曲げられ ((e)〜(g)),畳まれている ((h)〜(i)).これからわかるように,リボン状をしているアトラクタは区間 $\phi \in [0, 2\pi]$ で 1

---

* 一般的には,ポアンカレ断面とよばれている.

48   2. ニューロンのカオス活動

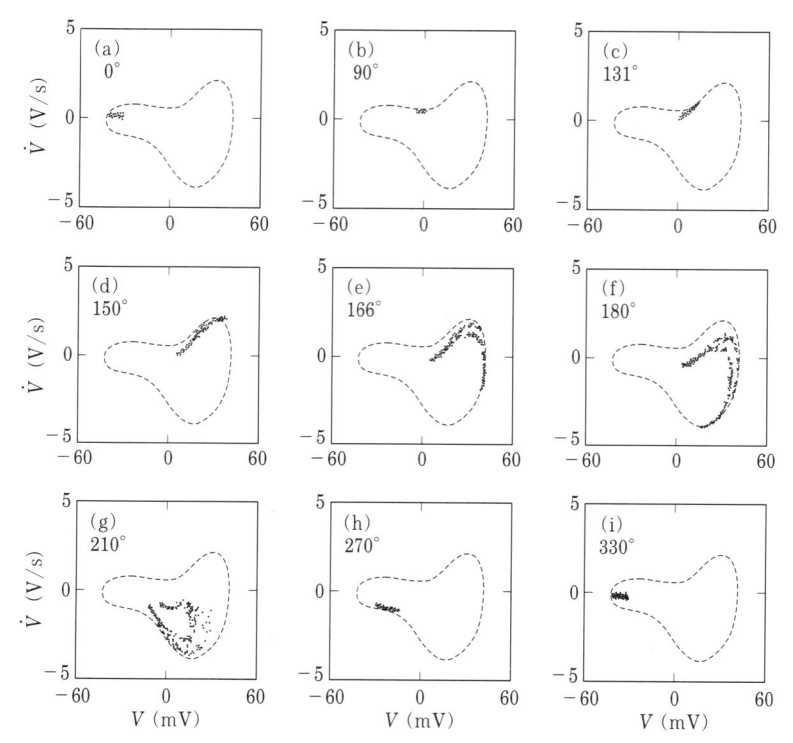

図 2.9　V-$\dot{V}$ 平面に射影したストロボ断面
破線は図 2.7 (b) のストレンジアトラクタの輪郭．ストロボ断面を求めた位相角 ϕ の値は各図に示されている．[Hayashi, H., Ishizuka, S., Ohta, M. and Hirakawa, K.: *Phys. Lett.* **88 A** (1982 a) 435 - 438 より]

回折り畳まれているのである．

　このように扁平に引伸ばされ，次に折り畳まれるアトラクタの構造はカオスを生成する機構と深く関わっている．

　アトラクタが扁平に広がることは，リボン状になったアトラクタの面の法線方向にアトラクタが縮み，接線方向に伸びる性質を反映している．すなわち，図 2.10 (a) に示すように，アトラクタの面に垂直な方向には安定で，軌道は速やかにアトラクタに吸引され（点 A，B を通る軌道），アトラクタの面

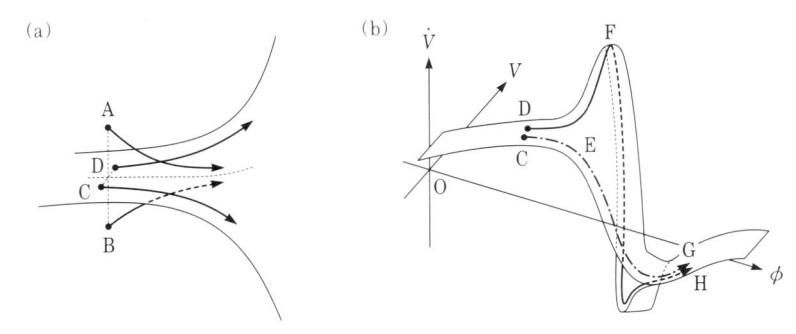

図 2.10 ストレンジアトラクタと軌道
(a) ストレンジアトラクタへの軌道の吸引とストレンジアトラクタ内での軌道の発散．図 2.10(b) の点 C, D 付近を拡大した図．ストレンジアトラクタの近くを走る軌道 A, B は指数関数的にストレンジアトラクタに引きつけられ，ストレンジアトラクタ内を走る軌道 C, D は指数関数的に離れていく．(b) ストレンジアトラクタの折畳みと軌道．C, D から出発した 2 つの軌道は時間とともに離れ，E, F に達するが，さらに時間が経つとストレンジアトラクタが折り畳まれているため，G, H で 2 つの軌道は再び接近する．

の接線方向には不安定で，軌道は互いに急速に離れていく（点 C, D を通る軌道）．このような性質を双曲性とよんでいる．したがってアトラクタの面内では，2 つの軌道が非常に接近した初期条件から出発したとしても，急速に離れていく．この性質を"初期条件に対する敏感さ（sensitivity to initial conditions）"とよび，カオスを特徴づける性質の一つである．接近した 2 つの軌道間の距離は，アトラクタのサイズに広がるまでは指数関数的に大きくなっていくことが知られており，その指数はリアプノフ指数とよばれている．

ストレンジアトラクタ内を走る接近した 2 つの軌道は指数関数的に離れていくことになるが，軌道間の距離が無限に大きくなるわけではない．ストレンジアトラクタは有限の大きさであり，軌道は位相空間のある領域に閉じ込められている．これが実現されるために，図 2.8(b) に示すように，引伸ばされたストレンジアトラクタは折り畳まれることになる．その結果，ストレンジアトラクタに沿ってどんどん離れていたはずの軌道が，いつのまにか再び

接近することになる．たとえば，図 2.10(b) に示すように，点 C, D から出発した 2 つの軌道は時間とともに離れていき，点 E, F に達するが，さらに時間が経つと，ストレンジアトラクタが折り畳まれるため，2 つの軌道は再び接近し，点 G, H に達する．

このように大局的に見ると，アトラクタが折り畳まれ軌道が接近するようなことが起きるが，局所的に見ると，ストレンジアトラクタの面に沿って走る 2 つの軌道は常に指数関数的に離れていく性質をもっていることは言うまでもない．

アトラクタの引伸ばしと折畳みはカオス生成の基本的な機構であるといってよい．図 2.8(b) に示したように，$\phi = 2\pi$ に達した軌道は $\phi = 0$ から引き続き描かれている．これは刺激が周期的であるからである．したがって，長時間刺激を加えると，アトラクタの引伸ばしと折畳みは何回も起きることになる．1 回折り畳まれると 2 層になり，さらに折り畳まれると 4 層，さらに折り畳まれると 8 層という具合に，アトラクタは多層構造になる．このとき，アトラクタの面に垂直な方向には安定であるので，多層構造はどんどん圧縮され，多層構造であるにもかかわらず，アトラクタは非常に薄いリボン状になるのである．このようにアトラクタが何回も折り畳まれ，多層構造になるため，アトラクタに沿って走る軌道は混合され非常に複雑に振舞うことになる．しかし，どんなに圧縮されても層と層が交わることも融合することもないので，軌道も交わることはない．* このような複雑な運動をカオスとよんでいるのである．**

ここでリアプノフ指数について少し述べることにしよう．接近した 2 つの軌道間の距離が指数関数的に大きくなるので，その指数によって軌道の離れ

---

* 決定論的力学系の初期条件に対する解の一意性から，軌道が交わるとその交わった点から再び同じ軌道を描くことになる．これは周期振動になることを意味している．カオスになるためには交わらずに軌道が混合されることが必要である．

** 決定論的方程式にしたがうので短時間の予測は可能であるが，軌道の混合が起こる時間を超えた長時間の予測は非常にむずかしい．

方を知ることができる．しかし，軌道の振舞を大局的に見るとアトラクタは折り畳まれているので，2つの軌道はいつも指数関数的に離れていくわけではない．したがって，リアプノフ指数を求めるとき，折畳みの影響を受けない程度に短い時間の軌道の振舞を対象にしなければならない．換言すれば，リアプノフ指数は軌道の時間発展の局所的な短時間の性質を表しているのである．*

したがって，リアプノフ指数の求め方は次のようになる．図 2.11 に示すように，ストレンジアトラクタ内を走る軌道を 1 本選び，それを基準軌道とする．この基準軌道からわずかの距離 $d_1(0)$ だけ離れた初期条件から別の軌道を時間発展させる．短い時間 τ 後の軌道間の距離 $d_1(\tau)$ を測定し，$t = \tau$ のときの 2 点間を結ぶ直線上に新たに短い距離 $d_2(0)$ をとる．その点を新たな初期条件として軌道を時間発展させ，τ 後の軌道間の距離 $d_2(\tau)$ を測定する．この操作を n 回くり返して測定した結果を用いると，$t = 0$ で接近していた 2 つの軌道間の距離 $d_1(0)$ は，$n\tau$ 後には

$$\frac{d_1(\tau)}{d_1(0)} \cdot \frac{d_2(\tau)}{d_2(0)} \cdot \frac{d_3(\tau)}{d_3(0)} \cdots \cdots \frac{d_n(\tau)}{d_n(0)} \tag{2.5}$$

の拡大率で大きくなったことになる．この拡大率が指数関数的であるので，

$$e^{\lambda n \tau} = \prod_{i=1}^{n} \left| \frac{d_i(\tau)}{d_i(0)} \right| \tag{2.6}$$

と書ける．n を十分大きくとることを考えて，

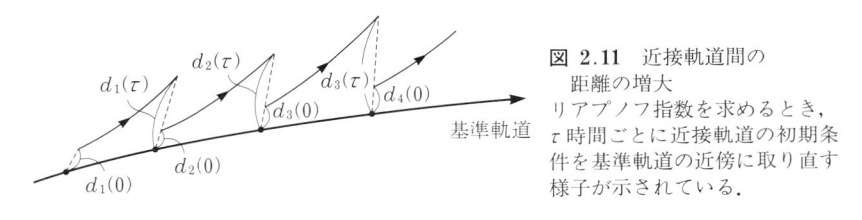

図 2.11 近接軌道間の距離の増大
リアプノフ指数を求めるとき，τ 時間ごとに近接軌道の初期条件を基準軌道の近傍に取り直す様子が示されている．

---

* もう少し正確に言うと，線形で近似できるような位相空間の局所領域における軌道の時間発展の性質である．

$$\lambda = \lim_{n\to\infty} \frac{1}{n\tau} \sum_{i=1}^{n} \ln\left|\frac{d_i(\tau)}{d_i(0)}\right| \tag{2.7}$$

となる．この極限値 λ をリアプノフ指数とよんでいる．

図 2.11 では，簡単のために軌道が 2 次元の平面内で時間発展するように描いたが，たとえば図 2.10 の場合，軌道は 3 次元空間を時間発展する．このような場合，アトラクタの面内ではリアプノフ指数が正と 0 になる方向があり，それらの方向は一般にはアトラクタ内の位置に依存する．アトラクタの面に垂直な方向ではリアプノフ指数は負である．これらのリアプノフ指数を大きい方から $\lambda_1, \lambda_2, \lambda_3$ とすると $\lambda_1 > 0$, $\lambda_2 = 0$, $\lambda_3 < 0$ であり，これを $(+, 0, -)$ と書き，リアプノフスペクトルとよんでいる．また，λ_1 を最大リアプノフ指数とよんでいる．

初期条件に対する敏感さ，すなわち軌道間の距離の指数関数的な増大とアトラクタの引伸ばしと折畳みの構造が明らかになった今，運動が複雑であっても，それは決定論的な仕組で起きていることを直感的に理解できたと思う．次に，カオスを生成する決定論的な法則がどのようなものか調べてみよう．

図 2.8(a) に示したように，軌道と ϕ 軸に垂直な平面との交点の集合としてアトラクタの断面を求めることができ，この断面の位相角 ϕ に対する依存性を調べることによりアトラクタの構造を知ることができた．この交点の集合は，アトラクタの構造を調べるのに有用なだけではなく，軌道の複雑な振舞を支配している力学則を調べるのにも有用である．

図 2.8(a) に示した平面と軌道との交点の列 $\{P_0, P_1, P_2, \cdots, P_n, P_{n+1}, \cdots\}$ を用いると，一つのストロボ断面からその断面自身への写像 $F : P_n \to P_{n+1}$ を求めることができる．交点 P_n を通った軌道は次に交点 P_{n+1} を通るのであるから，P_n と P_{n+1} の間に決定論的な関係 $P_{n+1} = F(P_n)$ が成り立っていれば，軌道の運動がたとえ不規則であっても，その運動は決定論的な法則にしたがっていることになる．

交点 P_n は V 座標と $\dot{V}$ 座標で表されるので，$P_{n+1} = F(P_n)$ は

2.2 カオス応答

$$\begin{cases} V_{n+1} = f(V_n, \dot{V}_n) \\ \dot{V}_{n+1} = g(V_n, \dot{V}_n) \end{cases} \quad (2.8)$$

と書ける．これは 2 次元写像であるが，V_{n+1} と $\dot{V}_{n+1}$ がそれぞれ V_n と $\dot{V}_n$ にのみ依存する，すなわち

$$\begin{cases} V_{n+1} = f(V_n) \\ \dot{V}_{n+1} = g(\dot{V}_n) \end{cases} \quad (2.9)$$

と考えて求めた 1 次元写像 f と g が運動の決定論的性質をよく示すことがある．

図 2.9 (d) のストロボ断面を形作る各交点の V 座標を用いることにすると，交点の列は $\{V_0, V_1, V_2, \cdots, V_n, V_{n+1}, \cdots\}$ と表される．したがって，図 2.12 に示すように，横軸を V_n，縦軸を V_{n+1} としたグラフに点 (V_0, V_1)，(V_1, V_2)，$\cdots$，(V_n, V_{n+1})，$\cdots$ をプロットすればよい．

M/N が簡単な整数比になる引込みの場合，ストロボ断面は 1 個あるいは数個の点から成る．それらの交点の列が周期的にくり返されることを考えれば，1 次元ストロボ写像も 1 個あるいは数個の点から成ることは容易に理解

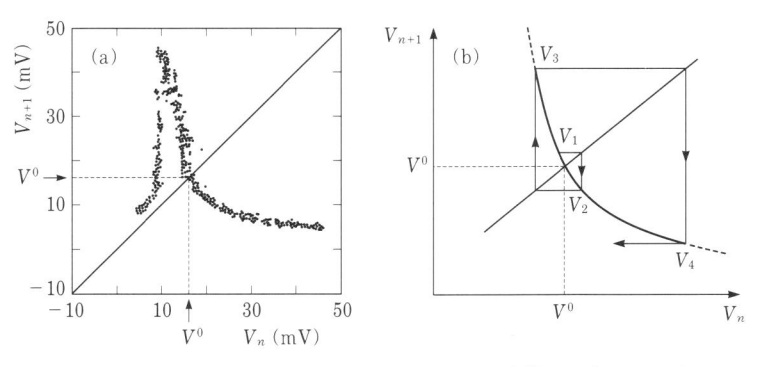

図 2.12 イソアワモチ巨大ニューロンのカオス応答から求めた 1 次元ストロボ写像
(a) 図 2.9 (d) のストロボ断面から求めた 1 次元ストロボ写像 [Hayashi, H., Ishizuka, S., Ohta, M. and Hirakawa, K.: *Phys. Lett.* **88 A** (1982 a) 435 - 438 より]，(b) 固定点 (V^0, V^0) 付近の拡大図．

できるであろう．

カオスの場合は，ある関数 f を明確に示すことがある．* 実際，イソアワモチ巨大ニューロンの不規則応答は，図 2.12(a) に示すような上に凸な関数 f を示し，この不規則応答が決定論的な法則にしたがうカオスであることをよく示している．[44]

写像関数と対角線との交点の V_n 座標を V^0 とすると，$V^0 = f(V^0)$ を満たすので，この点は固定点とよばれる．いま，図 2.8(a) で，軌道が平面 S と固定点 V^0 で交われば，くり返し平面 S を訪れる軌道は常に固定点 V^0 で平面 S と交わることになり，周期刺激に対するニューロンの応答は周期的である．

しかし，図 2.12 の固定点は不安定である．図 (b) に示すように，固定点からわずかに離れた写像上の点 V_1 から時間発展させると，軌道と平面 S との交点の V 座標は $V_2, V_3, V_4, \cdots$ と次々に求まり，軌道が平面 S と交わるたびに，固定点から振動的に離れていくことがわかる．このような固定点の不安定さ，すなわち写像点が固定点から急速に離れていく様子は，軌道の初期条件に対する敏感さを写像の上で見ていることになる．

写像関数が上に凸な関数であるので，固定点から急速に離れていった写像点はいずれ固定点付近に押し戻される．しかし，固定点は不安定であるから，写像点は再び固定点から離れていき，いつまでも写像関数の上をさ迷い続けることになる．換言すれば，位相空間を走る軌道は固定点を通る軌道に落ち着くことはなく，ストレンジアトラクタ内をいつまでもさ迷いつづけるのである．読者はすでに気がついていると思うが，上に凸な写像関数の形は，写像点を固定点付近に押しもどすストレンジアトラクタの折畳みを表しているのである．

軌道間の距離の指数関数的増大を示すリアプノフ指数を写像関数から求め

---

* 自由度の大きな力学系であったり，アトラクタを切る平面の位置が悪かったりすると，カオスであっても写像関数がうまく得られないことがある．

2.2 カオス応答

ることができる．初期値を V_1 および $V_1 + \varepsilon (\varepsilon \ll 1)$ とし，n 回写像をくり返すと，軌道間の距離は $|f^{(n)}(V_1 + \varepsilon) - f^{(n)}(V_1)|$ となる．これは指数関数的増大の結果であるから，

$$\varepsilon e^{\lambda n} \cong |f^{(n)}(V_1 + \varepsilon) - f^{(n)}(V_1)| \tag{2.10}$$

ゆえに

$$\begin{aligned}\lambda &\cong \frac{1}{n} \ln \left| \frac{f^{(n)}(V_1 + \varepsilon) - f^{(n)}(V_1)}{\varepsilon} \right| \cong \frac{1}{n} \ln \left| \frac{df^{(n)}(V_1)}{dV} \right| \\ &= \frac{1}{n} \ln \left| \frac{df^{(n)}}{df^{(n-1)}} \cdot \frac{df^{(n-1)}}{df^{(n-2)}} \cdot \cdots\cdots \cdot \frac{df^{(1)}}{dV} \right| \\ &= \frac{1}{n} \ln \left| \frac{df(V_n)}{dV} \cdot \frac{df(V_{n-1})}{dV} \cdot \cdots\cdots \cdot \frac{df(V_1)}{dV} \right| \\ &= \frac{1}{n} \sum_{i=1}^{n} \ln \left| \frac{df(V_i)}{dV} \right| \end{aligned} \tag{2.11}$$

となる．$n \to \infty$ としたときの極限値としてリアプノフ指数が求まるので，

$$\lambda = \lim_{n \to \infty} \frac{1}{n} \sum_{i=1}^{n} \ln \left| \frac{df(V_i)}{dV} \right| \tag{2.12}$$

となる．

(2.10) 式は，初期値 V_1 から写像をくり返し，各写像点 V_i での写像関数 f の微分，すなわち接線の傾きの平均を求めていることを示している．したがって，初期値 V_1 から写像をくり返して写像点の分布 $D(V)$ を求めれば，リアプノフ指数を次のように書くこともできる．*

$$\lambda = \int D(V) \ln \left| \frac{df}{dV} \right| dV \tag{2.13}$$

ニューロンのカオス応答はイソアワモチの巨大ニューロンを用いて初めて示されたが，このようなカオス応答は多くの種類のニューロンで見られる現象である．イソアワモチ巨大ニューロンのほかにカオス応答がよく調べられた例としては，イソアワモチペースメーカーニューロン[42,43]とイカの巨大軸索[4,75]がある．

---

* これは，時間平均と位相平均が等しいというエルゴード性を表している．

イソアワモチペースメーカーニューロンはその名の通り刺激が無くても自ら活動電位をくり返し発生する．通常はほぼ周期的にバースト放電をくり返しているが，適当に過分極すると周期的な刺激が無くてもカオス振動を起こす．[39] このような自発性のカオス放電については次の節で述べることにしよう．

ニューロンと同様の興奮現象を示す植物細胞もある．その代表的な例は淡水湖に生えているシャジク藻である．やはり適当な周波数で周期的な電気刺激を加えると，カオス的な応答を示す．[45,46] 心筋細胞も電気的興奮現象を示し，その不規則な興奮はやはりカオスである．[33]

2.3 カオス的自発放電

中枢神経系には，刺激が無くても自ら活動電位をくり返し発生するニューロンが存在する．この節で紹介するイソアワモチペースメーカーニューロン[39]のほかに，たとえばアメフラシの腹部神経節にあり浸透圧調節ホルモンの分泌を促すニューロン R 15[66]，ラットの視床下部視索上核にありホルモン分泌を調整しているバゾプレッシン分泌ニューロン[134]，視床にありリズム生成や新皮質に向かう感覚信号のゲート機構と関連した視床皮質ニューロン[55,56,119]などがある．

多くの自発放電ニューロンの特徴の一つは，活動電位をある一定の間隔で規則的に起こすのではなく，数個の活動電位が群発的に生じ，それらが比較的長い時間間隔をおいてくり返す，いわゆるバースト放電のくり返しを起こすことである．

図 2.13 は，イソアワモチペースメーカーニューロンとラットの海馬 CA 3 錐体細胞の放電パターンである．いずれも数個の活動電位の群発をくり返し

2.3 カオス的自発放電

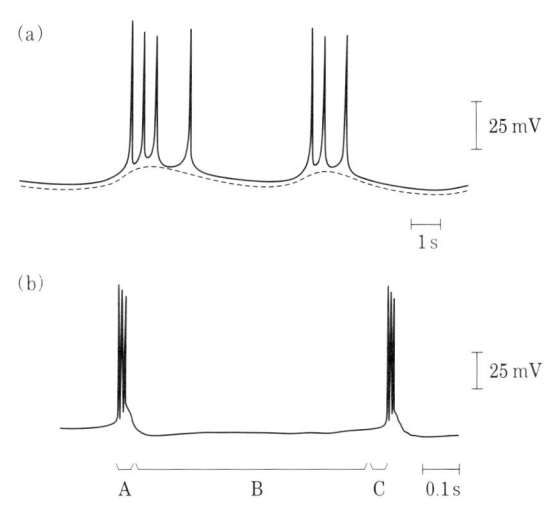

図 2.13 自発放電ニューロンの放電パターン
(a) イソアワモチペースメーカーニューロン．点線はゆっくりした膜電位振動を模式的に示したもの．[Hayashi, H. and Ishizuka, S.: *J. Theor. Biol.* **156** (1992) 269-291 より]
(b) ラットの海馬 CA 3 錐体細胞．A：活動電位の発生にともなうしきい値の高い Ca^{2+} 電流による脱分極．B：Ca^{2+} 依存性 K^+ 電流による過分極．C：しきい値の低い Ca^{2+} 電流による膜電位の上昇．

ている．

イソアワモチペースメーカーニューロンの場合，図 2.13(a) に点線で示しているように，遅い Na^+ 電流と K^+ 電流によるゆっくりした膜電位の振動（ペースメーカー振動）が生じる．その脱分極相で，膜電位がしきい値を超えるので数個の活動電位が生じ，過分極相で活動電位の発生が抑えられる．

CA 3 錐体細胞の場合は，錐体細胞が活動電位を発生すると，樹状突起にしきい値の高い Ca^{2+} スパイクが生じ，Ca^{2+} 電流が樹状突起から細胞体に流れ，ゆっくりした脱分極が生じる（図 (b) の A）．この Ca^{2+} 電流は細胞内の Ca^{2+} 濃度を上昇させるので Ca^{2+} 依存性 K^+ 電流が活性化され*，錐体細胞は過分

---

* 細胞内の Ca^{2+} 濃度が高くなると開く K^+ チャネル．活動電位生成に関与した電位依存性の K^+ 電流とは異なる．

極する(図(b)のB).この過分極反応が活動電位の発生を妨げるので,バースト放電が形成される.発火が停止すると細胞内のCa^{2+}濃度が次第に下がるので,それにともなって錐体細胞の膜電位は過分極状態から次第にもどる.膜電位がある電位に達すると,しきい値の低いCa^{2+}電流が活性化し,膜電位は急上昇する(図(b)のC).その結果,膜電位が活動電位のしきい値に達し,錐体細胞は再び活動電位を発生する.

バースト放電の形成に関与したイオンチャネルの種類や性質は異なるが,イソアワモチペースメーカーニューロンの場合もラットの海馬CA3錐体細胞の場合も,ゆっくりした膜電位振動と活動電位の速いくり返しでバースト放電が作られていることがわかる.ゆっくりした振動と速い振動は,次の章で述べるように,膜電位を介して相互作用するので,持続的な脱分極や過分極などによって相互作用の程度が変ると,発火パターンは変化し,周期的バースト放電以外にカオス放電やリミットサイクルが生じる.

図2.14は,イソアワモチペースメーカーニューロンの発火パターンが細胞体に流す直流電流に依存して変る様子を示したものである.少し過分極すると,3発バーストを規則的にくり返す周期3の発火パターンになり(図(e)),少し脱分極すると,不規則な発火パターンになる(図(d)).さらに脱分極すると,周期4,周期2,および周期1の発火パターンが生じる(図(c)〜(a)).

2.2節にならって,これらの自発放電から位相空間のアトラクタを求めてみよう.ただし,周期刺激が加わっていないので自律系であり,周期刺激の位相を軸にとる必要はない.

図2.15(a)は,図2.14(a)に示した周期1の周期放電から再構成したアトラクタで,一つの閉じたループになっている.このような周期振動はリミットサイクルである.

図2.15(b)は,図2.14(d)に示した不規則振動から再構成したアトラクタである.軌道は不安定で図2.15(a)のような閉じた軌道にはならない.このアトラクタがストレンジアトラクタであるか調べてみよう.

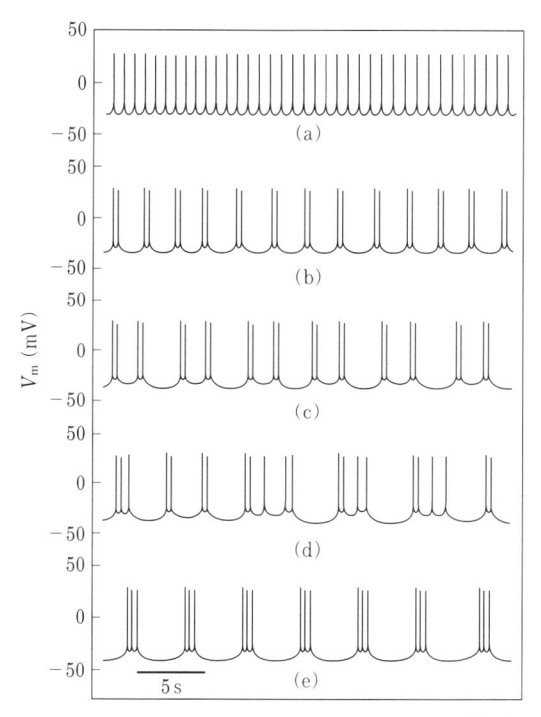

図 2.14 イソアワモチペースメーカーニューロンの自発放電パターン (a) 周期放電（周期1）. $I_{dc} = +0.96\,\text{nA}$. (b) 周期的バースト放電（周期2）. $I_{dc} = +0.41\,\text{nA}$. (c) 周期的バースト放電（周期4）. $I_{dc} = +0.26\,\text{nA}$. (d) カオス放電. $I_{dc} = +0.185\,\text{nA}$. (e) 周期的バースト放電（周期3）. $I_{dc} = -0.11\,\text{nA}$. $[Co^{2+}]_o = 3\,\text{mM}$. [Hayashi, H. and Ishizuka, S.: *J. Theor. Biol.* **156** (1992) 269 - 291 より]

先に述べたように，適当な平面を用いてアトラクタを切るとポアンカレ断面を得ることができ，アトラクタのいろいろな場所で得られたポアンカレ断面を用いてアトラクタの幾何学構造を調べることができる．平面のとり方は任意であるが，すべての軌道とうまく交わるようにとらなければならない．ここでは，図 2.15(b) に示すように，$V(t) - V(t + \tau)$ 平面に垂直な平面を用い，o‒z を軸にしてこの平面を回転させ，ポアンカレ断面の θ 依存性を調べてみよう．

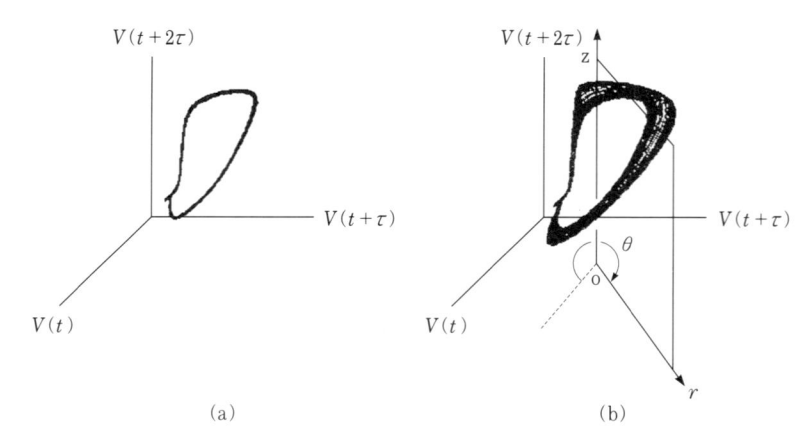

図 2.15 イソアワモチペースメーカーニューロンの自発放電の
時系列から再構成したアトラクタ

(a), (b) はそれぞれ図 2.14 (a), (d) の自発放電の時系列から再構成
したアトラクタ. $\tau = 4$ ms. (a) 周期放電 (リミットサイクル) から再
構成したアトラクタ. (b) カオス放電から再構成したストレンジアト
ラクタ. [Hayashi, H. and Ishizuka, S.: *J. Theor. Biol.* **156** (1992)
269 - 291 より]

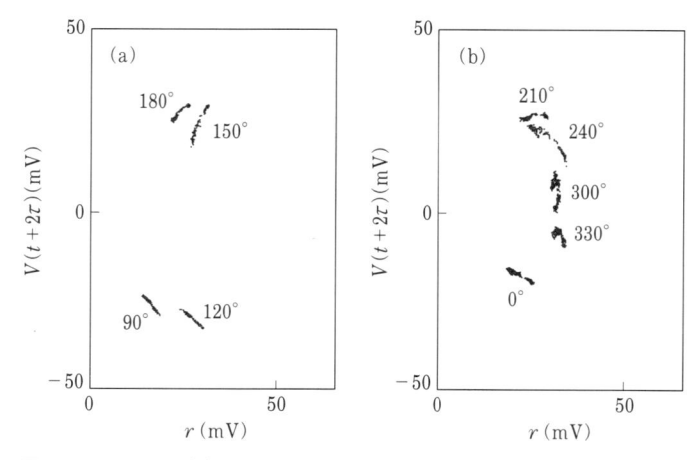

図 2.16 図 2.15(b) に示したストレンジアトラクタのポアンカレ断面.
図中に示した角度は図 2.15 (b) の θ の値. [Hayashi, H. and Ishizuka,
S.: *J. Theor. Biol.* **156** (1992) 269 - 291 より]

図 2.16 は, 図 2.15(b) に示したストレンジアトラクタのポアンカレ断面
の θ 依存性である. 断面の形からアトラクタが平べったくなっていることが

2.3 カオス的自発放電

わかる.また,$\theta = 240° \sim 330°$ でアトラクタが折り畳まれていることもわかる.

2.2 節で述べたように,アトラクタが平べったくなるのは,アトラクタの面に垂直な方向は安定で軌道はアトラクタに吸引され,アトラクタの面内では不安定で,軌道は互いに離れていくからである.このアトラクタの引伸ばしと折畳みが複雑な運動の原因となっている.

ポアンカレ断面から求めた 1 次元写像(V_n と V_{n+1} との関係)は,図 2.17 のようになる.図 2.17(a) は図 2.15(a) のリミットサイクルから求めた 1 次元写像であり,図 2.17(b) は図 2.15(b) のカオス放電から求めた 1 次元写像である.いずれも $\theta = 240°$ の平面を用いて求めた.

リミットサイクルの場合,図 2.15(a) に示すように閉じた軌道となるので,ポアンカレ断面は 1 点となる.したがって,1 次元ポアンカレ写像は図 2.17(a) のように対角線上の 1 点となる.カオス放電の場合,1 次元ポアンカレ写像は,図 2.17(b) のように上に凸な関数を示す.固定点(写像関数と対角線との交点)が不安定で,写像関数が上に凸であることは,周期刺激に対

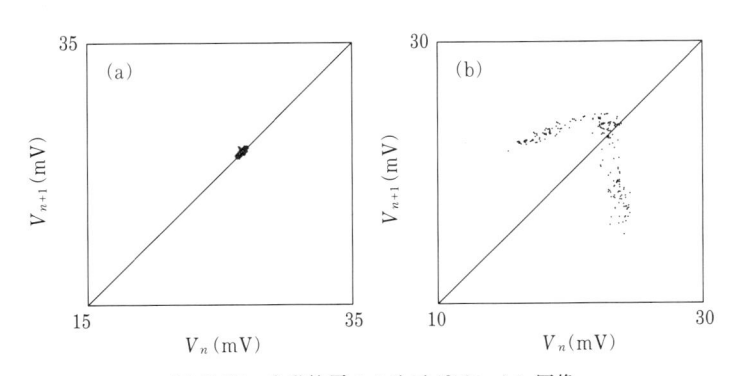

図 2.17 自発放電の 1 次元ポアンカレ写像

(a),(b) はそれぞれ図 2.15 (a),(b) から $\theta = 240°$ の平面を用いて求めた 1 次元ポアンカレ写像.(a) 周期放電(リミットサイクル).(b) カオス.[Hayashi, H. and Ishizuka, S.: *J. Theor. Biol.* **156** (1992) 269–291 より]

するカオス応答の1次元ストロボ写像(図2.12)と同じである．したがって，固定点から離れていった写像点はしばしば固定点付近にもどされる．

以上述べた自発放電ニューロンはもちろん周期的な刺激に対しても引込みやカオス応答を示す．[38,42,43] これらの応答の性質は2.2節で述べたイソアワモチの巨大ニューロンやイカの巨大軸索の応答の性質と基本的に同じであるが，脱分極の程度によって自発放電ニューロン自体の放電パターンが変るので，刺激の強さや周波数だけではなく，興奮性入力と抑制性入力の競合，ニューロモジュレータ，ホルモン，細胞内外のイオンなどにも依存し，応答のダイナミクスはそれだけ多様で複雑になる．[40]

3 ニューロンモデルの構築とそのカオス活動

　第2章で、ニューロンが周期的な刺激に対して引込みやカオス応答を起こすことや、自発的に周期放電やカオス放電を起こすことを学んだ。また、実験で観測されたこれらのニューロン活動からアトラクタや1次元写像を求め、アトラクタの幾何学的構造や写像関数の性質を調べた。その結果、カオスは複雑で予測不可能な現象であるが、決定論的であることを学んだ。

　第1章で学んだように、ニューロンにはNa^+チャネルとK^+チャネルが存在し、しきい値を超える刺激が加わると活動電位が生じる。また、しきい値を超える刺激電流が持続的に加わると、刺激が加わっている間、活動電位がくり返し生じる。しかし、脳の多くのニューロンには、Na^+やK^+チャネル以外に種類や性質の異なるイオンチャネルが数多く存在し、それらが膜電位などを介して相互作用している。したがって、ニューロンは持続的な刺激に対して周期的に発火するだけではなく、複雑で多様な発火パターンを起こす。

　神経生理学、薬理学、生化学などの進歩により、ニューロンに存在する多種多様なイオンチャネルの性質について理解が進んでいる。しかし、ニューロンのダイナミカルな振舞に大きく寄与するイオンチャネルの種類については整理することができ、主なものいくつかに絞ることができる。

　第3章では、ニューロンモデルを構築する作業を通して、カオスなどの多様なニューロン活動に本質的に寄与するイオン機構を理解し、さらにニューロンが示す分岐現象を学ぶことにしよう。

3.1 準　備

ニューロンモデルについて話を進める前に，これから先の議論の準備として，力学系の考え方に慣れておく必要がある．意外に感じる読者もいると思うが，2.2 節で述べたように，ヤリイカ巨大軸索のモデルである Hodgkin-Huxley 方程式（(1.9)〜(1.12) 式）は力学方程式なのである．

多くの人が高等学校や大学で慣れ親しんだバネや振り子の振動を表す線形の微分方程式は

$$\ddot{x} + \gamma \dot{x} + \omega_n x = 0 \tag{3.1}$$

と書ける．x の上に添えられている $\cdot\cdot$ と $\cdot$ は，それぞれ時間に関する 2 階と 1 階の微分を表している．左辺第 2 項は振動に対する抵抗力に関する項で，γ は減衰定数とよばれている．$\gamma > 0$ であれば振動の振幅は時間とともに指数関数的に減少し，$\gamma < 0$ であれば指数関数的に増加する．左辺第 3 項は振動にはたらく復元力に関する項であり，$\omega_n > 0$ であれば，原点からの距離に比例した力が原点方向にはたらく．

この方程式（(3.1) 式）を用いて，力学的な考え方に慣れることにしよう．といっても，簡単な方程式を利用するという意味だけで (3.1) 式を用いるのではない．実は，この方程式がニューロンモデルの議論の出発点になるのである．

新しい変数 $v(=\dot{x})$ を導入すると，(3.1) 式を次のように 1 階の連立微分方程式に書きかえることができる．

$$\begin{cases} \dot{x} = v \\ \dot{v} = -\gamma v - \omega_n x \end{cases} \tag{3.2}$$

この方程式は位置 x と速度 v の 2 つの変数から成っているので，初期条件としてはある時刻における x と v の値を必要とする．たとえば，$t = 0$ のときの x と v の値 $x(0)$ と $v(0)$ である．

3.1 準備

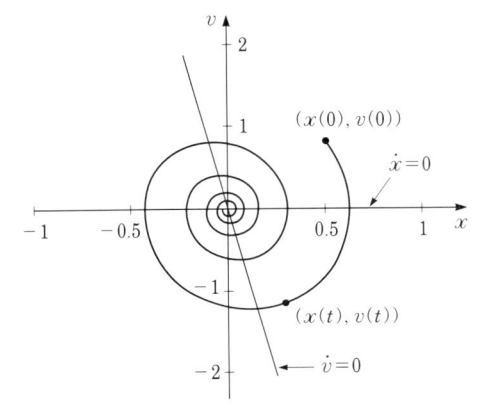

図 3.1 位相平面に描かれた軌道
初期条件 $(x(0), v(0))$ に対する (3.2) 式の解（軌道）が示されている．$\gamma = 0.25$，$\omega_n = 5$．$\dot{x} = 0$ と $\dot{v} = 0$ の直線はそれぞれ軌道の傾きが ∞ と 0 の等傾線．

図 3.1 に示すような x–v 平面を考えると，任意の初期条件 $(x(0), v(0))$ は平面上の一点で表され*，この初期条件に対する解 $(x(t), v(t))$ は初期条件から伸びる曲線として表される．(3.1) 式は線形常微分方程式であるので，解析的に解くことができる．この解を平面にプロットすれば，解曲線が得られる．方程式が複雑で解析的に解けない場合は，コンピュータを用いた数値計算結果を平面にプロットすればよい．

2.2 節で学んだように，この平面は位相平面であり，位相平面上に描かれた解曲線は軌道である．また，$x(t)$ と $v(t)$ は時刻 t における運動の状態を表しているので状態変数とよばれ，位相空間の点 $(x(t), v(t))$ は状態点とよばれている．

このようにいろいろな初期条件に対して位相空間に軌道を描くと，力学系の運動の様子を知ることができるが，すべての初期条件に対して軌道を描くのは大変な作業である．したがって，位相空間で力学系の運動を調べるのに，もう少し見通しのきく方法が必要である．

位相空間には運動が止まってしまう特異な状態点，すなわち固定点が存在

---

* 初期条件 $x(0)$ と $v(0)$ は x–v 平面内の任意の点を選ぶことができるので，任意の初期条件ということになる．

する.* 固定点では各状態変数の速度は 0 であるので,

$$\begin{cases} \dot{x} = 0 \\ \dot{v} = 0 \end{cases} \tag{3.3}$$

すなわち

$$\begin{cases} v = 0 \\ -\gamma v - \omega_n x = 0 \end{cases} \tag{3.4}$$

を満たす点 $(x, v) = (0, 0)$ が運動方程式 ((3.2) 式) の固定点である.この固定点は,振動が減衰し最終的に静止した状態であることはいうまでもない.

一般的には複数の固定点が存在し,それらの固定点の性質も異なる.系の状態を固定点に正確に置くと運動が止まってしまうという点ではどの固定点も同じであるが,状態が固定点からわずかに外れたときどのような運動が始まるかによって,固定点の性質を分けることができる.

(3.2) 式を行列を用いて書き直すと,

$$\begin{pmatrix} \dot{x} \\ \dot{v} \end{pmatrix} = \begin{pmatrix} 0 & 1 \\ -\omega_n & -\gamma \end{pmatrix} \begin{pmatrix} x \\ v \end{pmatrix} \tag{3.5}$$

となる.したがって,固有値を λ とすると,特性方程式は

$$\begin{vmatrix} -\lambda & 1 \\ -\omega_n & -\gamma - \lambda \end{vmatrix} = 0$$

すなわち,

$$\lambda^2 + \gamma\lambda + \omega_n = 0 \tag{3.6}$$

となり,固有値

$$\begin{cases} \lambda_1 = -\gamma + \sqrt{\gamma^2 - \omega_n} \\ \lambda_2 = -\gamma - \sqrt{\gamma^2 - \omega_n} \end{cases} \tag{3.7}$$

が求まる.したがって,一般解は

---

* 平衡点ともよばれている.

3.1 準備

$$\begin{pmatrix} x \\ v \end{pmatrix} = \begin{pmatrix} C_1 \exp(\lambda_1 t) + C_2 \exp(\lambda_2 t) \\ C_1 \lambda_1 \exp(\lambda_1 t) + C_2 \lambda_2 \exp(\lambda_2 t) \end{pmatrix} \tag{3.8}$$

となる．ただし，C_1 と C_2 は初期条件で決まる任意の定数である．

(3.7) 式の右辺の $\sqrt{}$ の中は負にもなりうるので，固有値 λ_1，λ_2 は一般に複素数であり，解((3.8) 式)の性質はそれらの固有値の性質によって決まる．したがって，図 3.2 に示すように，γ と ω_n のパラメータ空間を 6 つの領域に分けて解の性質を調べるとわかりやすい．

領域 (i) ($\gamma > 0, \omega_n > 0, \gamma^2 \geqq \omega_n$) では，2 つの固有値 λ_1，λ_2 はともに負の実数であるので，解は指数関数的に減衰する．したがって，位相平面の軌道は，図 3.2 の領域 (i) に示すように，すべて固定点である原点に向かう．固定点がこのような性質をもっていることは，ある擾乱によって力学系の状態が固定点から外れても再び固定点にもどってくることを意味している．このような固定点を安定結節点（stable node）とよんでいる．

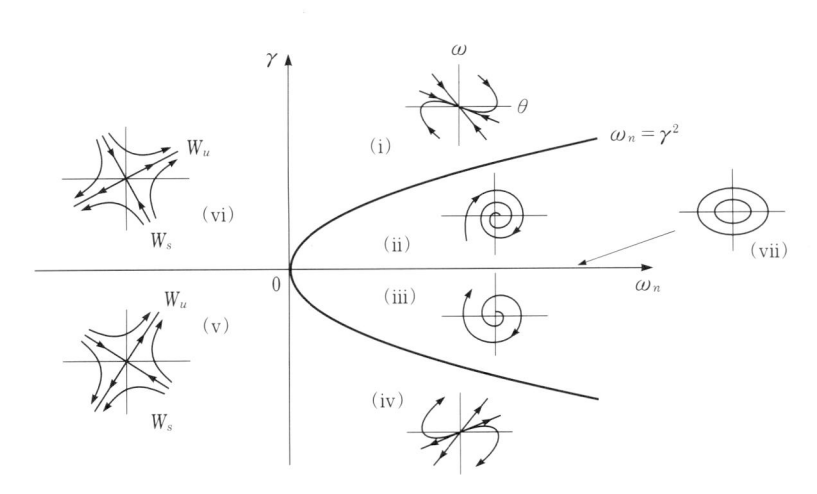

図 3.2 方程式 (3.2) の解の安定性
γ，ω_n および $\gamma^2 - \omega_n$ の符号によって 6 つの領域に分けられている．各領域に挿入図として軌道の概形が示されている．(i) 安定結節点，(ii) 安定焦点，(iii) 不安定焦点，(iv) 不安定結節点，(v) 鞍点，(vi) 鞍点，(vii) センター．

領域 (ii) ($\gamma > 0, \omega_n > 0, \gamma^2 < \omega_n$) では，固有値 λ_1, λ_2 はいずれも負の実数部をもつ複素数であるので，解は減衰振動する．したがって，位相平面の軌道は，図 3.2 の領域 (ii) に示すように，すべてらせんを描きながら固定点に向かう．この場合も，ある擾乱によって力学系の状態が固定点から離れても，再び固定点にもどってくる．このような固定点を安定焦点 (stable focus) とよんでいる．

領域 (iii) ($\gamma < 0, \omega_n > 0, \gamma^2 < \omega_n$) では，固有値 λ_1, λ_2 はいずれも正の実数部をもつ複素数であるので，解は振動し，その振幅は指数関数的に発散する．したがって，位相平面の軌道は，図 3.2 の領域 (iii) に示すように，すべてらせんを描きながら固定点から離れていく．小さな擾乱によって力学系の状態が固定点から離れるともはや固定点にはもどってこないので，このような固定点を不安定焦点 (unstable focus) とよんでいる．

領域 (iv) ($\gamma < 0, \omega_n > 0, \gamma^2 \geqq \omega_n$) では，2 つの固有値 λ_1, λ_2 はともに正の実数であるので，解は指数関数的に発散する．したがって，位相平面の軌道は，図 3.2 の領域 (iv) に示すように，すべて固定点から離れていく．このような固定点を不安定結節点 (unstable node) とよんでいる．

領域 (v) および (vi) ($\omega_n < 0$) では，固有値 λ_1 は正の実数であり，固有値 λ_2 は負の実数であるので，(3.8) 式の右辺第 1 項は指数関数的に発散し，第 2 項は指数関数的に減衰する．したがって，軌道は位相平面の第 2 と第 4 象限からは固定点に近づこうとするが，十分時間が経つと第 1 と第 3 象限で固定点から離れていく．このような固定点を鞍点 (saddle point) とよんでいる．

鞍点を通る 2 つの軌道

$$\begin{cases} W_u : & v = \lambda_1 x \\ W_s : & v = \lambda_2 x \end{cases} \quad (3.9)$$

はそれぞれ不安定多様体 (unstable manifold)，安定多様体 (stable manifold) とよばれている．

領域 (ii) と領域 (iii) の境界 ($\gamma = 0, \omega_n > 0$) では，減衰定数 γ は 0 であ

るので，振動は減衰も発散もしない．すなわち単振動であり，図 3.2 に示すように，軌道は原点の周りの楕円軌道となる．この原点はセンター (center) とよばれている．

(3.4) 式から得られる直線 $v = 0$ および $v = -(\omega_n/\gamma)x$ はそれぞれ軌道の傾きが ∞ および 0 になる状態点の集合であり，等傾線とよばれている．*これらの等傾線の交点が固定点を与える．等傾線を求め，固定点の性質を調べることにより，位相空間における状態点の振舞，すなわち力学系の振舞を容易に理解することができる．

3.2　Bonhöffer - van der Pol モデル

(3.1) 式の減衰定数 γ を x の 2 乗にしたがう非線形な係数で置き換えると，緩和振動を起こすファン・デル・ポル (van der Pol) モデル

$$\ddot{x} + c(x^2 - 1)\dot{x} + x = 0 \tag{3.10}$$

が得られる．c は正の定数である．また，$\omega_n = 1$ としてある．

このように左辺第 2 項の係数を非線形にしたことにより，ファン・デル・ポル モデル ((3.10) 式) は，減衰振動の方程式 ((3.1) 式) が示す線形振動とは性質の異なる非線形振動を起こす．

(3.10) 式の左辺第 2 項の係数をよく見てみよう．$|x| < 1$ のとき $c(x^2 - 1) < 0$ であるので，振動の振幅が小さければ振幅が時間とともに増大する．しかし，$|x| > 1$ のとき $c(x^2 - 1) > 0$ となるので，振幅が大きくなると振幅は時間とともに減少する．したがって，振動の振幅はある大きさに漸近し，図 3.5(c) に示すように，振幅一定の振動が安定に続くことになる．

＊　(3.2) 式の場合，等傾線としては，$\dot{x} = 0$，$\dot{v} = 0$ だけではなく，$dv/dx =$ 定数となる等傾線も存在する．

このようにある大きさの振幅の振動が安定化するのは，振幅が小さいときはエネルギーが供給されるので振幅が増大し，振幅が大きくなると抵抗力がはたらいて振幅が減少するからだと考えることができる．

単振動も振幅一定の振動である．単振動とファン・デル・ポル モデルが示す安定な振動とは何が異なるのであろうか．

単振動は減衰定数 γ が 0 の振動であるため振動のエネルギーは保存され，確かに振幅一定の振動が持続する．しかし，単振動に一時的にエネルギーが与えられると振幅は大きくなり，与えられたエネルギーは失われないので，大きくなった振幅の振動がその後続くことになる．もちろん，一時的に抵抗力がはたらいてエネルギーが奪われると振幅は小さくなり，その振幅の振動がその後続く．

これに対し，ファン・デル・ポル モデルが示す安定な振動の場合，減衰項は $x=1$ の場合を除き 0 ではなく，エネルギーの供給や散逸が生じている．したがって，一時的にエネルギーを与えられたり奪われたりして振動の振幅が変化しても，時間が経つと元の振幅にもどってくる．このような振動はリミットサイクルとよばれており，単振動とは異なる性質をもった振動である．

ファン・デル・ポル モデルの振舞を位相空間で調べるため，リエナール変換（Liénard's transformation）を用いて (3.10) 式を 2 変数の連立 1 階常微分方程式に変換しよう．

$$f(x) = c(x^2 - 1) \qquad (3.11)$$

とし，

$$\begin{aligned} F(x) &= \int_0^x f(x)\,dx \\ &= c\left(\frac{x^3}{3} - x\right) \end{aligned} \qquad (3.12)$$

とすると，(3.10) 式は

$$\ddot{x} + \frac{dF}{dx}\dot{x} + x = 0 \qquad (3.13)$$

3.2 Bonhöffer‐van der Pol モデル

と書ける．ゆえに，
$$\ddot{x} + \dot{F} + x = 0$$
となり，さらに
$$\frac{d}{dt}\{\dot{x} + F\} + x = 0 \tag{3.14}$$
と書ける．ここで $cy = \dot{x} + F$ と置くと，(3.10) 式は 2 変数の連立 1 階微分方程式
$$\begin{cases} \dot{x} = cy - F \\ \dot{y} = -\dfrac{x}{c} \end{cases} \tag{3.15}$$
となる．(3.12) 式を代入して，
$$\begin{cases} \dot{x} = c\left(y - \dfrac{x^3}{3} + x\right) \\ \dot{y} = -\dfrac{x}{c} \end{cases} \tag{3.16}$$
となる．

ファン・デル・ポル モデル (3.16) 式は x と y の 2 つの変数から成っているので，図 3.3 に示すような位相平面を考えると，任意の初期条件 ($x(0)$, $y(0)$) に対する運動の解 ($x(t), y(t)$)，すなわち軌道を描くことができる (図 3.3 の矢印のついた実線)．

図 3.3 には，軌道の傾き 0 ($\dot{y} = 0$) の等傾線と軌道の傾き ∞ ($\dot{x} = 0$) の等傾線がそれぞれ点線で示されている．これらの等傾線は (3.16) 式の右辺をそれぞれ 0 に等しいとして得られる．
$$\begin{cases} y = \dfrac{x^3}{3} - x \\ x = 0 \end{cases} \tag{3.17}$$
$\dot{y} = 0$ の等傾線は y 軸そのものである．$\dot{x} = 0$ の等傾線は N 型をしており，原点での傾きは -1 である．

2 つの等傾線 $\dot{y} = 0$ と $\dot{x} = 0$ の上では，軌道はそれぞれ水平方向と垂直方

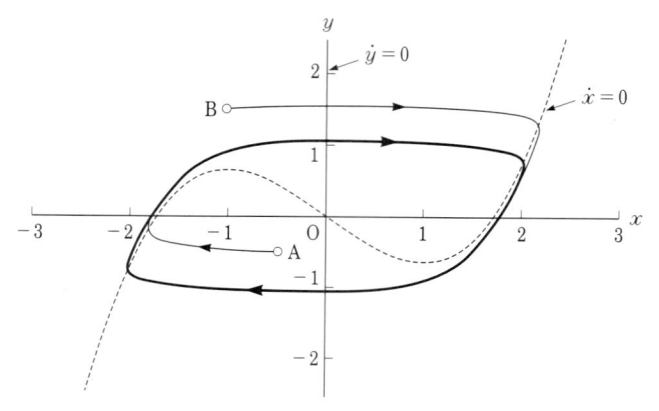

図 3.3 ファン・デル・ポル モデルの解軌道と等傾線
初期条件 A, B から出発した 2 つの軌道とリミットサイクル軌道（矢印のついた太い実線）が示されている．等傾線（$\dot{x} = 0, \dot{y} = 0$）は点線で示されている．固定点は原点で，不安定焦点．$c = 3$.

向に走り，それらの等傾線を境に軌道の傾き（$\dot{y}$ と $\dot{x}$ の符号）が変る．したがって，任意の初期条件から出発した軌道の形をおおまかにつかむことができる．図 3.3 には，2 つの初期条件 A, B から出発した軌道とリミットサイクルの軌道が示されている．

ファン・デル・ポル モデルの固定点の安定性を調べてみよう．3.1 節で学んだように，固定点では安定にしろ不安定にしろ状態変数の速度が 0 になるので，

$$\begin{cases} \dot{x} = c\left(y - \dfrac{x^3}{3} + x\right) = 0 \\ \dot{y} = -\dfrac{x}{c} = 0 \end{cases} \quad (3.18)$$

を満たさなければならない．したがって，原点 $(x, y) = (0, 0)$ がファン・デル・ポル モデルの固定点である．この固定点は 2 つの等傾線 $\dot{x} = 0$ と $\dot{y} = 0$ の交点として得られることもわかるであろう．

3.2 Bonhöffer - van der Pol モデル

原点からの微小変位を δx, δy とすると, (3.16) 式から微小変位に関する微分方程式

$$\begin{cases} \dot{\delta x} = c\left(\delta y - \dfrac{(\delta x)^3}{3} + \delta x\right) \\ \dot{\delta y} = -\dfrac{\delta x}{c} \end{cases} \qquad (3.19)$$

が得られる. δx は十分小さい量であるので, $(\delta x)^3$ の項を無視すると,

$$\begin{cases} \dot{\delta x} = c(\delta y + \delta x) \\ \dot{\delta y} = -\dfrac{\delta x}{c} \end{cases} \qquad (3.20)$$

となる. このように微小変位を考え, 1 次の項 (線形項) だけを残す操作を線形化とよんでいる.*

線形化して得られた線形常微分方程式は簡単に解くことができる. (3.20) 式から特性方程式は

$$\begin{vmatrix} c - \lambda & c \\ -\dfrac{1}{c} & -\lambda \end{vmatrix} = \lambda^2 - c\lambda + 1 = 0 \qquad (3.21)$$

となり, 固有値は

$$\begin{cases} \lambda_1 = \dfrac{1}{2}(c + \sqrt{c^2 - 4}) \\ \lambda_2 = \dfrac{1}{2}(c - \sqrt{c^2 - 4}) \end{cases} \qquad (3.22)$$

である. したがって, 一般解は

$$\begin{cases} \delta x = -Ac\lambda_1 \exp(\lambda_1 t) - Bc\lambda_2 \exp(\lambda_2 t) \\ \delta y = A \exp(\lambda_1 t) + B \exp(\lambda_2 t) \end{cases} \qquad (3.23)$$

となる. A, B は任意の定数で, 初期条件が与えられると決まる.

$c < 0$ の場合, 固有値 λ_1, λ_2 はともに負の実数または負の実部をもつ複素数である. したがって, 解 x が振動しない場合は指数関数的に減衰し, 振動

---

* この線形化は固定点の近傍でのみ有効であるので, 局所線形化とよばれる.

する場合は振幅が指数関数的に減少する．いずれの場合も，系の状態が位相空間の原点からわずかに離れても，時間とともに原点にもどってくるので，固定点は安定である．

しかし $c > 0$ の場合，固有値 λ_1, λ_2 はともに正の実数または正の実部をもつ複素数であるので，解 x が振動しない場合は指数関数的に発散し，振動する場合は振幅が指数関数的に発散する．いずれの場合も，系の状態が原点からわずかに離れると，状態点は原点から時間とともに離れていくので，固定点は不安定である．(3.10) 式で $c > 0$ としたのは，解 x が静止状態にとどまることがないための条件であった．

ここで注意しなければならないのは，上述の局所線形化安定性解析の結果は固定点の近傍に限られたはなしであり，大域的な軌道運動について述べているのではないということである．固定点が不安定化し，軌道が固定点から離れていったとき，先に述べたように減衰定数が振幅 x に非線形に依存しているので，有限の振幅のリミットサイクルに巻きついていくのである．

ファン・デル・ポル モデルは，$c > 0$ のとき図 3.5(c) に示すような緩和振動を示すが，固定点は不安定で静止状態が存在せず，また振動を起こすしきい値が存在するわけでもない．一方，$c < 0$ のとき固定点は安定で静止状態を与えるが，適当な初期条件を与えると，軌道は無限遠に発散するだけである．したがって，ファン・デル・ポル モデルはニューロンの興奮現象を表すモデルではない．

しかし，ファン・デル・ポル モデルを少し修正すると，安定固定点としきい値をもち，ニューロンの興奮現象に似た振舞を示すモデルを得ることができる．

修正点はごくわずかで，図 3.4 に示すように，等傾線 $\dot{y} = 0$ を傾き負の直線とし，固定点が等傾線 $\dot{x} = 0$ の極小点 B より右側にあるようにすればよい．このように (3.16) 式を修正したモデルをボンヘーファー-ファン・デル・ポル（Bonhöffer - van der Pol, BVP）モデルとよんでおり，次のよう

3.2 Bonhöffer–van der Pol モデル

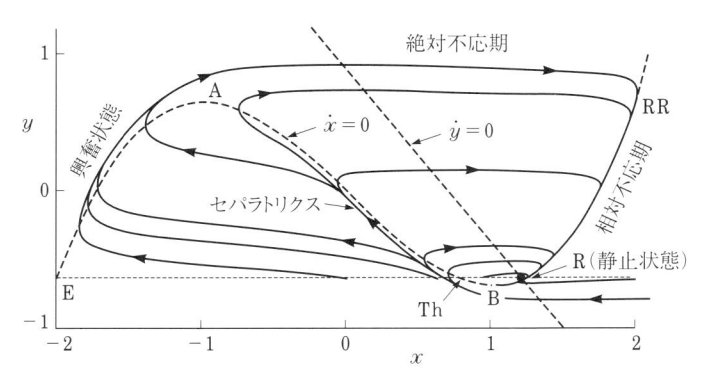

図 3.4 BVP モデルの等傾線と解軌道
破線は等傾線 ($\dot{x}=0, \dot{y}=0$). 矢印のついた実線は解軌道. いくつかの代表的な軌道だけが示されている. 点線は瞬間的な刺激電流 z にともなう膜電位 x の変化の軌跡を示しており, x の変化量は刺激 z の大きさによって決まる. 点 A, B, R, Th, E, RR については本文を参照. $a=0.7, b=0.8, c=3, z=0$. 固定点 R の座標は $(1.20, -0.625)$.
[FitzHugh, R.: *Biophys. J.* **1** (1961) 445–466 より]

になる.

$$\begin{cases} \dot{x} = c\left(y - \dfrac{x^3}{3} + x + z\right) \\ \dot{y} = -\dfrac{x - a + by}{c} \end{cases} \tag{3.24}$$

ただし,

$$1 - \frac{2b}{3} < a < 1, \quad 0 < b < 1, \quad b < c^2 \tag{3.25}$$

である. 変数の神経生理学的意味づけをすれば, 変数 x と y はそれぞれ膜電位と回復変数を意味し, 変数 z はニューロンに外部から加える刺激電流と考えることができる.

(3.24) 式からわかるように, 等傾線 $\dot{x}=0$ と $\dot{y}=0$ の式は,

3. ニューロンモデルの構築とそのカオス活動

$$\begin{cases} y = \dfrac{1}{3}x^3 - x - z \\ y = -\dfrac{1}{b}x + \dfrac{a}{b} \end{cases} \quad (3.26)$$

である．刺激が無い ($z=0$) とき，$\dot{x}=0$ はファン・デル・ポル モデルの等傾線（(3.17) 式の第 1 式）と同じで，N 型の 3 次曲線であり，原点での傾きは -1 である．この等傾線は z に依存して上下に移動する．等傾線 $\dot{y}=0$ は傾き $-1/b$ の直線である．したがって，図 3.4 に示すように 2 つの等傾線がただ 1 か所で交わるためには，$-\infty < -1/b < -1$ すなわち $0 < b < 1$ でなければならない（(3.25) 式の 2 番目の条件式）．他の条件式については後の議論の中で触れていくことにしよう．もちろんすぐわかるように，$a=b=z=0$ の場合はファン・デル・ポル モデルそのものになる．

さて，BVP 方程式の固定点の安定性を調べてみよう．固定点はただ 1 つしか存在しないので，その座標を (x_0, y_0) とし，固定点からの微小変位を δx, δy とすると，

$$\begin{cases} x = x_0 + \delta x \\ y = y_0 + \delta y \end{cases}$$

と書ける．これらを (3.24) 式に代入し，(x_0, y_0) が (3.26) 式を満たすことに注意し，さらに δx の 2 次以上の項を省略して線形化すると，

$$\begin{cases} \dot{\delta x} = c((1 - x_0^2)\delta x + \delta y) \\ \dot{\delta y} = -\dfrac{\delta x + b\delta y}{c} \end{cases} \quad (3.27)$$

となる．行列で表現すると，

$$\begin{pmatrix} \dot{\delta x} \\ \dot{\delta y} \end{pmatrix} = \begin{pmatrix} c(1-x_0^2) & c \\ -\dfrac{1}{c} & -\dfrac{b}{c} \end{pmatrix} \begin{pmatrix} \delta x \\ \delta y \end{pmatrix}$$

であるから，固有値を λ とすると，特性方程式は

3.2 Bonhöffer - van der Pol モデル

$$\begin{vmatrix} c(1-x_0{}^2) - \lambda & c \\ -\dfrac{1}{c} & -\dfrac{b}{c} - \lambda \end{vmatrix}$$

$$= \lambda^2 + \left\{\dfrac{b}{c} - c(1-x_0{}^2)\right\}\lambda + \{1 - b(1-x_0{}^2)\} = 0 \quad (3.28)$$

となる．ゆえに，固有値は

$$\lambda = \dfrac{1}{2}\Bigg[-\left\{\dfrac{b}{c} - c(1-x_0{}^2)\right\} \\ \pm \sqrt{\left\{\dfrac{b}{c} - c(1-x_0{}^2)\right\}^2 - 4\{1 - b(1-x_0{}^2)\}}\,\Bigg] \quad (3.29)$$

と求まる．

固定点 (x_0, y_0) が安定であるためには，固有値の実数部が負でなければなければならないので，(3.28) 式より

$$\dfrac{b}{c} - c(1-x_0{}^2) > 0 \quad \text{かつ} \quad 1 - b(1-x_0{}^2) > 0$$

すなわち

$$1 - x_0{}^2 < \dfrac{b}{c^2} \quad \text{かつ} \quad 1 - x_0{}^2 < \dfrac{1}{b} \quad (3.30)$$

という条件が得られる．

$x_0{}^2 \geqq 0$ すなわち $1 - x_0{}^2 \leqq 1$ であり，一方，(3.25) 式の 2 番目の条件から $1 < 1/b$ であるので，(3.30) 式の 2 番目の不等式は常に成り立つ．また，(3.30) 式の 1 番目の不等式から，固定点が

$$x_0 < -\sqrt{1 + \dfrac{b}{c^2}}, \quad \sqrt{1 + \dfrac{b}{c^2}} < x_0{}^2 \quad (3.31)$$

の領域にあるとき安定であることがわかる．c が十分大きいと，固定点が安定になる領域は

$$x_0 < -1, \quad +1 < x_0 \quad (3.32)$$

であり，したがって，それ以外の領域

$$-1 < x_0 < +1 \quad (3.33)$$

では不安定である．この条件は，(3.25) 式の $b < c^2$ で与えられている．

このように c が十分大きいときは，刺激 $z(<0)$ が加わって図 3.4 の等傾線 $\dot{x} = 0$ が上に移動し，固定点 (x_0, y_0) が等傾線 $\dot{x} = 0$ の極大点 A と極小点 B の間に来れば，固定点は不安定になる．しかし，極大点 A の左側あるいは極小点 B の右側にあれば，固定点は安定である．

$z = 0$ のとき，安定な静止状態を実現するためには，等傾線 $\dot{y} = 0$ が極小点 B より右側で等傾線 $\dot{x} = 0$ と交わらなければならない．固定点 (x_0, y_0) は (3.26) 式を満たさなければならないので，

$$\begin{cases} y_0 = \dfrac{1}{3}x_0{}^3 - x_0 \\ y_0 = -\dfrac{1}{b}x_0 + \dfrac{a}{b} \end{cases}$$

となり，これから y_0 を消去して，

$$\frac{1}{3}x_0{}^3 + \left(\frac{1}{b} - 1\right)x_0 = \frac{a}{b} \tag{3.34}$$

が得られる．$x_0 > 1$ でなければならないので，

$$\frac{1}{3} + \left(\frac{1}{b} - 1\right) < \frac{1}{3}x_0{}^3 + \left(\frac{1}{b} - 1\right)x_0 = \frac{a}{b}$$

ゆえに，

$$1 - \frac{2}{3}b < a \tag{3.35}$$

でなければならない．これが (3.25) 式の 1 番目の条件である．

a の上限については研究者によって考えが異なり，FitzHugh は $a < 1$ [26]，南雲らは $a < 2$ [91]，Hadeler らは $a < 2 + 2b/3$ [36] と考えている．

BVP モデルの解の振舞を図 3.4 を用いて定性的に理解することにしよう．

(3.24) の第 2 式と (3.27) の第 2 式からわかるように，c が十分大きいと $\dot{y}$ と δy は非常に小さな値になるので，y は x に比べると非常にゆっくり変化する．したがって，x の速い変化に対して y はほとんど変化しない ($\dot{y} = 0$) と考えると，x の変化に対する状態点の軌跡は図 3.4 の点線のようになる．こ

3.2 Bonhöffer–van der Pol モデル

の点線は等傾線 $\dot{x} = 0$ と R, TH, E の3か所で交わる.

y は一定と考えると, (3.27) 式の第1式から $\delta \dot{x} = c(1 - x_0^2)\delta x$ であり, $\delta x = \exp(c(1 - x_0^2))t$ となる. したがって, $x_0 < -1$, $1 < x_0$ の領域にある交点 E と R は安定であり, $-1 < x_0 < 1$ の領域にある交点 Th は不安定である.

さて, パルス電流 z が加わると, 状態点は固定点 R (静止状態) から点線に沿って左へ移動する. いま, 状態点が交点 Th の左側まで移動したとしよう. そうすれば, 交点 Th は不安定であるので, 状態点は交点 E に向かって移動し始めることになる. この移動によって x の値がさらに負になるので, (3.24) 式の第2式にしたがって y がゆっくりと増加する.

したがって, 状態点は少し上向きかげんで交点 E に接近することになる. 交点 E は安定であるので, 状態点は交点 E の近くに留まろうとする. しかし y がゆっくりと増加を続けるので, 状態点はゆっくりと上へ移動する. 状態点が等傾線 $\dot{x} = 0$ の極大 A を過ぎると, 状態点は固定点 RR 付近に向かって右へ移動する. その結果 x が正になるので, (3.24) 式の第2式にしたがって y が減少する. すなわち, 状態点は下へゆっくりと移動し, 固定点 R に落ち着く.

ニューロンの興奮現象に対応させて表現すると, 固定点 R と交点 E はそれぞれ安定な静止状態と安定な興奮状態に対応しており, 不安定な交点 Th は興奮のしきい値を与えている. したがって, 右から左へ走る軌道は自己再生的な膜電位の上昇に相当し, 等傾線 $\dot{x} = 0$ に沿って上昇する軌道は活動電位のピーク, すなわち興奮状態に相当する. 左から右に走る軌道は膜電位の下降相に相当し, 絶対不応期に当る. また, 等傾線 $\dot{x} = 0$ に沿って下降する軌道は後電位に相当し, 相対不応期に当る. 等傾線 $\dot{x} = 0$ と等傾線 $\dot{y} = 0$ の交点 R は刺激が何も加わっていないときの静止膜電位を与えている.

図 3.4 に示されているセパラトリクスがしきい値の役割を果しているので, 数値計算上はいろいろな振幅の振動を起こすことができる. しかし, 初

期条件がセパラトリクスの極近傍になるように刺激電流を加えなければならないので，ニューロンを用いた実験で小さな振幅の振動をいろいろと起こすことは簡単ではない．基本的には全か無の法則にしたがって活動電位が生じると考えてよい．

x の時間変化は図 3.5(a) のようになる．$t=0$ で瞬間的にパルス電流が加えられたと考えて初期条件が与えられている．図 1.11 に示されている Hodgkin‐Huxley モデルおよびイカの巨大軸索が示す活動電位とよく似た解が得られている．

BVP モデルの解がニューロンの活動電位とよく似た振舞をすることがわかったが，それだけではなく，たとえばしきい値を超える持続的な刺激電流

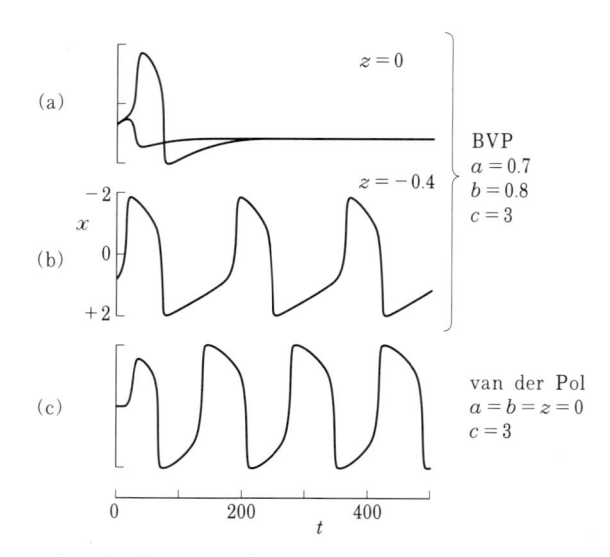

図 3.5 BVP モデルとファン・デル・ポル モデルの解
(a) BVP モデル．持続的な刺激電流 z は 0 であるが，瞬間的に刺激パルス電流が加わったように x の初期条件が与えられている．1 個の活動電位が生じた場合と生じなかった場合示されている．(b) BVP モデル．持続的な刺激電流 ($z=-0.4$) によって生じた周期振動 (リミットサイクル)．(c) ファン・デル・ポル モデル．周期振動 (リミットサイクル)．[FitzHugh, R.: *Biophys. J.* **1** (1961) 445‐466 より]

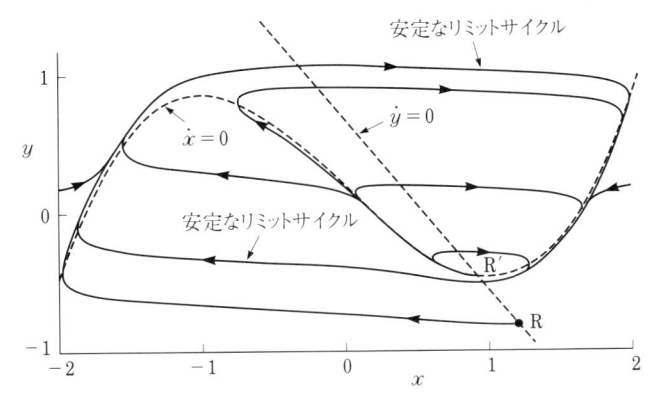

図 3.6 BVP 方程式の等傾線と解軌道 ($z < 0$)
破線は等傾線．$z < 0$ であるので，等傾線 $\dot{x} = 0$ は上にシフトしている．
2つの等傾線の交点，すなわち固定点は不安定な領域にある．矢印のつ
いた実線は軌道．$z = 0$ のときの固定点 R を初期条件とした軌道が安定な
リミットサイクルに巻きついていく様子が示されている．他にもいくつ
かの軌道が示されている．$a = 0.7$, $b = 0.8$, $c = 3$, $z = -0.4$.
[FitzHugh, R.: *Biophys. J.* **1** (1961) 445 - 466 より]

に対して，ニューロンと同様に興奮をくり返す．これは，いままでの議論を
踏まえれば，図 3.6 を用いて簡単に理解できる．

(3.26) の第1式からわかるように，$z < 0$ であるので等傾線 $\dot{x} = 0$ は上に
ずれており，2つの等傾線の交点，すなわち固定点 R′ が不安定な領域にある
ように z の値が決められている．唯一の固定点 R′ が不安定であるので，状態
点がそこに留まることはなく，振動をくり返すことになる．図 3.6 には，$z = 0$ のときの安定な固定点 R を初期条件とした軌道がリミットサイクルに巻き
ついていく様子も示されている．また，他にもリミットサイクルに巻きつい
ていく軌道がいくつか示されている．

このリミットサイクルを時間の関数として図 3.5(b) に示している．x の
上向きの変化を活動電位とみなすと，ファン・デル・ポル モデルの解に比べ
て発火の間隔が広くなっており，現実のニューロンのくり返し発火に少し近
くなっている．

BVP方程式は2変数の微分方程式である．したがって，BVPモデルが自律的にカオスを起こすことはない．しかし，周期刺激（たとえば，$z = z_0 \sin \omega t$）が加えられると，2.2節で学んだように3変数の系になるので，BVPモデルは引込みや準周期振動のほかにカオス応答も起こす．[103,104,110]

3.3　Hindmarsh‐Rose モデル

Fitzhugh (1961) は，静止状態やしきい値をもつようにファン・デル・ポル モデルを修正し，神経の興奮現象に似た振舞を示すBVPモデルを作った．[26] このモデルが示すくり返し発火の発火間隔は，ファン・デル・ポル モデルの解に比べると長くはなっているが，それでもスパイク間隔はスパイク幅と同程度であり，現実のニューロンの神経活動を十分再現しているわけではない．

Hindmarshと Rose (1982) は，電位固定法を用いて得られたカタツムリ (*Lymnaea stagnalis*) のニューロンのデータを基にして，ニューロンの活動をよく再現するモデルの構築を試みた．[48]

xを膜電位，yを膜電流とし，それらの変化率，すなわち時間微分がxに非線形に依存し，yに線形に依存すると仮定すると，

$$\begin{cases} \dot{x} = -a(f(x) - y - i) \\ \dot{y} = b(g(x) - y) \end{cases} \quad (3.36)$$

と書くことができる．ここに，aとbは定数であり，iは電位固定したとき電極を通じて流れる電流である．(3.36)式とBVPモデル ((3.24)式) と比べると，$f(x)$は非線形な抵抗力に，$g(x)$は線形な復元力に関係した項であることがわかる．

HindmarshとRoseは，カタツムリのニューロンのデータに基づいて$f(x)$

3.3 Hindmarsh–Rose モデル

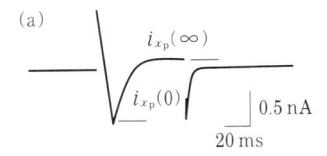

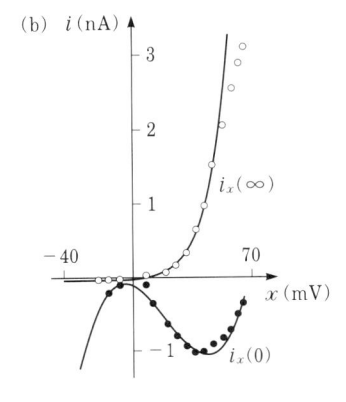

(a) グラフ: $i_{x_p}(\infty)$, $i_{x_p}(0)$, 0.5 nA, 20 ms

(b) i (nA) のグラフ: $i_x(\infty)$, $i_x(0)$, 横軸 x (mV), −40, 70

図 3.7 カタツムリ (*Lymnaea stagnalis*) の
ニューロンの電流 – 電圧特性

直径約 200 μm の巨大ニューロン. (a) $x = 0$ mV から 25 mV 脱分極した膜電位 x_p に電位固定したときに流れた膜電流 i. $i_{x_p}(0)$ は最初に流れる内向き電流の最大値. $i_x(\infty)$ は定常状態で流れる外向き電流の値. (b) 電流 – 電圧特性. 正の電流は外向き. ● と ○ は実験結果. 実線はそれぞれ 3 次関数と指数関数を用い, 最小二乗法によって得られた近似曲線.
[Hindmarsh, J. L. and Rose, R. M.: *Nature* **296** (1982) 162–164 より]

と $g(x)$ を決めた. 用いたデータは, 図 3.7 に示されている電流 – 電圧特性である. 図 (a) に電位固定したときに流れる電流 i が示されている. $i_{x_p}(0)$ は膜電位 x_p に電位固定したときに流れる内向き電流 (Na^+ 電流) の最大値であり, $i_{x_p}(\infty)$ は外向きに流れる定常電流 (K^+ 電流) である. 固定する電位 x を変えて $i_x(0)$ と $i_x(\infty)$ を測定すると, 図 (b) の電流 – 電圧特性が得られる.

図 (b) を見てわかるように, $i_x(0)$ の電流 – 電圧曲線がその極大付近で電圧軸と交わっておらず, 静止膜電位が存在しない. したがって, このニューロンは刺激が無くても自発的に放電をくり返す. 少し過分極して自発放電を止め, このときの膜電位すなわち安定固定点を位相空間の原点 $(x = 0, y = 0)$ としよう.

膜電位 x に電位固定すると, そのとき流れる電流 $i_x(t)$ は, (3.36) 式で $\dot{x} = 0$ とおいて,

$$i_x(t) = f(x) - y(t) \tag{3.37}$$

となる. y は (3.36) 式の第 2 式を満たさなければならないので,

$$y(t) = g(x)(1 - \mathrm{e}^{-bt}) \tag{3.38}$$

となり，(3.38) 式を (3.37) 式に代入すると，

$$i_x(t) = f(x) - g(x)(1 - \mathrm{e}^{-bt}) \tag{3.39}$$

が得られる．$t = 0$ のときと $t = \infty$ のときを考えると，

$$f(x) = i_x(0) \tag{3.40}$$

$$g(x) = f(x) - i_x(\infty) \tag{3.41}$$

となるので，$f(x)$ と $g(x)$ は図 (b) の電流–電圧曲線の式が与えられれば決まることになる．

$i_x(0)$ と $i_x(\infty)$ を，図 (b) の実線のように，それぞれ 3 次関数と指数関数で近似すると，

$$i_x(0) = cx^3 + dx^2 + ex + h \tag{3.42}$$

$$i_x(\infty) = q\,\mathrm{e}^{\gamma x} - s \tag{3.43}$$

と書けるので，方程式 (3.36) 式は，

$$\begin{cases} \dot{x} = -a(f(x) - y - i) \\ \dot{y} = b(g(x) - y) \end{cases} \tag{3.36}'$$

ただし，

$$f(x) = cx^3 + dx^2 + ex + h \tag{3.44}$$

$$g(x) = f(x) - q\,\mathrm{e}^{\gamma x} + s \tag{3.45}$$

となる．ここに，$c = 0.00017$, $d = 0.001$, $e = 0.01$, $h = 0.1$, $q = 0.024$, $\gamma = 0.088$, $s = 0.046$ である．定数 a, b は時定数の逆数に当るものであり，実際のニューロンではこれらの時定数は膜電位に依存する．しかし，ここでは簡単化のために定数としてある．

カタツムリのニューロンで観測されたくり返し発火と (3.36)′ 式の数値計算結果が図 3.8 に示されている．数値計算で求めた活動電位の幅はかなり狭く，発火の間隔は実験結果に非常によく合っている．活動電位の幅は実験で観測される活動電位ほど狭くはないし，興奮のしきい値も高いが，多分これらは時定数 a, b の膜電位依存性などを考慮すれば改善されるであろう．

3.3 Hindmarsh‐Rose モデル

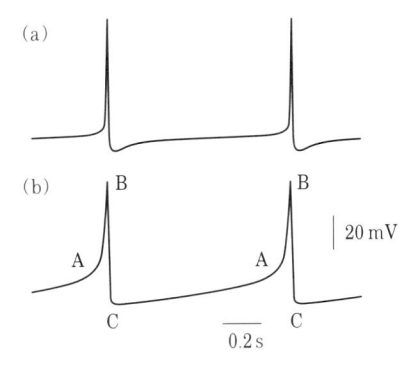

図 3.8 ニューロンのくり返し発火 (a) カタツムリ (*Lymnaea stagnalis*) の巨大ニューロンの発火パターン. (b) (3.36)′式の数値計算結果. $i = 0.008$, $a = 5400$, $b = 30$. 時定数 b は電位固定したとき流れる電流の時間経過から見積り, 時定数 a は静止状態にあるニューロンのステップ電流に対する膜電位応答の時間経過から見積った. A～Cは図 3.9 の A～C に対応. [Hindmarsh, J. L. and Rose, R. M.: *Nature* **296** (1982) 162‐164 より]

BVP モデル ((3.24) 式) と Hindmarsh と Rose が得たモデル ((3.36)′式) の大きな違いは, $\dot{y}$ が非線形な関数 $g(x)$ に依存していることである. これはカタツムリのニューロンのデータに合わせるために導入されたものであり, 長いスパイク間隔を作る原因になっている. この点は, 位相空間における軌道の振舞を調べると, 容易に理解することができる.

(3.36)′式から得られる 2 つの等傾線 ($\dot{x} = 0, \dot{y} = 0$) とリミットサイクル軌道が図 3.9 に示されている. 軌道に記されている A～Cは図 3.8(b) の A～C に対応しているので, 状態点の C から A への運動がスパイクとスパイクの間の膜電位変化に対応している.

状態点が C に達したあと, 状態点は等傾線 $\dot{x} = 0$ に沿って上へ移動することになるが, BVP モデルと違って等傾線 $\dot{y} = 0$ も図 3.9 のように曲がっているので, 状態点は 2 つの等傾線 $\dot{x} = 0$ と $\dot{y} = 0$ の間の細い隙間を通ることになる. したがって, C から A への状態点の運動は A から B を通って C に向かう運動に比べて非常にゆっくりしている. すなわち, スパイクの幅と比べて, スパイクとスパイクの間隔が非常に長くなる.

ところで, 脳に存在する多くのニューロンは, 一定の周期で発火をくり返すだけではなく, 比較的高い周波数の連続発火が長い無放電期間を挟んでくり返されるバースト放電を起こす. このようなニューロンが同期してバース

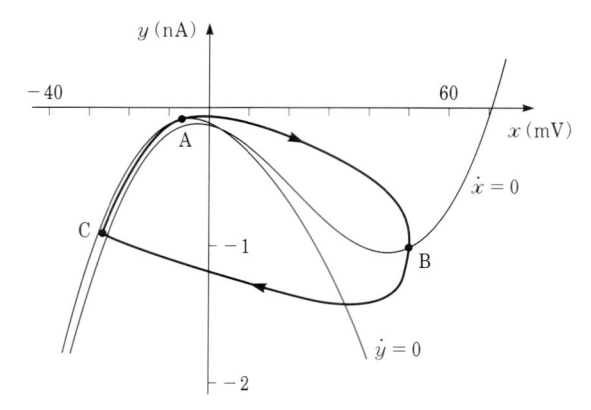

図 3.9 ニューロンモデル（(3.36)′式）のリミットサイクル
矢印のついた太い実線がリミットサイクル軌道．A～Cは図3.8(b)の
A～Cに対応．細い実線は等傾線．$\dot{x}=0$ と $\dot{y}=0$．2つの等傾線を区別
できるように，$\dot{x}=0$ のカーブを2～3mV右にずらしてある．$i=$
0.033．他のパラメータの値は図3.8(b)と同じ．[Hindmarsh, J. L. and
Rose, R. M.: *Nature* **296** (1982) 162-164 より]

ト放電をくり返すと，それは α 波，θ 波，β 波のようなリズミカルな脳波と
して観測され，脳の機能とも深く関わっていると考えられている．したがっ
て，ニューロンモデルとしては，くり返し発火だけではなく，バースト放電
も起こすことが望ましい．

カタツムリの巨大ニューロンもパルス電流で刺激すると，しばらく発火を
続け，バースト放電を起こす．このようなバースト放電をニューロンモデル
が起こすようにするには，(3.44) と (3.45) 式を少し修正すればよい．

バースト放電を起こすニューロンの定常電流-電圧曲線をその特徴を踏ま
えて模式的に描くと，図3.10(a) のようになる．膜電位 x の増加とともに外
向きの電流 $i_x(\infty)$ が単調に増加するのではなく，N型の曲線になっている．
脱分極によってニューロンに定常的に流れる内向き電流が存在すると，この
ような電流-電圧曲線が観測される．

この内向きの電流を $j(x)$ とすると，(3.36)′式の $g(x)$ を決定するのに

3.3 Hindmarsh‐Rose モデル

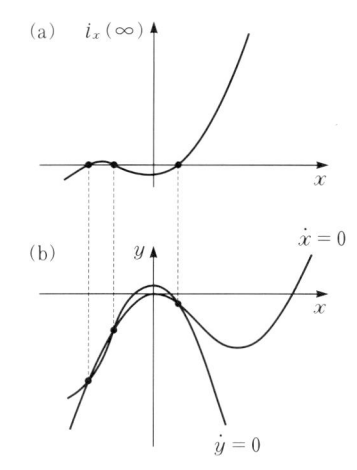

図 3.10 バースト放電を起こすニューロンの定常電流‐電圧曲線と位相平面の等傾線. (a) 定常電流‐電圧曲線の模式図. x 軸と 3 か所で交わっている. (b) 等傾線 ($\dot{x} = 0$ と $\dot{y} = 0$). 固定点が 3 つ存在する. [Hindmarsh, J. L. and Rose, R. M. : *Proc. R. Soc. Lond.* **B 221** (1984) 87‐102 より]

$i_x(\infty)$ を用いたことを思い出し, (3.45) 式を

$$g(x) = f(x) - q\,\mathrm{e}^{\gamma x} + s + j(x) \tag{3.45}'$$

と修正すればよい. 図 3.10(a) の定常電流‐電圧曲線 $i_x(\infty)$ があるニューロンを用いた実験結果として与えられたとき, $j(x) - q\,\mathrm{e}^{\gamma x} + s$ がそれを近似できるように関数 $j(x)$ を決めれば, そのニューロンのモデルができあがることになる.

その前に $T = bt$ として時間の尺度を変え, $X(T) = x(t)$, $Y(T) = (a/b)y(t)$, $F(X) = (a/b)f(x)$, $G(X) = (a/b)g(x)$, $I = (a/b)i$ とすると, (3.36)′ 式は

$$\dot{X} = -F(X) + Y + I \tag{3.46}$$

$$\dot{Y} = G(X) - Y \tag{3.47}$$

となる.

要は図 3.10(b) のように 3 つの固定点をもつ場合を考えればよく, 次の 3 つの条件を課すことにしよう.

（ⅰ） $F(X)$ は 3 次の関数（ただし, $X \to \infty$ のとき $F(X) \to \infty$）,

（ⅱ） $G(X)$ は 2 次の関数,

(iii) $F(X)$ と $G(X)$ は同じ X の値で極大をもつ．

条件（i）は BVP モデルや(3.36)′式にしたがったものである．条件（ii）と(iii) は簡単化のためである．また，$F(X)$ と $G(X)$ は $X = 0$ で極大となり，等傾線 $\dot{X} = 0$ の極大値が 0 となるように X-Y 位相平面の原点を選ぶことにしよう．

これらの条件の下で，

$$F(X) = aX^3 - bX^2 \tag{3.48}$$

$$G(X) = c - dX^2 \tag{3.49}$$

と書くことができる．ただし，$a, b, c, d > 0$ である．したがって，(3.46) と (3.47) 式は

$$\dot{X} = -aX^3 + bX^2 + Y + I \tag{3.46}′$$

$$\dot{Y} = c - dX^2 - Y \tag{3.47}′$$

となる．

2 つの等傾線 $\dot{X} = 0$ と $\dot{Y} = 0$ はそれぞれ

$$Y = aX^3 - bX^2 - I \tag{3.50}$$

$$Y = c - dX^2 \tag{3.51}$$

である．固定点はこれらの等傾線の交点であるので，固定点の X 座標は $I = 0$ のとき，

$$X^3 + pX^2 = q \quad \left(\text{ただし，} p = \frac{d-b}{a}, \ q = \frac{c}{a}\right) \tag{3.52}$$

の根として与えられる．したがって，3 つの固定点，すなわち 3 つの実根が存在する条件は $27q < 4p^3$ である．この 3 つの固定点の安定性は局所線形化安定性解析によって調べることができ，図 3.11 に示すように，安定結節点（A点），サドル（B 点）および不安定焦点（C 点）となるようにパラメータを決めることができる．

この修正モデルの解の振舞を位相平面で見ることにしよう．図 3.11 を見てわかるように，鞍点 B を通るセパラトリクスが位相空間を 2 つの領域に分

3.3 Hindmarsh–Rose モデル

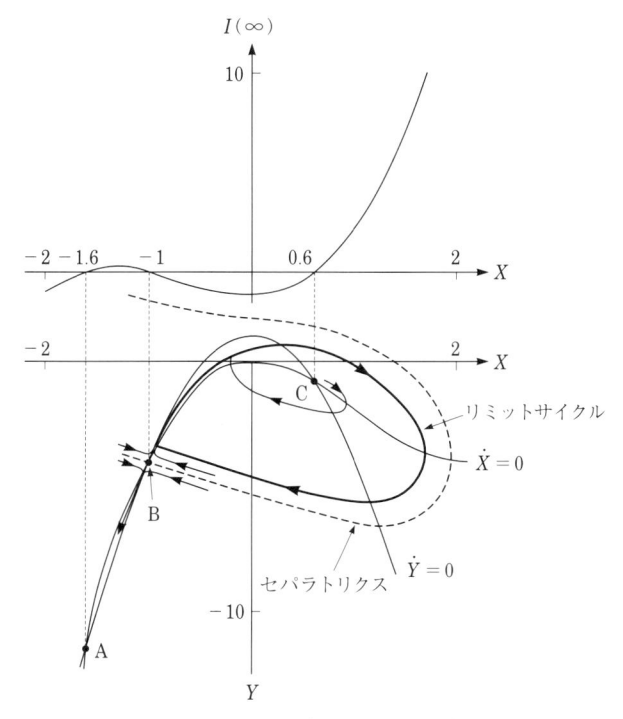

図 3.11 ニューロンモデル ((3.46)′ と (3.47)′ 式) の解軌道と等傾線. $a=1$, $b=3$, $c=1$, $d=5$. 等傾線 $\dot{X}=0$ は $I=0$ の場合が示されている. 2 つの等傾線 ($\dot{X}=0$ と $\dot{Y}=0$) は 3 か所で交わっている. 固定点 A, B, C はそれぞれ安定結節点, 鞍点, 不安定焦点. 上の図はこのニューロンモデルの定常電流–電圧曲線. 図 3.10(a) と同様に電流–電圧曲線が X 軸と 3 か所で交わっている. [Hindmarsh, J. L. and Rose, R. M.: *Proc. R. Soc. Lond.* **B 221** (1984) 87–102 より]

けている. 不安定焦点 C が存在する領域に初期条件を設定すると, 軌道はら旋を描きながらリミットサイクルに巻きつき, 安定結節点 A が存在する領域に初期条件を設定すると, 状態点は A 点に向かい A 点で静止する.

したがって, ステップ電流に対する応答は次のように理解することができる. ステップ電流 ($I>0$) が加えられると, (3.50) 式からわかるように, 等傾線 $\dot{X}=0$ が下へ移動する. その結果, 固定点 A と B が消えると, 状態点

は右上へ移動する．その後ステップ電流が除かれると等傾線 $\dot{X}=0$ は元にもどるが，状態点が鞍点より上にあればリミットサイクルの軌道に接近し，ニューロンモデルは発火をくり返す．もし状態点が鞍点より下にあれば，A点，すなわち静止状態にもどる．

このニューロンモデルは，一度発火をくり返し始めると止まることはない．しかし実際には図 3.12(b) のように数回発火して止まり，その後ゆっくりした過分極が生じる．

ゆっくり変化する外向きの電流がニューロンの順応を起こすことがわかっ

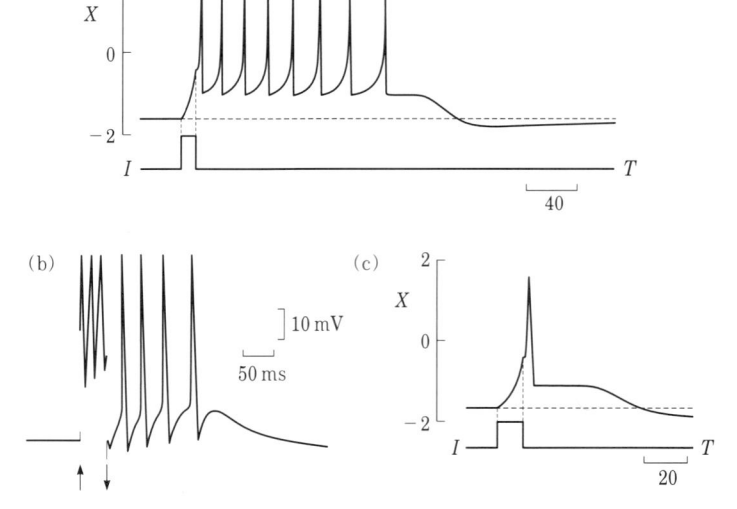

図 3.12 パルス電流に対する Hindmarsh-Rose モデルの応答
(a) Hindmarsh-Rose モデル ((3.53) 〜 (3.55) 式) の数値計算結果．$a=1$, $b=3$, $c=1$, $d=5$, $r=0.1001$, $s=1$, $I=1$. (b) カタツムリ (*Lymnaea stagnalis*) の巨大ニューロンのバースト放電．細胞内記録．パルス電流は矢印の間で加えられている．パルス電流が加わっている間膜電位が上にシフトしているのは，ブリッジバランス法で膜電位を観測したためである．(c) Hindmarsh-Rose モデルの数値計算結果．$s=4$. s 以外の定数の値は (a) と同じ．[Hindmarsh, J. L. and Rose, R. M.: *Proc. R. Soc. Lond.* **B 221** (1984) 87 - 102 より]

3.3 Hindmarsh-Rose モデル

ており[96]，この電流はバースト放電を起こすニューロンの再分極の機構にも関与していると考えられている．[31,101] したがって，図3.12(b) のように数回発火して止まるようにする簡単な方法は，このゆっくり変化する外向きの電流を導入することである．

順応を起こす電流を Z として (3.46)′ 式に追加すると，方程式は

$$\dot{X} = Y - aX^3 + bX^2 + Z + I \tag{3.53}$$

$$\dot{Y} = c - dX^2 - Y \tag{3.54}$$

$$\dot{Z} = r(s(X - X_A) - Z) \tag{3.55}$$

と書くことができる．* ただし，X_A は図3.11のA点の X 座標であり，r, s は定数である．パルス刺激電流に対するこの3変数モデルの応答は定数 r と s の値に依存する．

$r = 0.001, s = 1$ の場合の数値計算結果が図3.12(a) に示されている．刺激後も発火が続くが，発火間隔が次第に長くなり，数個の発火のあと停止する様子を再現している．また，バースト放電のあと，ゆっくりした過分極が生じていることにも注意すべきである．

解の振舞を位相平面で見てみよう．変数 Z が変数 X, Y に比べてゆっくり変化するので，Z を (3.53) 式のゆっくり変化するパラメータとみなすことにしよう．さて，パルス電流が加わり，先に述べたように，リミットサイクルが生じると，今度は活動電位が生じるたびに (3.55) 式にしたがって電流 Z が少しずつ増加する．したがって，図3.11に示した等傾線 $\dot{X} = 0$ は発火の度に少しずつ上に移動する．このとき，2つの等傾線 $\dot{X} = 0$ と $\dot{Y} = 0$ で挟まれた隙間がますます狭くなるので，発火の間隔は次第に大きくなる．また，等傾線 $\dot{X} = 0$ の上昇によりA点は下に移動し，鞍点Bは上に移動する．その結果，リミットサイクルがセパラトリクスと交差すると，状態点はゆっくりとA点に近づき，発火は停止する．ただし，A点は下方に移動しているの

---

* 3.4節以降では，神経生理学的知見に基づいて，たとえば，細胞内 Ca^{2+} イオン濃度に依存する K^+ 電流が順応を起こす電流として考えられている．

で，ゆっくりと変化する過分極電位を示すことになる．電流 Z が元にもどると A 点も元の位置にもどる．

本書では，(3.53)〜(3.55)式を Hindmarsh‐Rose モデルとよぶことにしよう．

Hindmarsh‐Rose モデルは 3 変数のモデルであるので，周期的刺激を受けていなくても自律的にカオス活動を起こす可能性がある．実際，Hindmarsh‐Rose モデルの分岐現象は Kaas‐Petersen (1987) によって調べられている．[61] 図 3.13 は電流 Z の時定数 r とバイアス電流 I をパラメータとして調べた分岐図である．$n(=1〜5)$ の領域では周期的バースト放電が生じ，n はバースト当りの発火数を示している．カオスは網かけの領域で生じる．代表的な発火パターンが図 3.14 に示されている．

$r = 0.015$ に固定して刺激電流 I を変化させると，$I > 25$ の領域では安定な定常状態となり，発火しない．I を減少させると，$I = 25$ でホップ分岐し，図 3.14(b) のような周期 1 のビート放電が生じる．さらに I を減少させると

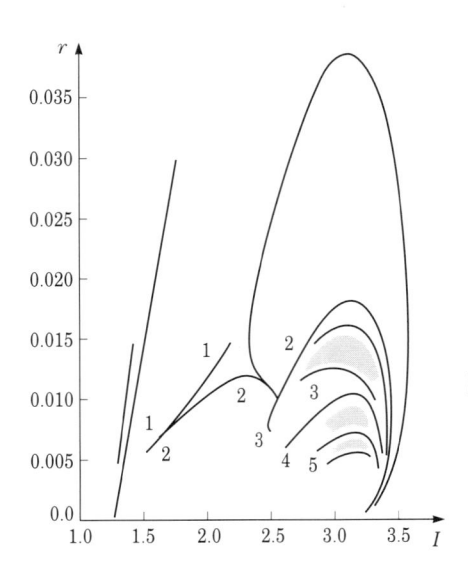

図 3.13 Hindmarsh‐Rose モデルの分岐図 $a = 1$, $b = 3$, $c = 1$, $d = 5$, $s = 4$. $n(=1〜5)$：周期バースト放電．n はバースト当りの発火数．斜線の領域でカオスが生じる．[Kaas‐Petersen, C.：*NATO ASI series, Life Science* **138** (1987) 183‐190, Plenum Press より]

3.3 Hindmarsh–Rose モデル

図 3.14 Hindmarsh-Rose モデルの発火パターン
(a), (b) カオス領域の左側と右側で生じる周期的バースト放電. バースト当りのスパイク数は 1. (a) $I = 1.9$, $r = 0.015$. (b) $I = 3.7$, $r = 0.015$. (c), (d) カオス領域の左右で生じる周期的バースト放電. バースト当りのスパイク数は 2. (c) $I = 2.5$, $r = 0.015$. (d) $I = 3.4$, $r = 0.015$. (e) 周期的バースト放電. バースト当りのスパイク数は 3. $I = 2.9$, $r = 0.01$. (f) カオス放電. $I = 3.0$, $r = 0.008$. [Kaas-Petersen, C.: *NATO ASI series, Life Science* **138**(1987) 183–190, Plenum Press より]

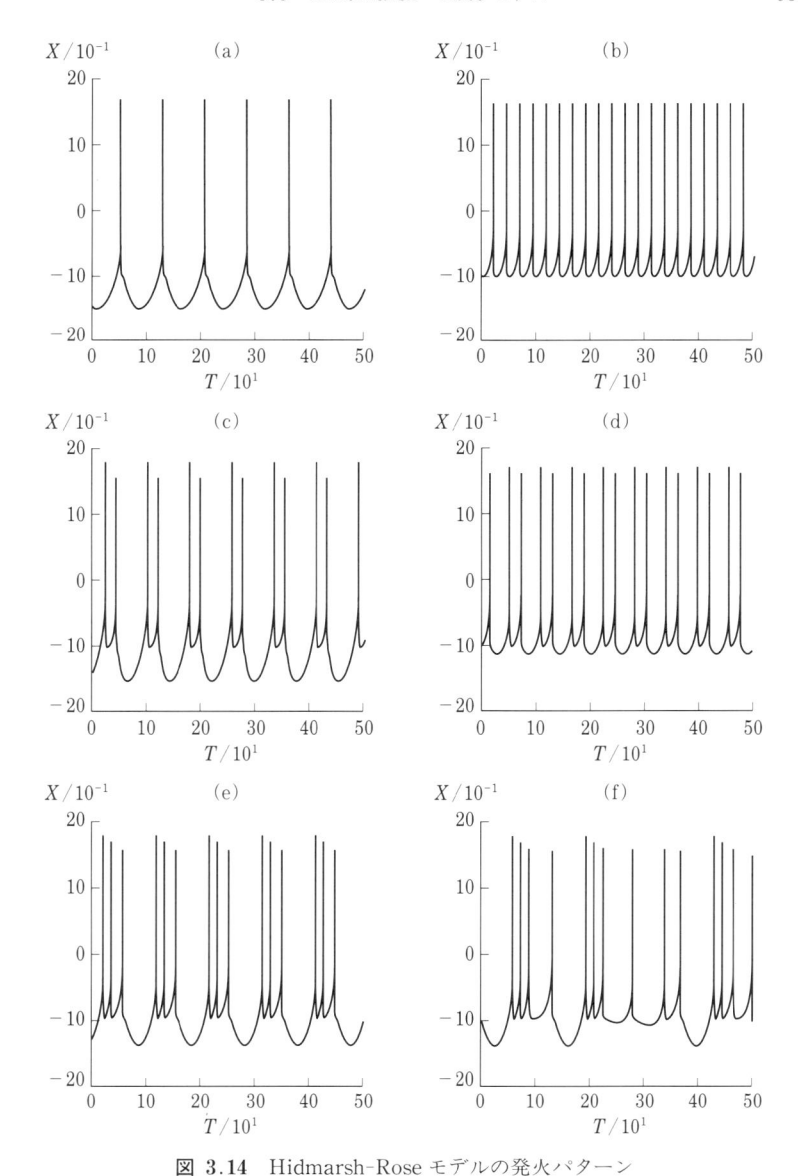

周期倍分岐をくり返し，図3.13の網かけが施された領域でカオスが生じる．この周期1のビート放電からカオスに至るルートで，奇数周期で振動をくり返す発火パターンやカオス的ビート放電が生じるかどうかは調べられていない．I を増やしていくと，1スパイクバーストが生じ，2スパイクバースト放電の領域を経て網かけのカオス領域に達する．この分岐ルートでも，それぞれのバースト放電が周期倍分岐するかどうかなど，くわしいことはまだ調べられていない．

HindmarshとRoseはニューロンのカオス活動の再現を目的にしてニューロンモデルを作ったわけではないが，彼らのニューロンモデルが示すカオス活動（図3.14(f)）は軟体動物のニューロンが起こすカオス活動を非常によく再現している（図2.14(d)と比較してみよ）．

3.4 Chay モデル

HindmarshとRoseは，定常内向き電流の存在を考慮してニューロンモデルが3つの固定点をもつようにし，さらに順応を起こす電流を導入することによって，バースト放電とそのあとに生じるゆっくりした過分極電位を再現するようにした．しかし，これらの電流が何物であるかは，モデル構築において明確にされていたわけではない．もちろん，ニューロンの発火現象を示す簡単な数学モデルを作ることが彼らの目的であったので，神経生理学的内容に踏み込む必要はなかったのである．

脳に存在するいろいろな種類のニューロンの発火現象には共通性があるといっても，関与するイオン機構や発火パターンにはバラエティーがある．しかも，これらのニューロンはそれぞれ異なった脳の機能と関係している．これからの脳研究にニューロンモデルや神経回路モデルが大きく貢献するため

3.4 Chay モデル

には，基本原理の数学的理解だけではなく，神経生理学的内容にも踏み込んだモデルを構築することが必要であろう．また，そのようなモデルは実験結果との整合性も良く，理論と実験が車の両輪となって脳研究が進められていくと期待される．

アメフラシのニューロンやラット海馬の錐体細胞のようなバースト放電ニューロンの場合，内向きの Ca^{2+} 電流が発火にともなって流れ細胞体を脱分極するので，数回発火が続く．[82,137] Ca^{2+} 電流は Na^+ 電流とは異なるチャネルを通って流れ，この Ca^{2+} の流入により細胞内の Ca^{2+} 濃度が増加することになる．さらに Ca^{2+} 濃度に依存して活性化する K^+ チャネルが存在する．この K^+ チャネルは Ca^{2+} 依存性 K^+ チャネルとよばれており，活動電位発生にともなって流れる外向きの K^+ 電流とは別物である．

Ca^{2+} 濃度の増加にともなって Ca^{2+} 依存性 K^+ チャネルが活性化すると外向きの K^+ 電流が流れるので，ニューロンは過分極し，くり返し発火が停止する．細胞内の Ca^{2+} 濃度は電気的興奮現象に比べるとゆっくり変化するので，過分極反応はしばらく続き，長いバースト間隔を作ることになる．この Ca^{2+} 依存性 K^+ 電流のはたらきは Hindmarsh‐Rose モデルの順応を起こす電流 Z のはたらきと同じであると考えてよい．

このような観点から Chay (1985) は 3 変数のニューロンモデルを作った．[17] モデル構築の基本的な考え方は Hodgkin‐Huxley モデル ((1.9)〜(1.12) 式) と同じで，

$$\dot{V} = g_I^* m_\infty^3 h_\infty (V_I - V) + g_{K,V}^* n^4 (V_K - V)$$
$$- g_{K,Ca}^* \frac{c}{1+c}(V_K - V) + g_L^*(V_L - V) \quad (3.56)$$

$$\dot{n} = \frac{n_\infty - n}{\tau_n} \quad (3.57)$$

$$\dot{c} = \rho\{m_\infty^3 h_\infty (V_{Ca} - V) - k_c c\} \quad (3.58)$$

である．

先に述べたようにNa^+電流とCa^{2+}電流は異なるチャネルを通って流れるが，ここでは簡単化のためにこれらをひとつにまとめ，1個の最大コンダクタンスg_I^*と平衡電位V_Iを用いて(3.56)式の右辺第1項のように表してある．

ゲート変数mとhの意味はHodgkin‐Huxleyモデルと同じである．モデルを簡単化するために，ゲート変数mとhを定常値m_∞とh_∞で置き換えてある．これはゲート変数mとhの時定数がnとcの時定数に比べて非常に小さいためすぐに定常状態に達すると考えているからである．[*] 結果的に，Vとnを相対的に速く変化する変数，cをゆっくり変化する変数と考えることになる．

(3.56)式の右辺第2項は発火にともなって流れる電位依存性のK^+電流で，$g_{K,V}^*$はその最大コンダクタンス，V_KはK^+平衡電位である．第3項はCa^{2+}依存性K^+電流で，$g_{K,Ca}^*$はその最大コンダクタンス，cは細胞内Ca^{2+}濃度である．第4項はリーク電流である．また，電位依存性K^+電流のゲート変数nは(3.57)式にしたがい，細胞内Ca^{2+}濃度cは(3.58)式にしたがう．V_{Ca}はCa^{2+}平衡電位，k_cは定数である．

Chayモデルの振舞を位相空間で見ることにしよう．遅い変数cをゆっくり変化するパラメータとみなし，$c = 0.7\,\mu M$に固定したとき，速いサブシステムV‐nの振舞は図3.15のようになる．等傾線$\dot{V}=0$と等傾線$\dot{n}=0$は点線のようになり，3つの固定点が存在する．固定点Aは安定で静止状態を与える．固定点Bは鞍点で，固定点Cは不安定焦点である．鞍点を通る二重矢の実線がセパラトリクスで，これがHindmarsh‐Roseモデル(図3.11)と同様に位相空間を2つの領域に分けている．すなわち，不安定焦点Cが存在する領域に初期条件を設定すると，状態点はリミットサイクルに漸近し，

---

[*] 定常値m_∞とh_∞は定数ではなく膜電位Vに依存していることに注意すべきである．すなわち，mとhは速やかに定常状態に達しながら膜電位のゆっくりした変化に追従している．速度定数等については巻末の付録Aを参照のこと．

図 3.15 Chay モデルの位相平面での振舞 $c = 0.7\,\mu\mathrm{M}$. 点線は等傾線 $\dot{V} = 0$ と $\dot{n} = 0$. 固定点 A, B, C はそれぞれ安定結節点, 鞍点, 不安定焦点. 鞍点を通る二重矢の実線がセパラトリクス. 3 つの初期条件（○印）に対する軌道（一重矢の実線）が示されている. C 点の周りの閉じた軌道（実線）はリミットサイクル. [Rinzel, J.: *Lecture Notes in Biomathematics* **71** (1987) 267 - 281, Springer-Verlag より]

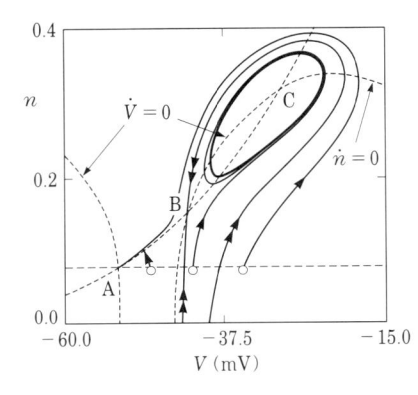

安定結節点 A が存在する領域に初期条件を設定すると，状態点は点 A に近づき点 A で静止する．この双安定性を示すために，3 つの初期条件（図中の○）に対する軌道が一重矢の実線で示されている．

Chay モデルが自律的にバースト放電を起こすのは，変数 c がゆっくりと変化することによりリミットサイクルと静止状態の 2 つの安定状態の間を行き来するからである．この様子については，次節以降でくわしく述べることにしよう．

図 3.16 に Chay モデルが示す周期的バースト放電の例が示されている．左側の図は発火パターンで，Ca^{2+} 依存性 K^+ チャネルの最大コンダクタンス $g^*_{K,\mathrm{Ca}}$ を小さくしていくと，バースト当りの発火数が増えていくことがわかる．中央の図は細胞内 Ca^{2+} 濃度 c の時間変化である．活動電位が生じると c が増加し，発火が停止すると c がゆっくり減少する様子がよくわかる.* 発火が停止するのは，先にも述べたように c の増加によって Ca^{2+} 依存性 K^+ チャネルが活性化され，その結果 過分極反応が起きるからである．右側の図は位

---

* バースト放電を起こしても，ニューロンによっては必ずしも細胞内 Ca^{2+} イオン濃度がゆっくり変化するわけではないので，Chay は後に遅い変数として Ca^{2+} 依存性 K^+ チャネルのゲート変数を用いたモデルも提案している.[18] このモデルの振舞は本書で述べた Chay モデル（(3.56) ～ (3.58) 式）の振舞と変らない．

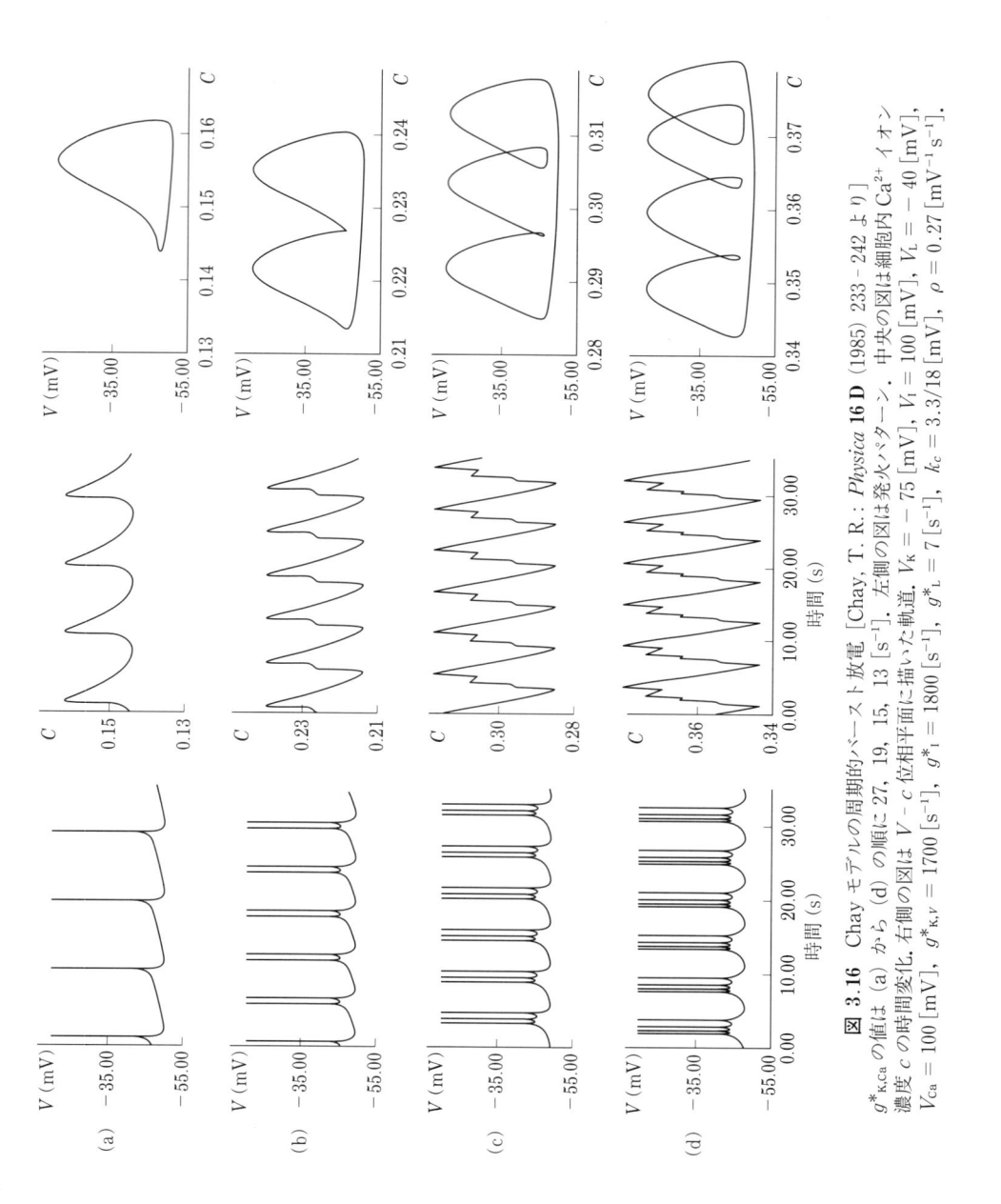

図 3.16 Chay モデルの周期的バースト放電 [Chay, T. R.: *Physica* **16 D** (1985) 233–242 より] $g^*_{K,Ca}$ の値は (a) から (d) の順に 27, 19, 15, 13 [s^{-1}]. 左側の図は発火パターン. 中央の図は細胞内 Ca^{2+} イオン濃度 c の時間変化. 右側の図は V-c 位相平面に描いた軌道. $V_K = -75$ [mV], $V_I = 100$ [mV], $V_L = -40$ [mV], $V_{Ca} = 100$ [mV], $g^*_{K,V} = 1700$ [s^{-1}], $g^*_I = 1800$ [s^{-1}], $g^*_L = 7$ [s^{-1}], $k_c = 3.3/18$ [mV], $\rho = 0.27$ [mV^{-1} s^{-1}].

3.4 Chay モデル

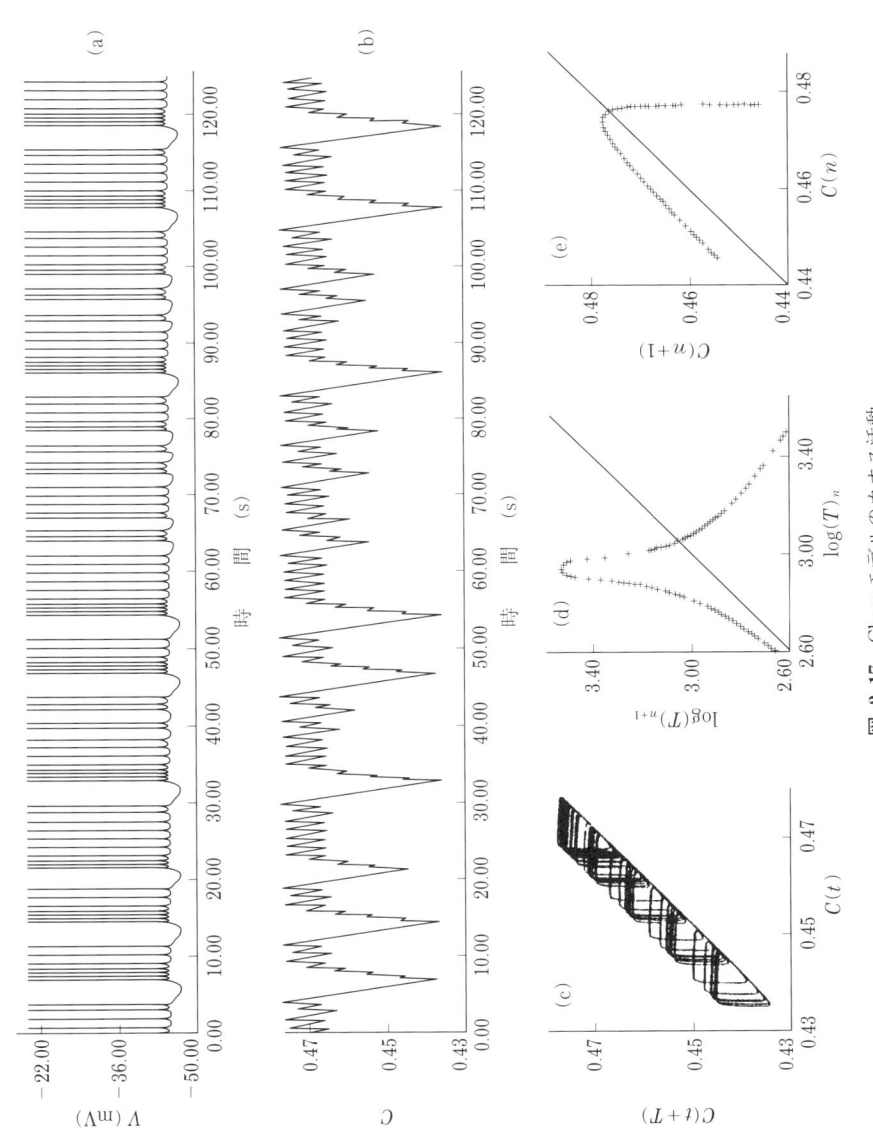

図 3.17 Chay モデルのカオス活動 $g^*_{K,Ca} = 11\,\mathrm{s}^{-1}$. 他のパラメータの値は図 3.16 と同じ. (a) 膜電位の時間変化. (b) 細胞内 Ca^{2+} 濃度の時間変化. (c) 時間ずらしの位相平面 $(c(t), c(t+T))$ に描いた軌道. $T = 75$ ms. (d) 発火間隔の 1 次元写像. (e) 細胞内 Ca^{2+} 濃度の極大値の 1 次元写像. [Chay, T. R.: *Physica* **16 D** (1985) 233–242 より]

相空間に描かれた軌道である．3次元位相空間 (V, n, c) の軌道を2次元位相平面 (V, c) に射影した軌道が示されている．

もう少し $g_{K,Ca}^*$ を小さくすると，図 3.17 に示すようなカオス活動が生じる．図 (a) に示されている発火パターンを見ると，スパイク間隔は不規則である．また，不規則な発火パターンに対応して，細胞内 Ca^{2+} 濃度も不規則に変化している（図 (b) と (c)）．図 (d) はスパイク間隔の1次元写像であり，図 (e) は細胞内 Ca^{2+} 濃度の極大値の時系列から求めた1次元写像である．これらの1次元写像が上に凸な関数であり，また固定点が不安定であることからわかるように，この不規則な活動はカオスである．

$g_{K,Ca}^* = 0$ のとき，Chay モデルはビート放電を起こす．このようなビート放電から $g_{K,Ca}^*$ を増加させると，周期倍分岐をくり返して上記のカオスに分岐することも明らかにされている．

神経生理学的内容に踏み込んで得られたバースト放電ニューロンの最も簡単なモデルは3変数モデルである．遅い変数の役者が変ったとしても，バースト放電を起こすニューロンはカオスのような複雑な活動を起こす可能性をもっている．

3.5 バースト放電を起こす機構の定性的分類

これまでに学んだように，バースト放電を起こすためには，活動電位を形成するための速い変数（ミリ秒の時間スケール）とバースト間の長い無放電期間を作るための遅い変数（数百ミリ秒の時間スケール）が必要である．換言すれば，くり返し放電を起こす速いサブシステムとゆっくりしたペースメーカー振動を起こす遅いサブシステムが必要である．

この節では，Rinzel (1987) の考え方にしたがい[105]，速いサブシステムと

3.5 バースト放電を起こす機構の定性的分類

遅いサブシステムの相互作用のし方によってバースト放電を起こす機構を分類し，バースト放電のタイプを整理することにしよう．

話を進めるために，次のようなモデルを考えることにする．

$$\dot{\boldsymbol{x}} = \boldsymbol{F}(\boldsymbol{x}, \boldsymbol{y}) \qquad (\boldsymbol{x} \in R^n) \qquad (3.59)$$

$$\dot{\boldsymbol{y}} = \varepsilon \boldsymbol{G}(\boldsymbol{x}, \boldsymbol{y}) \qquad (\boldsymbol{y} \in R^m) \qquad (3.60)$$

$\boldsymbol{x}$ は n 個の速い変数を表し，$\boldsymbol{y}$ は m 個の遅い変数を表している．$\boldsymbol{y}$ は遅い変数であるから，$0 < \varepsilon \ll 1$ である．したがって，(3.59) 式が速いサブシステムで (3.60) 式が遅いサブシステムである．

3.3 節および 3.4 節と同様に，遅い変数 $\boldsymbol{y}$ をゆっくり変化するパラメータとみなし，$\boldsymbol{x}$ の定常状態 ($\dot{\boldsymbol{x}} = 0$) を考えることにしよう．Hindmarsh‐Rose モデルや Chay モデルのように，バースト放電を起こすニューロンの場合，速いサブシステムが 2 つの安定状態（興奮と静止）をもち，遅いサブシステムの振舞によって 2 つの安定状態間を行き来することが多い．また，これらの遷移はヒステリシスをともなう．

このような振舞を示す簡単なモデルは図 3.18(A) に示すような Z 型の曲線になる．この場合，速い変数と遅い変数はそれぞれ 1 個である．左側の図に示されている実線と破線で描かれている曲線は x_1 の定常状態を y_1 の関数として模式的に描いたものである．すなわち，$F(x_1, y_1) = 0$ を満たす曲線であり，3 つの定常状態が存在する．上下の実線の部分が安定で，中央の破線の部分が不安定である．上の安定状態を興奮状態，下の安定状態を静止状態と考えることができる．

ここでは (3.59) と (3.60) 式の具体的表現を与えているわけではないが，3.3 節や 3.4 節と同様に，x_1 が上の安定状態にあるとき $\dot{y}_1 > 0$，x_1 が下の安定状態にあるとき $\dot{y}_1 < 0$ であると考えると，図 3.18(A) の右側の図のように緩和振動が生じる（図中の矢印の付いた実線）．x_1 と y_1 の時間変化は図 3.19(A) に示されている．

緩和振動を起こすこの機構はファン・デル・ポル モデルや BVP モデル

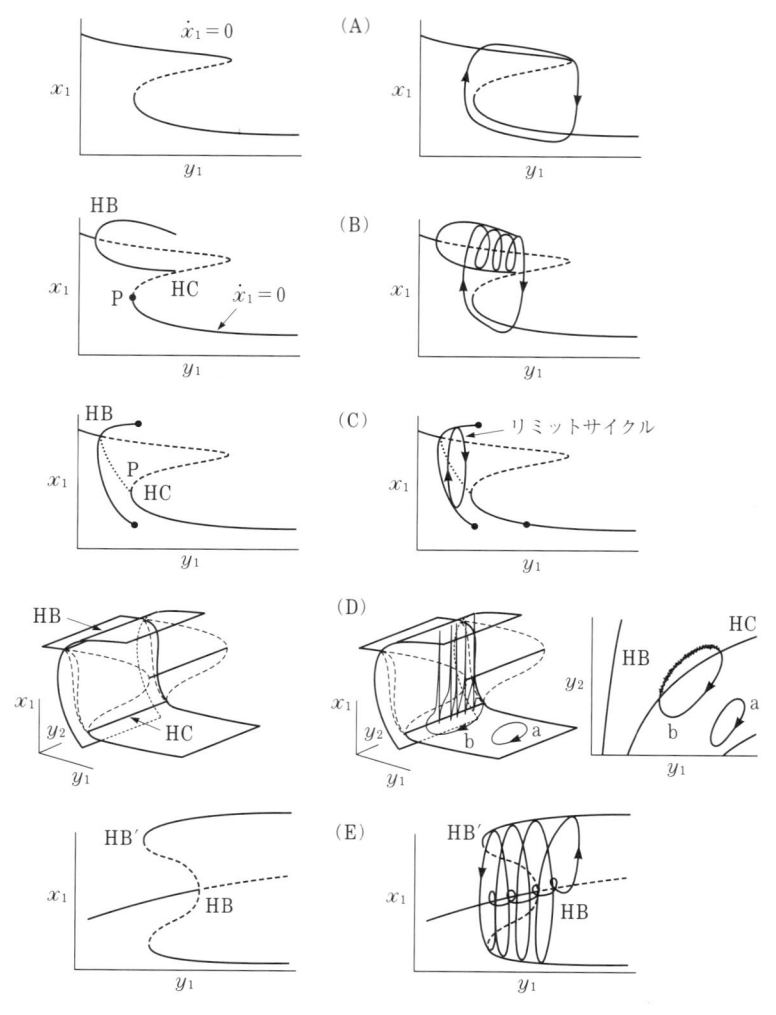

図 3.18 バースト放電機構の分類

方程式 ((3.59) と (3.60) 式) の位相平面での振舞を模式的に描いたもの. Z型の曲線は速いサブシステム $\dot{x} = F(x, y)$ の定常解. 実線は安定な領域で, 破線は不安定な領域. HBで枝分かれしたフォーク型の実線はホップ分岐 (Hopf bifurcation) によって生じたリミットサイクルの存在領域を示している. 図 (C), (D) の点線は, リミットサイクルの時間平均を表す. 右側の図には軌道が重ねて描いてある. くわしくは本文を参照. [Rinzel, J.: *Lecture Note in Biomathematics* **71** (1987) 267 - 281, Springer-Verlag より]

3.5 バースト放電を起こす機構の定性的分類 103

図 3.19 バーストパターンの種類
速い変数 x_1 と遅い変数 y_1 の時間変化が示されている．(A)～(E) は図 3.18 (A)～(E) に対応．くわしくは本文を参照．[Rinzel, J.: *Lecture Note in Biomathematics* **71** (1987) 267-281, Springer-Verlag より]

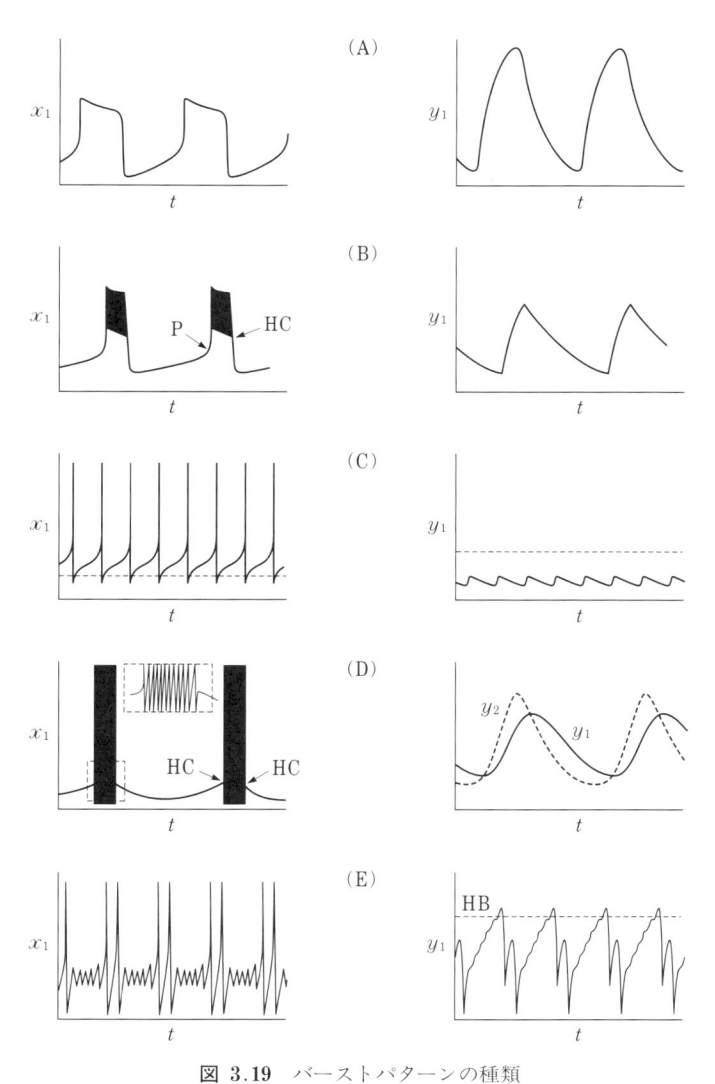

と同じであるが,ここで考えている遅い変数 y_1 は BVP モデル (3.24) 式の y などではなく,Hindmarsh‒Rose モデルの順応を起こす電流 Z や Chay モデルの細胞内 Ca^{2+} イオン濃度 c に相当する変数であることに注意すべきである.すなわち,この緩和振動は活動電位のくり返しを表しているのではなく,バースト放電をくり返すためのペースメーカー振動を表しているのである.*

もし速いサブシステムが Z 型の曲線にならず,y_1 に依存して x_1 が単調に減少すると,ヒステリシス,すなわち双安定状態が存在せず,ペースメーカー振動は起きない.その結果,バースト放電も起きない.

さて,図 3.18(A) に示した 2 変数モデルでは,興奮状態も安定で,興奮状態にあるときバースト放電が生じることはない.そのためには速いサブシステムが少なくとも 2 つの変数 x_1 と x_2 をもたなければならない.図 3.18(A) の興奮状態で速いサブシステムが不安定化し,リミットサイクルが生じるとすれば,3 変数モデルは,x_1-y_1 平面で,図 3.18(B) のように表現される.ただし,不安定化した興奮状態は破線で示されており,新たに生じたフォーク型の実線はリミットサイクルの最大値と最小値を y_1 の関数として描いたものである.** したがって,y_1 をパラメータとして変化させたとき,リミットサイクルはホップ分岐点 HB で生じ,フォーク型の枝が Z 型の曲線の破線の部分に達したところ,すなわちホモクリニック点 HC で停止する.***

図 3.18(B) の右側の図に矢印のついた実線で示すように,HC 点でリミットサイクルが停止すると,$\dot{y}_1 < 0$ と考えているので,状態点は Z 型の曲線の

---

* ファン・デル・ポル モデルや BVP モデルが起こす緩和振動は,(3.59) 式と (3.60) 式の速い変数 x_1 と x_2 によるヒステリシスループで作られると考えればよい.

** 老婆心ながら説明を加えると,図 3.11 や図 3.15 に示されている位相平面は,速い変数 x が 3 つの定常状態をもつように y_1 の値を固定した位相平面 x_1-x_2 に相当する.すなわち y_1 軸に垂直な平面と考えればよい.また,Hindmarsh‒Rose モデルや Chay モデルが示すバースト放電は遅い変数の変化にともなってリミットサイクルと安定固定点との間を行き来する現象であるから,平面 x_1-x_2 が y_1 軸に沿ってゆっくりと振動すると考えればよい.

3.5 バースト放電を起こす機構の定性的分類

下の安定状態に沿って左に移動する．P点に達すると，状態点は興奮状態にジャンプし，再びリミットサイクルが生じる．興奮状態では $\dot{y}_1 < 0$ と考えているので，状態点は次第にZ型の曲線の上の枝に沿って右に移動し，HC点でリミットサイクルが停止する．以後これをくり返すのでバースト放電がくり返し生じることになる．x_1 と y_1 の時間変化は図 3.19(B) に示されている．

このタイプのバースト放電パターンの特徴は，ペースメーカー振動の平坦な山の上に活動電位が乗っていることである．また，ヒステリシスの存在はP点とHC点の y_1 の値が異なっていることからわかる．Hindmarsh‐RoseモデルやChayモデルが起こすバースト放電の機構は図 3.18(B) のタイプである．

パラメータを調節して，リミットサイクルが停止するHC点をP点まで移動させることができる．その結果，図 3.18(C) のようになる．点線はリミットサイクル振動の時間平均を表している．

HC点より右側の領域で $G(x_1^{ss}, y_1) = 0$ かつ $\partial G/\partial y_1 < 0$ であれば，状態点は安定な定常状態に留まり****，HC点より左側で $\bar{G}(x_1^{osc}, y_1) = 0$ かつ $\partial \bar{G}/\partial y_1 < 0$ であれば，リミットサイクルが持続する．*****したがって，速いサブシステムは一つの安定状態しかもたず，ヒステリシスも存在しない．図 3.19(C) にこの2つの状態がそれぞれ破線と実線で模式的に示されてい

*** たとえば，Hidmarsh‐Roseモデル（図 3.11）の場合，順応を起こす電流 Z によって鞍点が上に移動し，リミットサイクルの軌道が鞍点の下側を通るようになると，状態点が静止状態Aに向かう．鞍点がリミットサイクルとぶつかったとき，鞍点はホモクリニック点ともよばれる．また，この鞍点を通るセパラトリクスはホモクリニック軌道ともよばれる．ホモクリニック軌道に関してくわしいことを知りたい読者は，たとえば，J. M. T. Thompson and H. B. Stewart 著 "Nonlinear Dynamics and Chaos" John Wiley & Sons (1986) を参照のこと．

**** x_1^{ss} は x_1 の定常状態を表す．$G(x_1^{ss}, y_1) = 0$ であることは (x_1^{ss}, y_1) で $\dot{y} = 0$，すなわち固定点であることをいっており，$\partial G/\partial y_1 < 0$ であることは，その固定点が安定であることをいっている．すなわち，状態点が y_1 が大きくなる方へ少しずれると $\dot{y}_1 < 0$ となり，y_1 が小さくなる方へ少しずれると $\dot{y}_1 > 0$ となることをいっている．

***** x_1^{osc} は速いサブシステムがリミットサイクルを起こしている状態を表す．$\bar{G}$ はリミットサイクルの平均，すなわち図 3.17(C) の破線を意味する．

る．

　図3.18(C)のような状況で，自律的にバースト放電を起こさせるには，遅い変数が少なくとも2つは必要である．遅い変数が少なくとも2つあれば，x_1 が HC 点より右側の安定な定常状態 x_1^{ss} にあっても，図3.18(D) に模式的に示されているループaのように，遅いサブシステムが自律的に振動するようにできる．このようなゆっくりした振動は緩和振動ではなく，図3.19(D)の右側の図に示すように，スムーズに時間変化する振動であることが多い．このようなゆっくりした自律振動は，アメフラシのバースト放電ニューロンR15の発火をフグ毒であるテトロドトキシン(TTX)で止めると，実際に観測することができる．[78]

　$G(x, y)$ のパラメータを調節してループaを移動させ，ループbのようにホモクリニック境界で分けられた2つの領域にまたがるようにすれば，振動bにより，リミットサイクルの領域と安定な定常状態の領域を行き来できることになる．結果的に，この4変数モデルは，図3.19(D)の左側の図のように，バースト放電を自律的に起こすようになる．

　ここで注意すべきことは，このような機構でバースト放電が生じる場合，速いサブシステムが複数の定常状態をもつこともヒステリシスを示すことも必要ではないことである．ヒステリシスが存在しないことは，図3.18(C)に示すように，P点とHC点の x_1 の値が同じであることからわかる．また，バースト放電パターンの特徴としては，図3.18(B)の場合に比べ，活動電位に続く大きな後電位を示すことである．* これらの後電位は無放電期間の膜電位より過分極することが多い．また，バースト内の瞬時発火頻度（発火間隔の逆数）をスパイクごとにプロットすると，上に凸な放物線となる．実際このようなバースト放電を起こすニューロンは存在し，その発火パターンは放物型バースト放電パターンとよばれている．[2]

---

* 後電位については図1.4を参照．

最後に，バーストパターンを形成する機構として，速いサブシステムが図 3.18(E) に示すようなホップ分岐を起こす場合が考えられる．* この場合も速いサブシステムは複数の定常状態をもつ必要はない．しかし，このホップ分岐によりヒステリシスが生じ，このヒステリシスがバースト放電を起こす原因になっている．実際にバーストパターンを起こすには，リミットサイクルが生じているとき遅い変数 y_1 の平均変化率が負であり ($\dot{y}_1 = \varepsilon \overline{G} < 0$)，安定な定常状態にあるとき正になる ($\dot{y}_1 = \varepsilon \overline{G} > 0$) ように遅いサブシステムを作ればよい．そうすれば，リミットサイクルの軌道が HB′ 点に達したとき状態点は安定な定常状態にジャンプし，その後次第に右へ移動し，HB 点に達すると再びリミットサイクルが生じる．x_1 と y_1 の時間変化は図 3.19(E) に示されている．このタイプのバーストパターンは，図 3.19(B) のようなゆっくりした緩和振動や図 3.19(D) のようなゆっくりした滑らかな振動を示さないのが特徴である．このタイプのバースト放電を示すニューロンはあまり知られていない．

3.6 Plant‐Kim モデル

図 3.20 に示すように，アメフラシの腹部神経節にあるニューロン R 15 は，図 3.18(D) および図 3.19(D) のタイプのバースト放電を起こすニューロンとしてよく知られている．これらのニューロンがバースト放電を起こす機構にゆっくりした膜電位の振動が関与していることがわかっており，フグ毒であるテトロドトキシン (TTX) で活動電位の発生を止めると，図 3.21 のよう

---

* 図 3.18(B)，(C) の HB 点で起こるホップ分岐は正常分岐 (supercritical bifurcation) とよばれている．図 3.18(E) の HB 点で起こるホップ分岐は正常分岐とは逆であるので，逆分岐 (subcritical bifurcation) とよばれている．

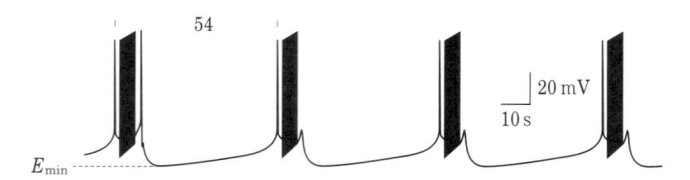

図 3.20 アメフラシの腹部神経節にあるニューロン R 15 の
バースト放電

放物型バースト放電であり，図 3.18（D）および図 3.19（D）のタイプのバースト放電．16℃の海水中で，ニューロンに刺入したガラス微小電極を用いて記録．R 15 は自発的にバースト放電を起こす．トレースの上に記されている数字はバースト間隔（単位は秒）．E_{min} はバーストとバーストの間で生じる最大の過分極電位．[Mathieu, P. A. and Roberge, F. A.: *Can. J. Physiol. Pharmacol.* **49**（1971）787‑795 より]

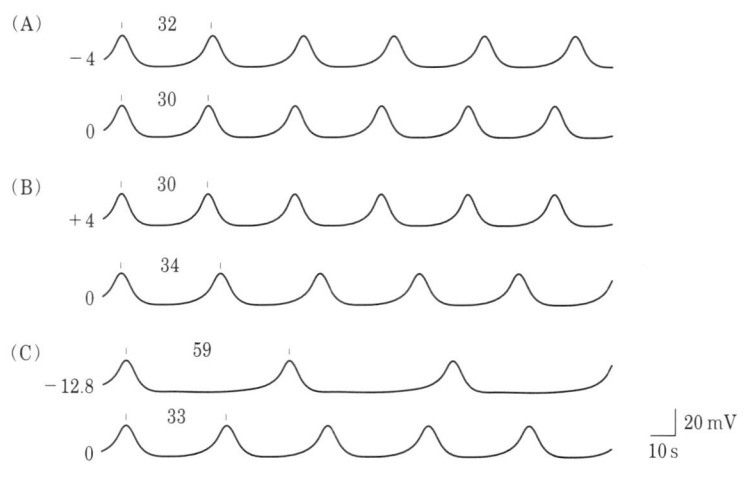

図 3.21 アメフラシのニューロン R 15 のペースメーカー振動

Na^+ チャネルを TTX でブロックし，活動電位が起きないようにしてある．各トレースの左に示されている数は直流バイアス電流（単位は nA）．正は脱分極，負は過分極を起こす電流．(A)，(C) 過分極するほど振動の周期が長くなる．(B) 脱分極すると振動の周期は短くなる．各トレースの上の数字は振動の周期を示している（単位は秒）．[Mathieu, P. A. and Roberge, F. A.: *Can. J. Physiol. Pharmacol.* **49**（1971）787‑795 より]

3.6 Plant‐Kim モデル

なゆっくりしたペースメーカー振動が観測される．これらのペースメーカー振動は緩和振動というよりは滑らかな振動であり，図 3.18(D) の右側の図に示した遅いサブシステムの振動に対応している．

このようなペースメーカー振動は少なくとも二種類のイオン電流によって起こされていると考えられている．アメフラシ (*Aplysia Californica*) のニューロン R 15 やカタツムリ (*Otala lactea*) のニューロン 11 の場合，内向きのゆっくりした Na^+ 電流と外向きのゆっくりした K^+ 電流が関与している．[117] このゆっくりした Na^+ 電流は膜電位に依存する成分と依存しない成分を含み，ゆっくりした K^+ 電流は電位に依存すると考えられている．しかし，この K^+ 電流は細胞内 Ca^{2+} 濃度に依存するという報告もある．[60] 後に Johnston (1980) は，遅い K^+ 電流は電位依存性と Ca^{2+} 依存性の両方の性質をもっていると考え[59]，また Adams と Levitan (1985) は，外向きの遅い電流は Ca^{2+} 電流のゆっくりとした不活性化によるものであると考えた．[3]

このようなゆっくりした内向きおよび外向き電流は他の動物のニューロンでも調べられており，カタツムリ (*Helix*) のペースメーカーニューロンの場合は，内向きのゆっくりした Ca^{2+} 電流と外向きの Ca^{2+} 依存性 K^+ 電流であることがわかっている．[25] また，ウミウシのニューロンの場合は，内向きのゆっくりした電流は電位依存性の Na^+ 電流であり，外向きのゆっくりした電流は Ca^{2+} 依存性 K^+ 電流であると考えられている．[97]

このように遅い電流の種類や性質に関する見解は研究者によって異なっているが，Plant と Kim (1976) は電位依存性の遅い Na^+ 電流と K^+ 電流を考え，次のような 7 変数のモデルを考えた．[101]

$$C_\mathrm{m} \dot{V} = g_\mathrm{I} m^3 h (V_\mathrm{I} - V) + g_\mathrm{T} (V_\mathrm{I} - V) + g_\mathrm{K} n^4 (V_\mathrm{K} - V) \\ + g_\mathrm{A} rs (V_\mathrm{K} - V) + g_\mathrm{P} q (V_\mathrm{K} - V) + g_\mathrm{L} (V_\mathrm{L} - V) + I_\mathrm{ep} + I_\mathrm{ext} \quad (3.61)$$

$$\dot{m} = \frac{[m_\infty(V) - m]}{\tau_m(V)} \quad (3.62)$$

$$\dot{h} = \frac{[h_\infty(V) - h]}{\tau_h(V)} \tag{3.63}$$

$$\dot{n} = \frac{[n_\infty(V) - n]}{\tau_n(V)} \tag{3.64}$$

$$\dot{r} = \frac{[r_\infty(V) - r]}{\tau_r(V)} \tag{3.65}$$

$$\dot{s} = \frac{[s_\infty(V) - s]}{\tau_s(V)} \tag{3.66}$$

$$\dot{q} = \frac{[q_\infty(V) - q]}{\tau_q(V)} \tag{3.67}$$

(3.61) 式の右辺第 1 項は内向きに流れる速い Na^+ 電流と Ca^{2+} 電流を一つにまとめて表した項で,その最大コンダクタンスは g_I,平衡電位を V_I としている.m と h は,その一つにまとめた内向き電流のゲート変数である.第 3 項は第 1 項とともに活動電位発生に寄与する外向きの K^+ 電流で,Hodgkin–Huxley モデルと同じ表現になっている.

第 2 項は内向きに流れる遅い電流でほとんど不活性化しないので,ここでは一定のコンダクタンス g_T をもち,平衡電位は V_I と仮定している.モデル的には,この遅い電流が Na^+ 電流でなければならないという必然性はない.外向きに流れる遅い K^+ 電流の項は第 5 項で,g_P がその最大コンダクタンス,q が活性化のゲート変数である.このコンダクタンスは非常にゆっくり減少するので,不活性化のゲート変数は省略されている.V_K は K^+ 平衡電位である.

第 4 項は A 電流とよばれている内向きの K^+ 電流で[22],活動電位形成に関与した第 3 項の K^+ 電流よりは遅く,第 5 項の遅い K^+ 電流よりは速い.自発放電するニューロンに見られる電流であり,バーストとバーストの間の無放電期間を作るのに寄与していると考えられるが,図 3.18(D) のタイプのバースト放電パターンを再現するという意味ではそれほど重要ではない.* g_A は A 電流の最大コンダクタンスで,r と s は活性化と不活性化のゲート変数で

---

* Plant は,その後の論文で,A 電流を省略し,5 変数のモデルとしている.

ある.*

第6項は漏れ電流で一定のコンダクタンス g_L と平衡電位 V_L を用いて表されている. I_{ep} は過分極を起こすポンプ電流であり, I_{ext} は刺激電流である. (3.61)～(3.67)式で用いられたパラメータの値や電位依存性などについては巻末の付録 B を参照のこと.

まず, TTX 存在下で観測されるアメフラシのニューロン R 15 のペースメーカー振動とこのモデルが起こすペースメーカー振動を比較してみよう. TTX は活動電位を発生させないので, (3.61)式で $g_I = 0$ とすればよい. 図 3.22 はその条件で数値計算した結果である. モデルが起こすペースメーカー信号の振幅は少し小さく周期も短いが, 活動電位の幅(約 25 ms**)より十分長い周期のペースメーカー振動をよく再現している. また, 刺激電流 I_{ext} を

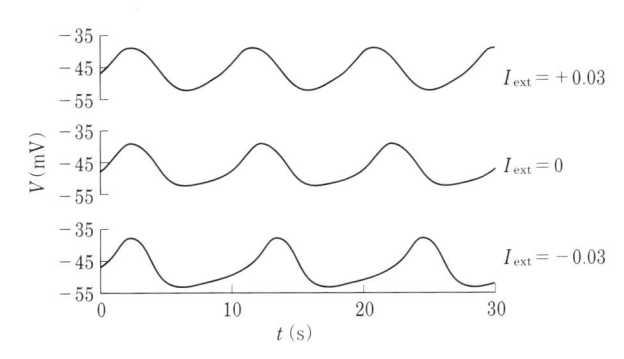

図 3.22 Plant-Kim モデルのペースメーカー振動
(3.61)～(3.67)式を用い, $g_I = 0$ として数値計算で求めた結果. 図 3.21 と比較してわかるように, ペースメーカー振動をよく再現している. I_{ext} は刺激電流(直流). ニューロンを脱分極させる刺激電流を正としている.
[Plant, R. E. and Kim, M. : *Biophys. J.* **16** (1976) 227-244 より]

---

* Connor と Stevens (1971) によって行われた電位固定実験結果の詳細な解析によると, r の指数は 4 である. しかし, この指数の差はモデルの振舞にほとんど影響しない.
** 軟体動物のニューロンが起こす活動電位の幅は, イカの巨大軸索(約 2 ms)や哺乳動物のニューロン(1 ms 以下)に比べると非常に大きい.

加えて脱分極すると振動の周期が短くなり，過分極すると長くなる．この性質もアメフラシのニューロン R 15 の性質と定性的に合っている．

$g_l = 4$ mS として活動電位を発生できるようにすると，図 3.23 (a) に示すようにバースト放電を起こす．このバースト放電は図 3.20 に示したアメフラシのニューロン R 15 のバースト放電とよく似ており，また図 3.19 (D) に示した放物型バースト放電に対応していることがわかる．刺激電流 I_ext を加えて脱分極すると図 3.23 (b) に示すように周期放電を起こし，過分極すると振動は止まり静止状態になる．

図 3.23 (a) をよく見ると，スパイク間隔が次第に長くなって発火が止まっており，スパイク間隔が放物型になっていない．この点についてはあとで議論することにしよう．

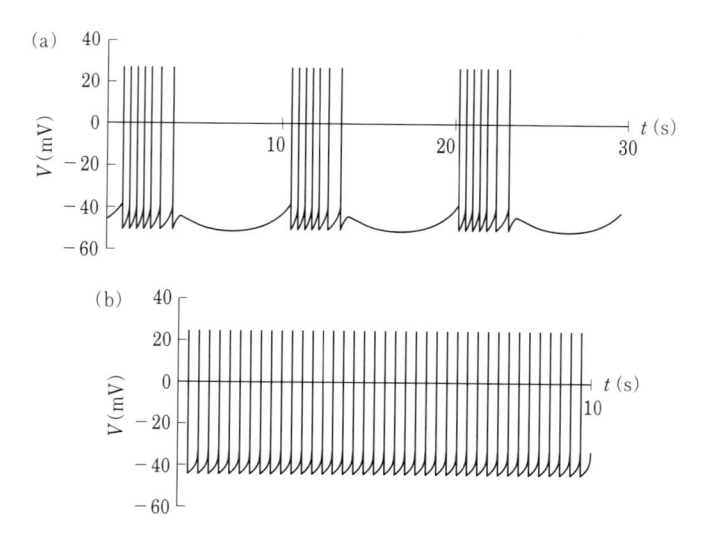

図 3.23 Plant-Kim モデル（(3.61) ~ (3.67) 式）の放電パターン
(a) 活動電位を発生できるようにした場合．$I_\text{ext} = 0$．図 3.19 (D) のタイプのバースト放電．図 3.20 に示したアメフラシのニューロン R 15 のバースト放電とよく似ている．(b) 上のトレースは $I_\text{ext} = +0.22$ μA（脱分極）の場合で，ビート放電を起こしている．また，下のトレースは $I_\text{ext} = -0.14$ μA（過分極）の場合で，活動電位を発生しなくなる．
[Plant, R. E. and Kim, M.: *Biophys. J.* **16** (1976) 227-244 より]

先に述べたように，遅い K^+ 電流は細胞内 Ca^{2+} 濃度に依存するとも考えられていたので，Plant は (3.61) ～ (3.67) 式を Ca^{2+} 依存性 K^+ 電流を含むモデルに修正した．[100] この修正で，A 電流と過分極を起こすポンプ電流 I_{ep} は省略された．

$$C_m \dot{V} = g_1 m^3 h(V_I - V) + g_T x(V_I - V) + g_K n^4(V_K - V)$$
$$+ \frac{g_p c}{K_p + c}(V_K - V) + g_L(V_L - V) \quad (3.68)$$

$$\dot{m} = \frac{m_\infty(V) - m}{\tau_m(V)} \quad (3.69)$$

$$\dot{h} = \frac{h_\infty(V) - h}{\tau_h(V)} \quad (3.70)$$

$$\dot{n} = \frac{n_\infty(V) - n}{\tau_n(V)} \quad (3.71)$$

$$\dot{x} = \frac{x_\infty(V) - x}{\tau_x(V)} \quad (3.72)$$

$$\dot{c} = \rho[K_c x(V_{Ca} - V) - c] \quad (3.73)$$

(3.68) 式の右辺第 4 項が Ca^{2+} 依存性 K^+ 電流の項であり，c は細胞内の Ca^{2+} 濃度，K_p は定数である．刺激電流 I_{ext} はこれ以降の議論で使わないので省略されている．Ca^{2+} 濃度 c は (3.73) 式にしたがって変化する．V_{Ca} は Ca^{2+} 平衡電位である．細胞内の Ca^{2+} 濃度は変化するが，V_{Ca} は一定と仮定されている．パラメータの値や速度定数については巻末の付録 C を参照のこと．

(3.61) 式の右辺第 5 項の電位依存性の K^+ 電流が (3.68) 式の右辺第 4 項の Ca^{2+} 依存性 K^+ 電流で置き換えられている．神経生理学的には大きく異なるが，電位依存性であれ Ca^{2+} 依存性であれ，遅い外向きの K^+ 電流が活性化されることに変りはなく，(3.61) ～ (3.67) 式が示すバースト放電と (3.68) ～ (3.73) 式が示すバースト放電とに大きな差はない．

(3.68) 式の右辺第 2 項には，遅い内向き電流のゲート変数 x が含まれている．(3.61) 式でこの電流のコンダクタンスを一定と仮定したのは簡単化し過ぎであり，x が含まれている方が自然である．また，3.5 節で学んだ Rinzel の

議論にしたがって速いサブシステムと遅いサブシステムに分けて考える場合にもわかりやすい．この内向き電流はほとんど不活性化しないので，不活性化のゲート変数は省略してある．

Plant はこの遅い内向き電流が Ca^{2+} 電流であるといっているわけではないが，(3.73) 式の右辺第1項に x が含まれており，遅い内向きの電流の活性化が細胞内の Ca^{2+} 濃度の増加に一役買っていることを示している．

このニューロンモデル ((3.68)〜(3.73) 式) では，速い内向き電流のゲート変数 m の時定数が最も小さいと考えてよいので，膜電位変化の速さに比べて，速い内向きの Na^+ 電流は十分速く定常状態に達していると考えてよい．したがって，$m = m_\infty(V)$ と置いて変数を1つ減らすことにしよう．* また，速いサブシステムと遅いサブシステムに分けて書くと，

［速いサブシステム］

$$C_m \dot{V} = g_{Na} m_\infty^3 h (V_{Na} - V) + g_{Ca} x (V_{Ca} - V) + g_K n^4 (V_K - V)$$
$$+ \frac{g_{K-Ca} c}{K_p + c}(V_K - V) - g_L(V_L - V) \quad (3.74)$$

$$\dot{h} = \frac{h_\infty(V) - h}{\tau_h(V)} \quad (3.75)$$

$$\dot{n} = \frac{n_\infty(V) - n}{\tau_n(V)} \quad (3.76)$$

［遅いサブシステム］

$$\dot{x} = \frac{x_\infty(V) - x}{\tau_x(V)} \quad (3.77)$$

$$\dot{c} = \rho[K_c x (V_{Ca} - V) - c] \quad (3.78)$$

となる．ただし，(3.74) 式の右辺第1項と第2項では，g_I を g_{Na} に書き直して速い内向き電流が Na^+ 電流であることを明記し，g_T を g_{Ca} に書き直して遅い内向き電流が Ca^{2+} 電流であることを明記している．また第4項では，g_p を g_{K-Ca} と書き換えて Ca^{2+} 依存性 K^+ 電流であることを明記している．

---

* ゲート変数 h はそのまま残されているので，瞬時に不活性化されるわけではない．

図 3.18(D) に模式的に示したように，このモデルの遅いサブシステムがリミットサイクルを起こすことを示そう．このリミットサイクルは TTX で活動電位の発生を抑えたときに観測されるペースメーカー振動に対応しているので，上記モデルでは $g_{\mathrm{Na}} = 0$ とする．また，遅いサブシステムの振舞に比べて速いサブシステムのゲート変数は速く定常状態に達するので，$h = h_\infty(V)$，$n = n_\infty(V)$ と近似することにする．そうすれば，(3.74)，(3.77) および (3.78) 式から成る 3 変数モデルになる．

速いサブシステムが定常状態（$\dot{V} = 0$）にあるときの膜電位 V_{ss} は x と c の関数として表され，図 3.24(A) にグリッドで示されているような曲面になる．換言すれば，速いサブシステムが常に定常状態になっているという近似は，遅いサブシステムの運動がこの曲面上に限られていることを意味する．速いサブシステムの定常解 V_{ss} を用いると，遅いサブシステムは

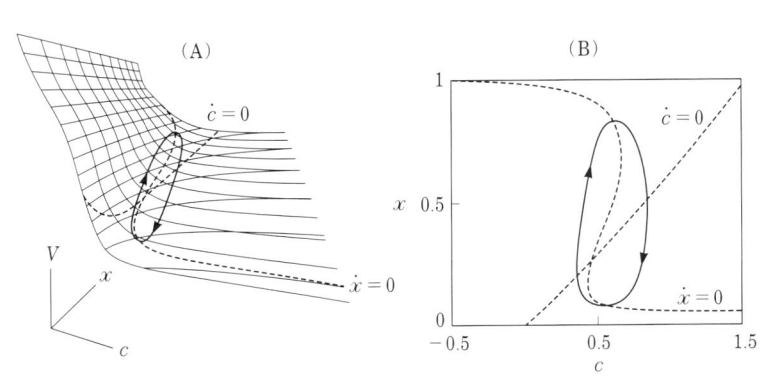

図 3.24 Plant モデル（(3.74)〜(3.78)式）の遅いサブシステムが起こすリミットサイクル

$g_{\mathrm{Na}} = 0$．(A) グリッドで表されている曲面は，x と c に依存した定常状態の膜電位 $V(\dot{V} = 0)$．グリッドサイズは $\varDelta x = 0.1$, $\varDelta V = 5[\mathrm{mV}]$．点線は等傾線 $\dot{x} = 0$ と $\dot{c} = 0$．矢印のついた実線は，$g_{\mathrm{Na}} = 0$ としたときの (3.74)〜(3.78) 式の解．このゆっくりした振動は遅いサブシステム（(3.77)′ と (3.78)′ 式）が示すゆっくりした振動とほとんど区別がつかない．(B) 2 つの等傾線とリミットサイクル軌道を x-c 平面に射影した図．[Rinzel, J. and Lee, Y. S.: *J. Math. Biol.* **25** (1987) 653-675 より]

$$\dot{x} = \frac{x_\infty(V_{ss}) - x}{\tau_x} \qquad (3.77)'$$

$$\dot{c} = \rho[K_c x(V_{Ca} - V_{ss}) - c] \qquad (3.78)'$$

と書くことができる．

(3.77)′ と (3.78)′ 式を用いると，遅いサブシステムの2つの等傾線 $\dot{x}=0$ と $\dot{c}=0$ は図 3.24(A) の点線のようになり，その交点が遅いサブシステムの固定点である．このモデルの場合，この固定点は不安定焦点であり，矢印のついた実線のようにリミットサイクル（ペースメーカー振動）が生じる．図(B) はこれらを x-c 平面に射影した図である．このリミットサイクルは図 3.18(D) に模式的に描かれた軌道 a に対応している．

$g_{Na} > 0$ として活動電位を発生できるようにすると，速いサブシステムの定常解，すなわち V_{ss} の曲面は図 3.25(A) のようになる．この曲面を $x = 0.7$ の x 軸に垂直な面で切ると，その切口は図 3.25(C) のようになり，模式的に描いた図 3.18(C) と同様，等傾線 $\dot{V}=0$ が実線と点線で表される．

Ca^{2+} 濃度 c が増加すると，Hopf 分岐点 (HB) でリミットサイクルが生じ，ホモクリニック点 (HC) に達するとこのリミットサイクルは停止する．HB 点から伸びるフォーク型の枝はこのくり返し発火（リミットサイクル）の最大電位と最小電位を示したもので，HB 点から伸びた破線はくり返し発火を時間平均した電位を表している．

図 3.25(A) にもどると，Hopf 分岐点とホモクリニック点は x に依存するので破線で示されている．また，このモデルには遅いサブシステムが含まれているので，その2つの等傾線 $\dot{x}=0$ と $\dot{c}=0$ が点線で示されており，その交点（固定点）の周りに生じるリミットサイクル（ペースメーカー振動）が矢印のついた実線で示されている．

図 3.25(B) はこれらを x-c 平面に射影した図で，リミットサイクル（ペースメーカー振動）の軌道が破線 HC を超えて興奮状態の領域に入ると発火

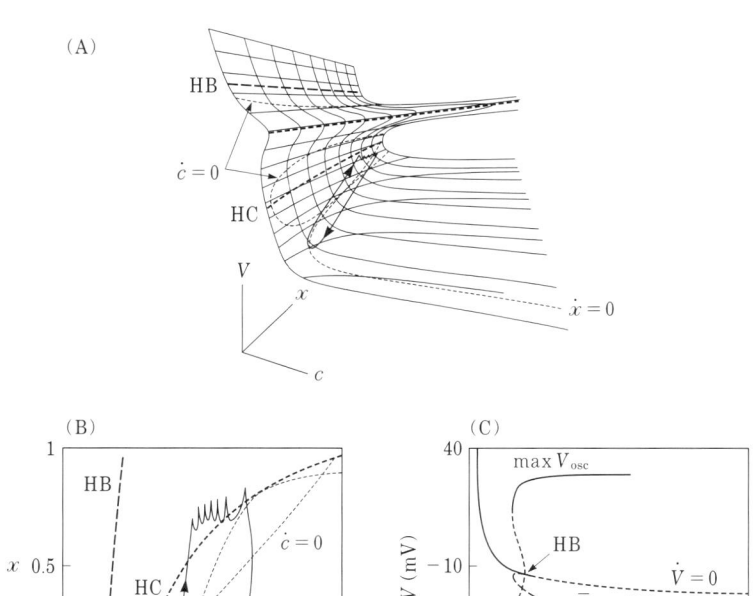

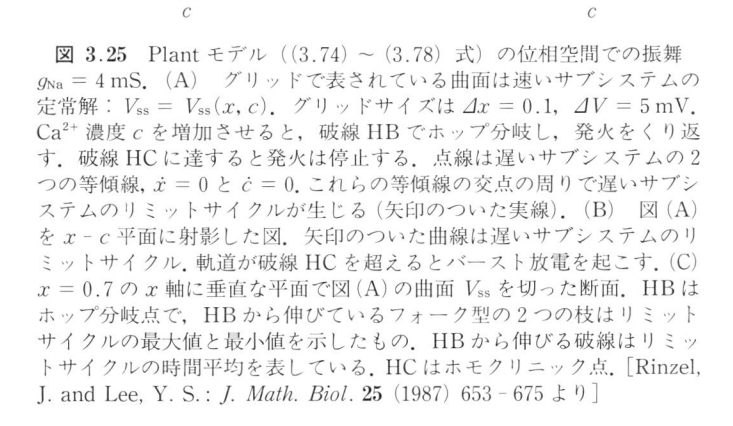

3.6 Plant-Kim モデル

図 3.25 Plant モデル（(3.74) 〜 (3.78) 式）の位相空間での振舞．$g_{Na} = 4\,\mathrm{mS}$. (A) グリッドで表されている曲面は速いサブシステムの定常解：$V_{ss} = V_{ss}(x, c)$. グリッドサイズは $\Delta x = 0.1$, $\Delta V = 5\,\mathrm{mV}$. Ca^{2+} 濃度 c を増加させると，破線 HB でホップ分岐し，発火をくり返す．破線 HC に達すると発火は停止する．点線は遅いサブシステムの2つの等傾線，$\dot{x} = 0$ と $\dot{c} = 0$. これらの等傾線の交点の周りで遅いサブシステムのリミットサイクルが生じる（矢印のついた実線）．(B) 図(A)を x-c 平面に射影した図．矢印のついた曲線は遅いサブシステムのリミットサイクル．軌道が破線 HC を超えるとバースト放電を起こす．(C) $x = 0.7$ の x 軸に垂直な平面で図(A)の曲面 V_{ss} を切った断面．HB はホップ分岐点で，HB から伸びているフォーク型の2つの枝はリミットサイクルの最大値と最小値を示したもの．HB から伸びる破線はリミットサイクルの時間平均を表している．HC はホモクリニック点．[Rinzel, J. and Lee, Y. S.: *J. Math. Biol.* **25** (1987) 653-675 より]

をくり返し，静止状態の領域にもどると発火が停止する様子が示されている．

Plant‐Kim モデル（(3.61)～(3.67) 式）にしろ Plant モデル（(3.74)～(3.78) 式）にしろ，バースト内のスパイク間隔の時間変化が放物型にならないという欠点があった．これは，図 3.25(B) を見てわかるように，遅いサブシステムのリミットサイクル軌道が HC を超えた後 HC から大きく外れ，次第に HC にもどってくるからである．* しかしこれはモデル自体の欠点ではなく，パラメータの値をうまく設定することにより放物型のバーストパターンを実現することができる．

たとえば，τ_x を大きくして x の変化をさらに遅くし，ρ と K_c を小さくかつ x_∞ の電位依存性を緩やかにして c の変化もさらに遅くすればよい．そうすれば遅いサブシステムのリミットサイクルの上昇相が緩やかになるので，図 3.26(A)，(B) に示すように，バースト放電を開始したときスパイク間隔が長くなる．

このようなパラメータの値の変更は速いサブシステムになにも影響を与えないので，速いサブシステムの定常解を表す曲面 V_{ss} や速いシステムのリミットサイクル（くり返し発火）の性質は変らない．変ったのは遅いサブシステムのリミットサイクル軌道（ペースメーカー振動）の形である（図 (C) のループ a）．

ρ を大きくすると，遅いサブシステムのリミットサイクルは図 (C) のループ b のようになるので，ペースメーカー振動だけが生じ，バースト放電を起こさなくなる．

Plant‐Kim モデル（(3.61)～(3.67) 式）も Plant モデル（(3.74)～(3.78) 式）も速いリミットサイクル（くり返し発火）と遅いリミットサイク

---

* HC はサドルノード分岐点であるので，その付近を通る状態点の運動は非常に遅くなる．サドルノード分岐に関してくわしいことを知りたい読者は，たとえば，J. M. T. Thompson and H. B. Stewart 著 "Nonlinear Dynamics and Chaos" John Wiley & Sons（1986）を参照のこと．

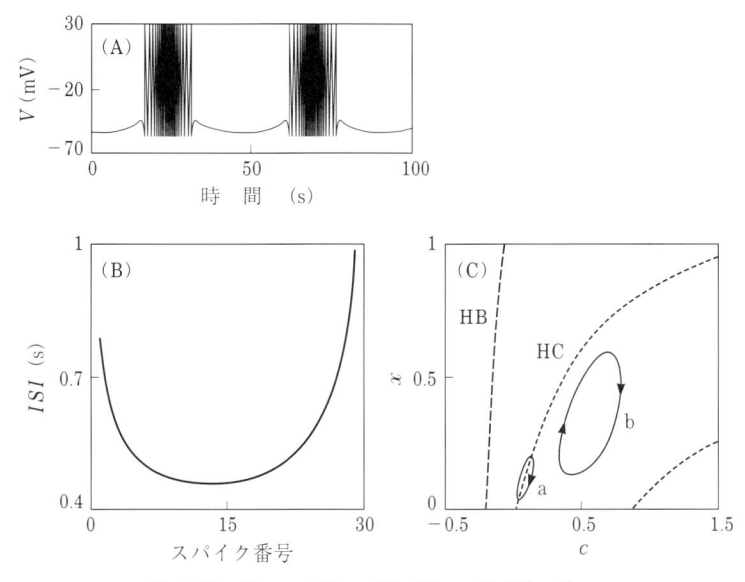

図 3.26 Plant モデル（(3.74)〜(3.78) 式）の放物型バーストパターン

図3.25で用いたパラメータに比べ、τ_x を大きく、ρ と K_c を小さくしてある：$\tau_x = 9400\,\mathrm{ms}$, $\rho = 0.00015\,\mathrm{ms^{-1}}$, $K_c = 0.00425\,\mathrm{mV^{-1}}$. また，$x_\infty$ の電位依存性も少し変更してある：$x_\infty = 1/[\exp(0.3(-40-V))+1]$. (A) バースト放電パターン. (B) 縦軸は発火間隔(ISI). 横軸はバースト内のスパイクに順につけた番号. 発火間隔の時間変化が放物線に近いので放物型バースト放電とよばれている. (C) x-c 位相平面に射影した HB, HC および遅いサブシステムのリミットサイクル軌道. ループ a が図(A)の放物型バースト放電を起こす. ループ b は，ρ を大きくした場合の軌道：$\rho = 0.0009\,\mathrm{ms^{-1}}$. [Rinzel, J. and Lee. Y. S.: *J. Math. Biol.* **25** (1987) 653-675 より]

ル（ペースメーカー振動）が膜電位を介して相互作用するシステムである．その結果，図3.25(B)に示すようなくり返し発火とペースメーカー振動からなるリミットサイクルが形成される．したがって，両者の相互作用に依存して，これらのモデルはいろいろな分岐を起こし，カオスのような複雑な発火パターンも起こすことができる．

Canavier ら (1990) は Plant - Kim モデルを用い，直流バイアス電流 I_ext

を制御パラメータとして分岐現象を調べた.[16] 図 3.27 は分岐図で,横軸は制御パラメータ I_{ext},縦軸は膜電位が極大になったときのゲート変数 q の値である.*

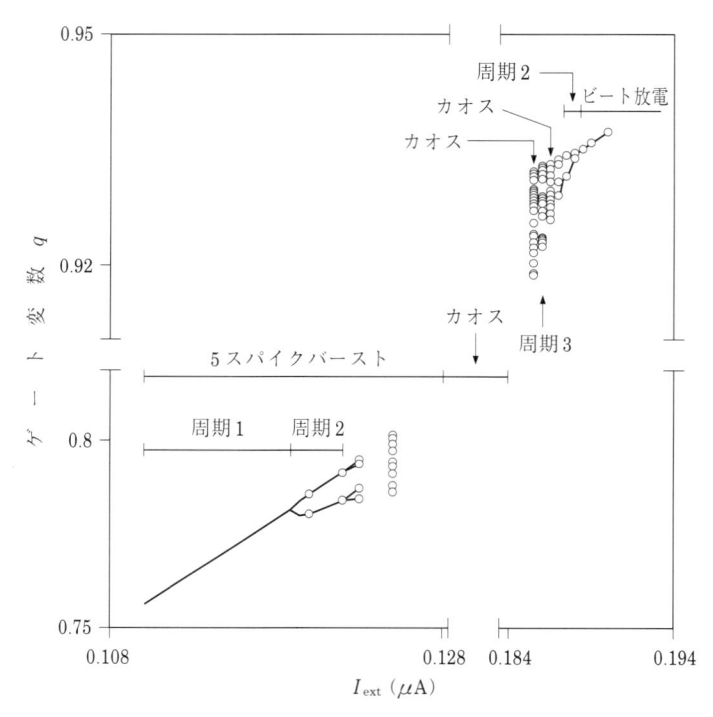

図 3.27 Plant-Kim モデルの分岐図
分岐パラメータは電流 I_{ext}.縦軸は膜電位が極大になったときの q の値. I_{ext} を 0.194 μA から小さくしていくと,周期 1 のビート放電から周期倍分岐をくり返し,カオス的ビート放電に至る.さらに I_{ext} が小さくなると,周期 3 のビート放電が生じ,再び周期倍分岐をくり返してカオス的ビート放電に至る.$0.128 < I_{\text{ext}} < 0.184$ μA の領域では,カオス的ビート放電からカオス的バースト放電へと次第に移り変る.$0.110 < I_{\text{ext}} < 0.128$ μA の領域では 5 スパイクバースト放電が生じ,I_{ext} が増加すると周期倍分岐をくり返し,カオス的バースト放電に至る.[Canavier, C. C., Clark, J. W. and Byrne, J. H.: *Biophys. J.* **57** (1990) 1245 - 1251 より]

---

* 縦軸は制御パラメータでないことに注意.

3.6 Plant-Kim モデル

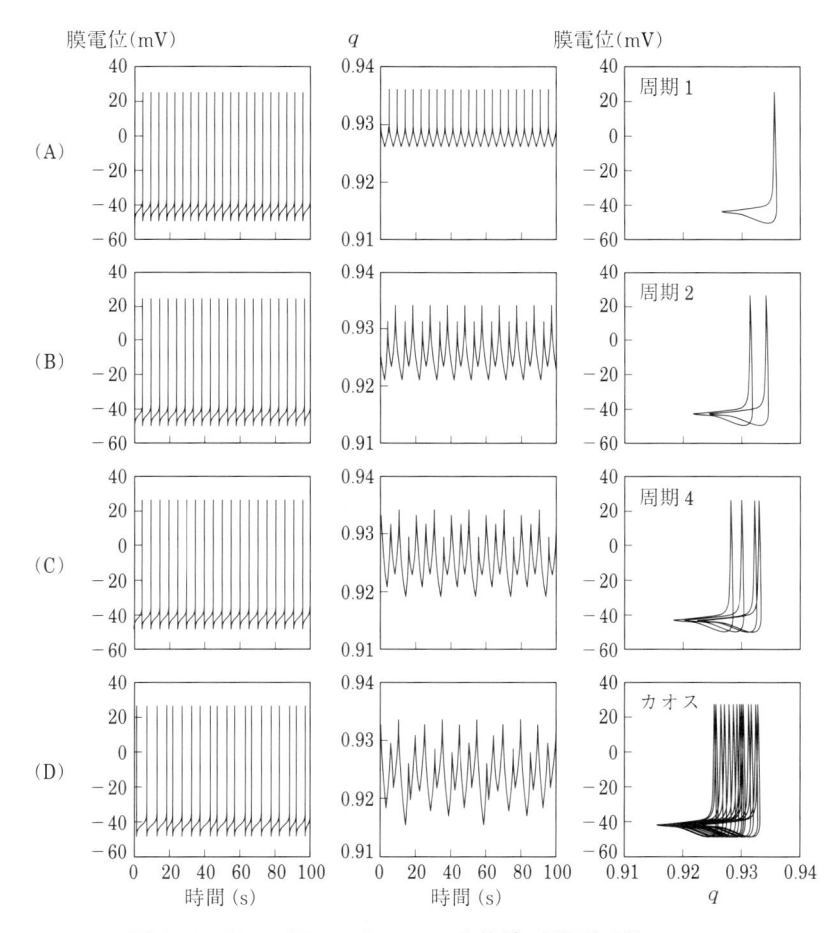

図 3.28 Plant-Kim モデルのビート放電の周期倍分岐とカオス
左の列は膜電位の時間変化. 中央の列はゲート変数 q の時間変化. 右の列は V-q 平面に射影した軌道. (A) 周期1のビート放電, $I_{\mathrm{ext}} = 0.1890$. (B) 周期2のビート放電, $I_{\mathrm{ext}} = 0.1875$. (C) 周期4のビート放電, $I_{\mathrm{ext}} = 0.1870$. (D) カオス的ビート放電, $I_{\mathrm{ext}} = 0.1865$.
[Canavier, C. C., Clark, J. W. and Byrne, J. H.: *Biophys. J.* **57** (1990) 1245-1251 より]

$I_{\text{ext}} > 0.1885\,\mu\text{A}$ の領域ではビート放電が生じる．I_{ext} を小さくしていくと，$0.1865 < I_{\text{ext}} < 0.1885$ の範囲で周期倍分岐がくり返し生じ，カオス的なビート放電へと分岐する．

図 3.28 の左の列は膜電位の時間変化，中央の列はゲート変数 q の時間変化，右の列は V - q 平面に射影した軌道を示している．図 3.28 (A) ～ (D) にそれぞれ周期 1，周期 2，周期 4，およびカオス的ビート放電の例が示されている．左の列の発火パターンを見てわかるように，図 3.23 (a) のようなゆっくりしたペースメーカー振動が明確には見られず，バースト的な放電パターンではない．

図 3.29 に，それらのパワースペクトルと 1 次元ポアンカレ写像が示されている．パワースペクトルはゲート変数 q の解から求められており，1 次元写像は膜電位の極大でサンプルした q の値の時系列から求められている．

ビート放電（周期 1）のパワースペクトル（図 3.29 (A 1)）は基本周波数 f_0 とその高調波から成っている．周期倍分岐して周期 2（図 (B 1)）が生じると $f_0/2$ の周波数成分とその高調波成分が加わり，さらに周期倍分岐すると $f_0/4$ の周波数成分とその高調波成分が加わる（図 (C 1)）．カオス的ビート放電に分岐するとパワースペクトルはブロードになる（図 (D 1)）．

ビート放電の場合，1 次元写像は対角線上の 1 点となり（図 (A 2)），周期倍分岐をくり返すと点の数が倍々に増えていく（図 (B 2)，(C 2)）．カオス的ビート放電の場合は，典型的な上に凸な関数になる（図 (D 2)）．

I_{ext} をさらに小さくすると，$I_{\text{ext}} = 0.18612\,\mu\text{A}$ でカオス的ビート放電から図 3.30 に示すような周期 3 のビート放電が生じ，$I_{\text{ext}} = 0.18065\,\mu\text{A}$ で周期 6 のビート放電が生じる．その後，周期倍分岐をくり返し，$I_{\text{ext}} = 0.1855\,\mu\text{A}$ で再びカオス的ビート放電へと分岐する．

$0.128 < I_{\text{ext}} < 0.184\,\mu\text{A}$ の領域ではやはりカオス的な発火が生じているが，I_{ext} が小さくなるにしたがってカオス的なビート放電からカオス的なバースト放電へと移り変っていく．$0.110 < I_{\text{ext}} < 0.128\,\mu\text{A}$ の領域では 5 スパ

3.6 Plant-Kim モデル

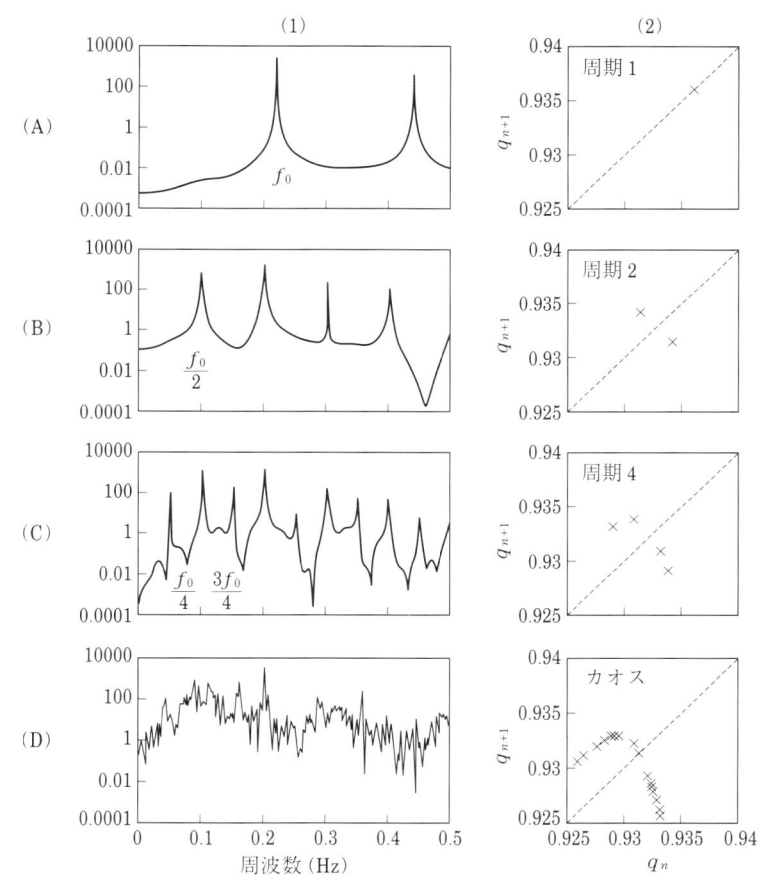

図 3.29 Plant-Kim モデルのビート放電の周期倍分岐とカオス
左の列は q の時間変化(図 3.28 の中央の列)から求めたパワースペクトル. 右の列は, 膜電位が極大になる q の値の時系列から求めた 1 次元写像. (A) 周期 1 のビート放電, $I_{\text{ext}} = 0.1890$. (B) 周期 2 のビート放電, $I_{\text{ext}} = 0.1875$. (C) 周期 4 のビート放電, $I_{\text{ext}} = 0.1870$. (D) カオス的ビート放電, $I_{\text{ext}} = 0.1865$. [Canavier, C. C., Clark, J. W. and Byrne, J. H.: *Biophys. J.* **57** (1990) 1245-1251 より]

イクバースト放電が生じるが, I_{ext} が増加するにしたがって周期倍分岐をくり返す. 図 3.31(A), (B) に周期 1 の 5 スパイクバースト放電, 図 3.31(C) に周期 2 の 5 スパイクバースト放電の例が示されている. これらの発火パター

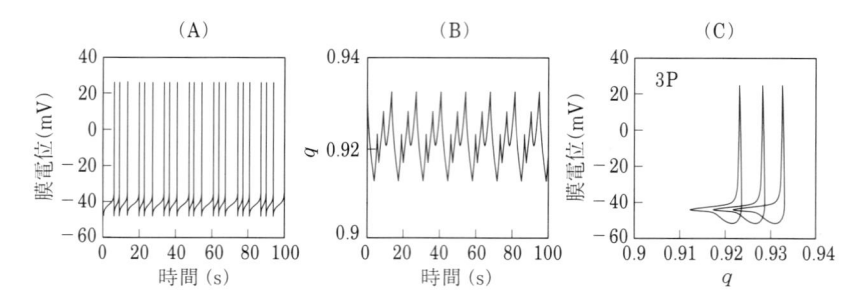

図 3.30 Plant-Kim モデルの周期 3 のビート放電
(A) 膜電位の時間変化．(B) ゲート変数 q の時間変化．(C) V-c 平面に射影した軌道．$I_{\text{ext}} = 0.18612\ \mu$A．[Canavier, C. C., Clark, J. W. and Byrne, J. H.: *Biophys. J.* **57** (1990) 1245-1251 より]

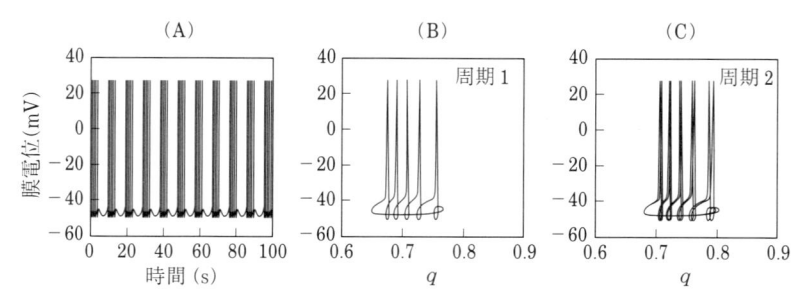

図 3.31 Plant-Kim モデルの 5 スパイクバースト放電
(A), (B) 周期 1 の 5 スパイクバースト放電．(A) は膜電位の時間変化．(B) は V-q 平面に射影した軌道．(C) 周期 2 の 5 スパイクバースト放電．5 スパイクバースト放電の軌道が 2 つに分かれているのがわかる．
[Canavier, C. C., Clark, J. W. and Byrne, J. H.: *Biophys. J.* **57** (1990) 1245-1251 より]

ンは図 3.19(D) のタイプのバースト放電パターンである．

図 3.27 に示した分岐図の縦軸は膜電位の極大でサンプルした q の値であるので，たとえば周期 1 の 5 スパイクバースト放電の場合，各電流値に対して 5 個の点がプロットされることになり，周期 2 の 5 スパイクバースト放電の場合は 10 個の点がプロットされることになる．しかし，図 3.27 では，バースト放電の周期倍分岐現象を明確に示すため，1 次元写像の対角線より下

にくる点だけがプロットされている．

図 3.27 に示されていないが，$I_{\text{ext}} < 0.11 \mu A$ の領域では 4 スパイクバースト放電や 3 スパイクバースト放電が生じ，それらはそれぞれ周期倍分岐をくり返す．したがって，スパイク数の異なるバースト放電の境界領域でカオス的バースト放電が生じる．

図 3.27 の中央のカオス領域は，右からはビート放電が周期倍分岐をくり返した結果として生じており，左からはバースト放電が周期倍分岐をくり返した結果として生じている．もちろんいずれの分岐ルートにおいても周期放電の領域とカオス放電の領域がくり返し現れる．このような分岐現象は 3.4 節で述べた Chay モデルでも 3.3 節述べた Hindmarsh‐Rose モデルでも見られ，バースト放電を起こすニューロンに共通の性質のようである．

3.7 イソアワモチペースメーカーニューロンモデル

Hindmarsh‐Rose モデル，Chay モデル，および Plant‐Kim モデルはそれぞれ具体的な動物のニューロンを対象として作られたモデルであり，いずれも対象としたニューロンの電気的興奮現象をよく再現する．さらに，これらのニューロンモデルは分岐現象を示し，周期振動やカオスを起こす．しかし，これらのモデルの対象となったニューロンが実際にそのような分岐現象やカオスを起こすのかどうか実験で明らかにされているわけではない．

この節では，ニューロンのカオス活動や分岐現象に関して，実験結果とモデルの数値計算結果を比較できる例としてイソアワモチペースメーカーニューロンのモデルを紹介することにしよう．[39]

図 3.32 はイソアワモチペースメーカーニューロンの定常電流‐電圧曲線である．人工海水（ASW）中で $-70\,\text{mV}$ 以下の膜電位領域で流れる内向き

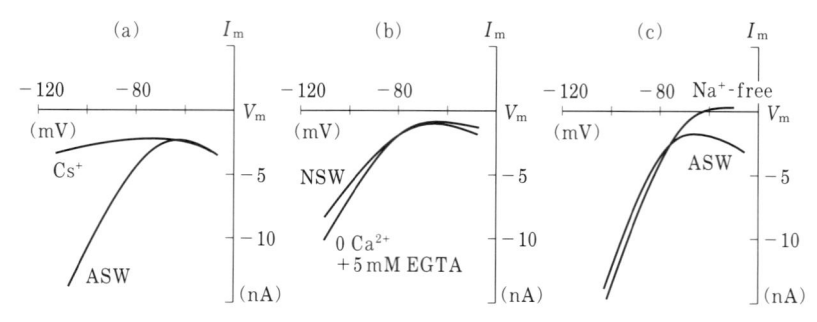

図 3.32 イソアワモチペースメーカーニューロンの
定常電流 - 電圧曲線

(a) 人工海水 NSW に Cs^+ を加えると，$-70\,mV$ 以下の膜電位領域で流れる内向き電流が抑制される．したがって，この内向き電流は異常整流 K^+ 電流と考えられている．(b) 人工海水から Ca^{2+} を除いても，定常電流 - 電圧曲線はほとんど影響されない．EGTA は Ca^{2+} キレート剤．
(c) 人工海水から Na^+ を除くと，$-70 \sim -40\,mV$ の領域で流れる内向きの電流が抑制され，定常負性抵抗が失われる．[Hayashi, H. and Ishizuka, S.: *J. Theor. Biol.* **156** (1992) 269-291 より]

の電流は大きく過分極したときに流れる電流で，異常整流 K^+ 電流とよばれている（図 (a)）．この電流は外液中に Cs^+ が存在するとブロックされる．

カタツムリのニューロン（図 3.7）と同様，$-70 \sim -40\,mV$ の膜電位領域には負性抵抗が存在し，その原因となる時定数の大きな内向き電流が定常的に流れている．図 3.32(b) に示すように，外液から Ca^{2+} を除いてもこの内向きの電流は影響を受けないが，図 (c) に示すように，外液から Na^+ を除くと消える．したがって，この時定数の大きい定常内向き電流は Ca^{2+} 電流ではなく Na^+ 電流であると考えられている．

Na^+ を含まない外液中では，わずかではあるが外向きの定常電流が流れる．この定常外向き電流の正体はまだ明らかになっていないが，少なくとも Ca^{2+} 濃度に依存する電流ではないと考えられている．もしこの外向き電流が Ca^{2+} 依存性 K^+ 電流であるとすれば，細胞内に流入する Ca^{2+} 電流を Co^{2+} で抑制すると，ニューロンはバースト放電せず，ビート放電を起こすか静止状

態にならなければならない．しかし，Co^{2+} が定常外向き電流を減少させることはなく，むしろビート放電をバースト放電に分岐させる．したがって，以下に示すイソアワモチペースメーカーニューロンモデルでは，この外向きの定常電流を時定数の大きい電位依存性の K^+ 電流であると仮定している．

以上の考察を基にイソアワモチペースメーカーニューロンモデルを作ると次のようになる．

$$C_\mathrm{m}\dot{V} = g_\mathrm{Na}m^3h(V_\mathrm{Na}-V) + g_\mathrm{K}n^4(V_\mathrm{K}-V) + g_\mathrm{Nas}m_\mathrm{s}h_\mathrm{s}(V_\mathrm{Na}-V)$$
$$+ g_\mathrm{Ks}n_\mathrm{s}(V_\mathrm{K}-V) + g_\mathrm{Ki}n_\mathrm{l}(V_\mathrm{K}-V) + g_\mathrm{L}(V_\mathrm{L}-V) - I_\mathrm{p} + I_\mathrm{ext}$$
(3.79)

$$\dot{u} = \frac{\alpha_u - (\alpha_u + \beta_u)u}{\lambda_u}, \qquad u \in \{m, h, n, m_\mathrm{s}, h_\mathrm{s}, n_\mathrm{s}, n_\mathrm{l}\}$$
(3.80)

各パラメータの値は巻末の付録 D を参照のこと．

(3.79) 式の右辺の第 1 項と第 2 項は Hodgkin‐Huxley 方程式の Na^+ 電流と K^+ 電流の項に当り，活動電位を起こす電流である．ただし，先に述べたように，軟体動物のニューロンが示す活動電位の幅はヤリイカの巨大軸索の活動電位に比べると幅が広く，Na^+ 電流と K^+ 電流の時定数は 1 桁大きい．したがって，$\lambda_m = \lambda_h = \lambda_n = 10$ としている．

(3.79) 式の右辺第 3 項と第 4 項が遅い Na^+ 電流と K^+ 電流の項で，これらの電流がペースメーカー振動を起こす．したがって，$\lambda_{ms} = \lambda_{hs} = \lambda_{ns} = 100$ としている．

第 5 項は異常整流 K^+ 電流の項である．このペースメーカーニューロンがビート放電やバースト放電を自発的に起こしているとき，膜電位は $-70\,\mathrm{mV}$ より深く過分極することはない．自発放電の再現だけを目的とする場合，第 5 項を省略しても構わない．第 6 項は漏れ電流，I_p はポンプ電流，I_ext は刺激電流である．

速いサブシステムを構成する電流は (3.79) 式の右辺第 1 項と第 2 項であ

り，V, m, h, n の 4 つの変数から成る．遅いサブシステムを構成する電流は第 3 項と第 4 項で，m_s, h_s, n_s の 3 つの変数から成る．

I_{ext} を分岐パラメータとして分岐図を求めると図 3.33 のようになる．負の直流バイアス電流で過分極すると，周期倍分岐をくり返し，カオスに至る．このようなカオスへの分岐ルートは Hindmarsh‐Rose モデル，Chay モデルおよび Plant‐Kim モデルの分岐の仕方と同じである．さらに過分極すると，カオスから周期 3 のバースト放電に分岐するが，他のニューロンモデルと違ってそれ以上の分岐はせず，$I_{ext} = -3.8$ nA で自発放電は停止する．

図 3.34 はイソアワモチペースメーカーニューロンモデルが示す発火パターンの例である．図 2.14 に示した実験結果と比較すると，自発放電の周波数は少し高いが，発火パターンは定性的によく再現されている．

図 3.34 に示されている周期 1，周期 2 およびカオスについて，図 2.15 および図 2.17 と同様にアトラクタと 1 次元ポアンカレ写像を求めると，図 3.35 のようになる．いずれも定性的によく再現されているが，特に図 2.17(b) と図 3.35(f) を比べてわかるように，イソアワモチペースメーカーニューロン

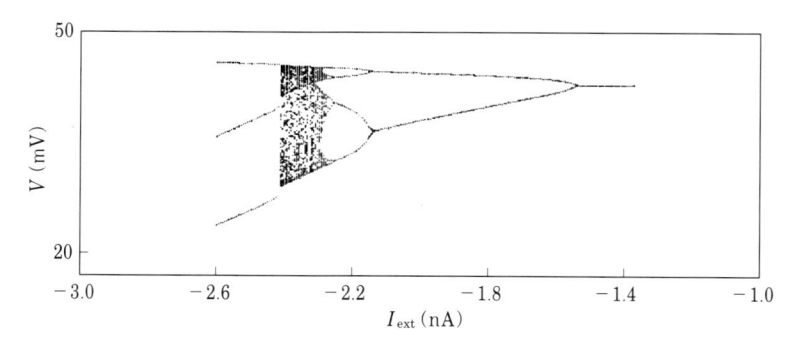

図 3.33 イソアワモチペースメーカーニューロンモデルの分岐図
負の直流バイアス電流 I_{ext} で過分極すると，周期 1 のビート放電から周期倍分岐をくり返してカオスに至る．さらに過分極すると，周期 3 のバースト放電に分岐する．図に示していないが，それ以上の分岐は起きず，$I_{ext} = -3.8$ nA で自発放電は停止する．[Hayashi, H. and Ishizuka, S.: *J. Theor. Biol.* **156** (1992) 269‐291 より]

3.7 イソアワモチペースメーカーニューロンモデル

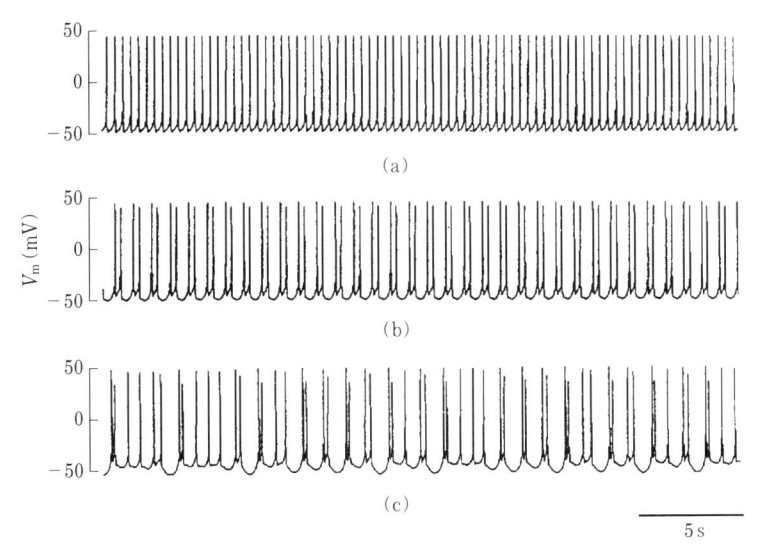

図 3.34 イソアワモチペースメーカーニューロンモデルの発火パターン

ニューロンモデル((3.79)と(3.80)式)の数値計算結果．(a) ビート放電(周期1)．$I_\text{ext} = -1.2\,\text{nA}$．(b) バースト放電(周期2)．$I_\text{ext} = -1.8\,\text{nA}$．(c) カオス放電．$I_\text{ext} = -2.34\,\text{nA}$．[Hayashi, H. and Ishizuka, S.: *J. Theor. Biol.* **156** (1992) 269–291 より]

のカオス的活動がモデルで非常によく再現されていることがわかる．

先に述べたように遅いサブシステムは m_s, h_s, n_s の3つの変数から成っており，Plant‐Kim モデルのように遅いサブシステムがリミットサイクルを起こす．実際，$g_\text{Na} = g_\text{K} = 0$ とし活動電位が生じないようにすると，イソアワモチペースメーカーニューロンモデルは，図 3.36 に示すようなペースメーカー振動を示す．したがって，ペースメーカー振動の脱分極相で数回活動電位が発生し，過分極相で活動電位の発生が抑えられていることがわかる．その結果，バースト放電パターンとなっている．

このバースト放電発生の機構は，Rinzel の分類でいえば，図 3.18(D) および図 3.19(D) のタイプに相当する．しかし，イソアワモチペースメーカーニ

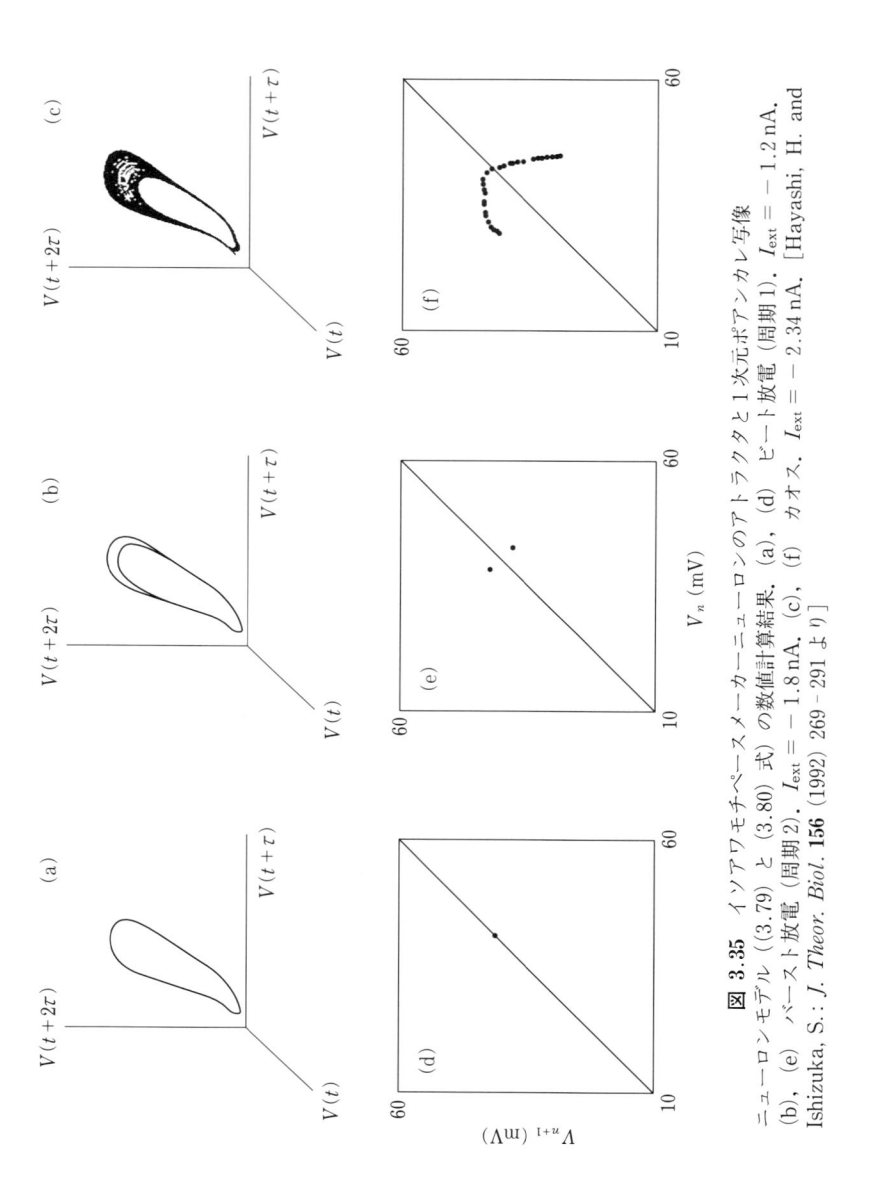

図 3.35 インアワモチペースメーカーニューロンのアトラクタと 1 次元ポアンカレ写像
ニューロンモデル ((3.79) と (3.80) 式) の数値計算結果. (a), (d) ビート放電 (周期1). $I_{\text{ext}} = -1.2\,\text{nA}$.
(b), (e) バースト放電 (周期2). $I_{\text{ext}} = -1.8\,\text{nA}$. (c), (f) カオス. $I_{\text{ext}} = -2.34\,\text{nA}$. [Hayashi, H. and Ishizuka, S.: *J. Theor. Biol.* **156** (1992) 269-291 より]

3.7 イソアワモチペースメーカーニューロンモデル

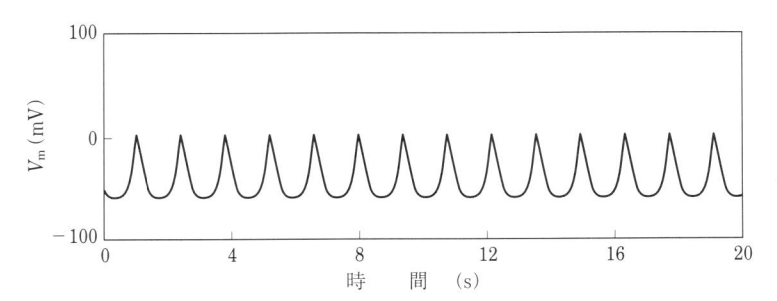

図 3.36 イソアワモチペースメーカーニューロンモデルの
ペースメーカー振動
$g_{\text{Na}} = g_{\text{K}} = 0$, $I_{\text{ext}} = -2.34$ nA. [Hayashi, H. and Ishizuka, S.:
J. Theor. Biol. **156** (1992) 269-291 より]

ューロンおよびそのモデルの放電パターンは，Plant‐Kim モデルのような放物型ではなく，むしろ Hindmarsh‐Rose モデルや Chay モデルの放電パターンによく似ている．

イソアワモチペースメーカーニューロンモデル（(3.79) と (3.80) 式）は電気生理学的知見を基に構成したものであり，先に述べたように，方程式の形からすれば遅いサブシステムが起こすリミットサイクルがバースト放電を起こしていると理解される．しかし，実はこのモデルを次のような3変数モデルに簡約化できることが示されている．[73)]

$$C_m \dot{x} = g_{\text{Na}} m_\infty^3(x) h_\infty(y)(V_{\text{Na}} - x) + g_{\text{K}} n_\infty^4(y)(V_{\text{K}} - x)$$
$$+ g_{\text{Nas}} m_{\text{s}\infty}(y) h_{\text{s}\infty}(z)(V_{\text{Na}} - x) + g_{\text{Ks}} n_{\text{s}\infty}(z)(V_{\text{K}} - x)$$
$$+ g_{\text{l}}(V_{\text{l}} - x) - I_{\text{p}} + I_{\text{ext}} \tag{3.81}$$

$$\dot{y} = \frac{m_{\text{s}\infty}(x) - m_{\text{s}\infty}(y)}{100 \tau_{ms}(x) m'_{\text{s}\infty}(y)} \tag{3.82}$$

$$\dot{z} = \frac{h_{\text{s}\infty}(x) - h_{\text{s}\infty}(z)}{73 \tau_{hs}(x) h'_{\text{s}\infty}(z)} \tag{3.83}$$

ただし，

$$x = V, \quad y = \frac{1}{2}(V_h + V_{ms}), \quad z = V_{hs} \tag{3.84}$$

であり，V は膜電位である．V_h, V_{ms}, V_{hs} は

$$h = h_\infty(V_h), \quad m_s = m_{s\infty}(V_{ms}), \quad h_s = h_{s\infty}(V_{hs}) \quad (3.85)$$

で定義され，各ゲート変数を等価電位で表したものである．また，$m'_{s\infty}(y)$ と $h'_{s\infty}(z)$ はそれぞれ y と z に関する微分である．簡約化の具体的な方法については上記の文献を見ていただくとして，この3変数モデルの力学構造を位相空間で見ることにしよう．

3変数モデル((3.81)～(3.83)式)の速いサブシステムの変数は x と y であり，遅いサブシステムの変数は z である．図3.37に z をパラメータとした x の定常解とHB点でホップ分岐して生じたリミットサイクルの x の最大値と最小値が示されている．Rinzelの分類によれば，これは図3.18(C)のタイプではなく，図3.18(B)のタイプのバースト放電である．すなわち，放物型のバースト放電（図3.19(D)）ではなく，ペースメーカー振動の頂上にスパイクが乗った形のバースト放電（図3.19(B)）である．

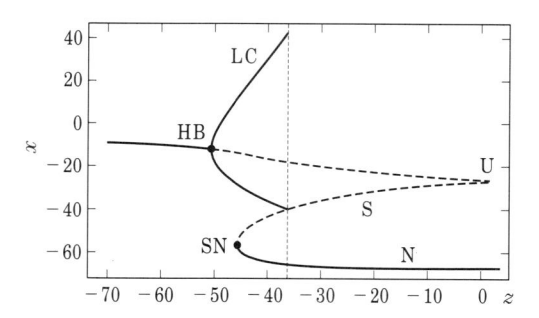

図 3.37 3変数イソアワモチペースメーカーニューロンモデルの速いサブシステムの定常解と，ホップ分岐によって生じたリミットサイクル

HB, U, SN を通る Z 型の曲線は遅い変数 z をパラメータとして描いた速いサブシステムの定常解（$\dot{x}=0$）．実線は安定であることを，破線は不安定であることを示す．S で示された破線上の点は鞍点であり，N で示された実線上の点は安定結節点である．SN点はサドルノード分岐点．HBはホップ分岐点で，そこから上下に伸びる枝はそれぞれリミットサイクルの x の最大値と最小値を表している．点線の位置，すなわち $z = -36.2$ で，リミットサイクルは鞍点と衝突する．[前田，土居，野村，佐藤：電子情報通信学会技術研究報告 MBE 95 (1995) 85-92 より]

3.7 イソアワモチペースメーカーニューロンモデル

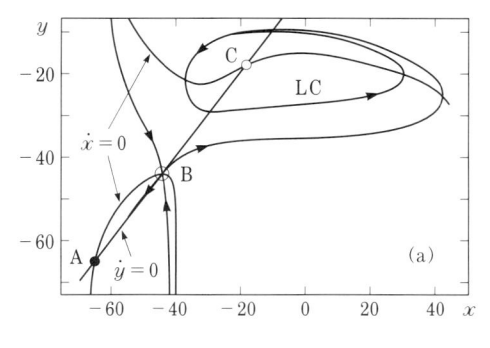

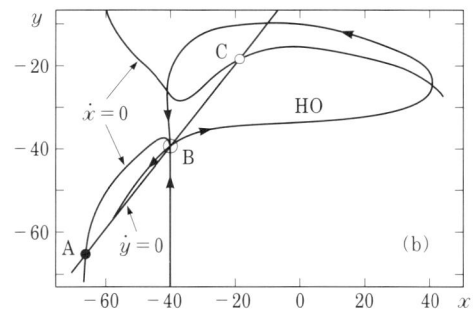

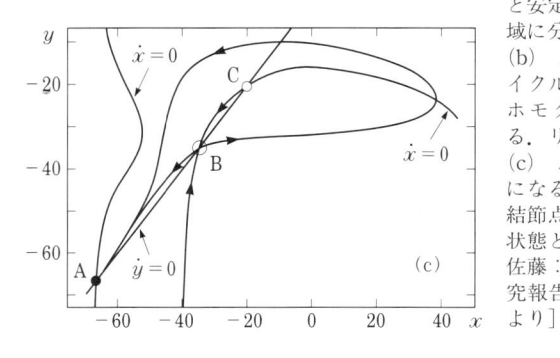

図 3.38 3変数イソアワモチペースメーカーニューロンモデルの位相平面での振舞 2つの等傾線 $\dot{x}=0$ と $\dot{y}=0$ の3つの交点のうちAとBはそれぞれ安定結節点と鞍点,Cは不安定焦点または不安定結節点. 鞍点に向かう矢印のついた実線は安定多様体, 鞍点から出る矢印のついた実線は不安定多様体. (a) $z=-40.0$. 安定多様体が位相平面を安定なリミットサイクルLCが存在する領域と安定な静止状態が存在する領域に分けている. 双安定状態. (b) $z=-36.2$. リミットサイクルの軌道が鞍点と衝突し, ホモクリニック軌道HOとなる. リミットサイクルは消滅. (c) $z=-30.0$. $z>-36.2$ になると, すべての軌道が安定結節点Aに向かい, 安定な静止状態となる. [前田, 土居, 野村, 佐藤:電子情報通信学会技術研究報告 MBE 95 (1995) 85-92 より]

図 3.38 は x-y 位相平面で見た3変数イソアワモチペースメーカーニューロンモデルの振舞である. 2つの等傾線 $\dot{x}=0$ と $\dot{y}=0$ の3つの交点が固定点で, Aが安定結節点, Bが鞍点, Cが不安定焦点である. 鞍点に向かう矢印のついた実線は安定多様体であり, 鞍点から出ていく矢印のついた実線

は不安定多様体である．図 3.38(a) は $z=-40.0$ の場合で，Hindmarsh-Rose モデル（図 3.11）や Chay モデル（図 3.15）の位相平面における振舞と同様，セパラトリクスとしての安定多様体が領域を 2 つに分けており，セパラトリクスの右側に初期条件を設定すると軌道はリミットサイクル（LC）に巻きつき，セパラトリクスの左側に初期条件を設定すると軌道は安定結節点 A へと向かう．すなわち，リミットサイクルと静止状態の双安定状態になっている．

z を大きくし，$z=-36.2$（図 3.37 の点線の位置）にすると，図 3.38(b) に示すように，リミットサイクルの軌道が鞍点と衝突し，リミットサイクル軌道はホモクリニック軌道（HO）となる．すなわち，ホモクリニック分岐が生じ，リミットサイクルは消滅する．さらに z が大きくなると，図 3.38(c) に示すように，すべての軌道は安定結節点 A へ向かうようになる．

図 3.38 には示していないが，z が小さくなると安定結節点 A と鞍点 B が接近し，図 3.37 の SN 点で衝突し，安定結節点は不安定化する．すなわち，鞍点-結節点分岐が生じ，すべての軌道はリミットサイクルに巻きついていく．

3 変数イソアワモチペースメーカーニューロンモデルが自律的にバースト放電を起こすのは，状態点が図 3.37 の Z カーブの下の安定な定常状態 N にあるとき遅い変数 z がゆっくり減少し，上の安定な定常状態（リミットサイクルが生じている状態）にあるときゆっくりと増加するからである．換言すれば，遅い変数 z の振舞によって 2 つの安定状態の間を行き来しているのである．

先に述べたように，イソアワモチのペースメーカーニューロンモデル（(3.79) と (3.80) 式）は異常整流 K^+ 電流の項を除いても 7 変数のモデルであり，遅いサブシステムも 3 つの変数から成っている．したがって，図 3.36 に示すように，遅いシステム自体がリミットサイクル（ペースメーカー振動）を起こす．しかし，電気生理実験で得られた知見を基に作ったニューロンモ

デルの方程式の形からだけでは，その背後にある力学構造（図 3.37 や図 3.38）を推察することは必ずしも容易でないことがわかる．ニューロンがもつ多くの力学変数の内，どれが本質的な役割を果たしているのかを見極めなければ，そのニューロンのダイナミカルな振舞を説明する力学系を知ることはむずかしい．

　ニューロンのダイナミカルな振舞に本質的な役割を果たしている変数以外の変数は果して無駄な存在なのであろうか．そうではないだろう．この章で述べてきたようなダイナミカルな振舞に対しては，大きな役割を演じなかったかもしれないが，脳の中でそれらのニューロンが機能するとき，もっと別の役割を演じているのかもしれない．自然が長い時間をかけて作ったものは奥深く計りしれない．

　この章で述べてきたように，ニューロンが自発的にバースト放電を起こす機構は，双安定型にしろ放物型にしろ，ニューロンに速いシステムと遅いシステムが存在し，それらが膜電位を介して相互作用するのが基本である．そのような時間スケールが大きく異なったシステムが相互作用するので，ニューロン活動は分岐現象を示し，周期振動やカオスなど多様な放電パターンを起こすことになる．このような分岐現象は，たとえばニューロンを定常的に脱分極したり過分極したりすると容易に起こる．したがって，入力信号によって膜電位が変ると，たとえ興奮のしきい値を超えなくても敏感に反応し，ニューロンの出力パターンが変る．この性質は，ニューロンが入力信号に対して単に発火するかどうかを選択するだけではなく，入力信号に依存して発火パターンを敏感に変え，個々のニューロンが情報を発信できることを示唆している．

4 神経回路モデルの構築とそのカオス活動

　第2章と第3章で，動物のニューロンやそれらのニューロンモデルを用い，1個のニューロンが示す引込みやカオスについて学んだ．このようなニューロンの振舞が実験と数理理論で明らかにされるにつれ，1985年ごろから脳の活動を決定論的な非線形力学の枠組で理解できるかという問題に多くの研究者が興味をもつようになった．すなわち，カオスと脳の機能との関係についても活発に議論されるようになったのである．しかし，1個のニューロンがカオス活動を起こすことは，脳の活動がカオス的であることを直ちに保証するものではなかった．非常に多くの論文が提出されたにも関わらず，脳のカオス的な活動が明確に示されるまでに10年近くかかったのである．

　脳は沢山のニューロンで構成されているが，それらのニューロンが第2章と第3章で学んだようなカオス活動を互いに独立に行っているのであれば，話は第3章までで十分である．実際には，脳のニューロンは互いに興奮性および抑制性に結合されており，強く相互作用している．したがって，個々のニューロンのカオス活動が必ずしもそのままの形で脳のカオス活動として現れてくるわけではない．もちろん，個々のニューロンのダイナミカルな性質は神経回路のダイナミカルな振舞に大きな影響を与えるが，神経回路の振舞は，むしろ多数のニューロンが相互作用している系の非線形現象として捉えなければならない．

　第4章では海馬に焦点を当て，神経生理学的知見に基づいた錐体細胞モデルの構築とそれを用いた神経回路モデルについて述べる．これらの神経回路モデルの振舞を調べることにより，ニューロン活動の同期化を背景とした神経回路のダイナミカ

ルな性質を学ぶ．また，決定論的力学則にしたがうカオス活動がいかなる場合に観測できるかを学ぶ．

4.1 錐体細胞モデル ─ マルチコンパートメントモデル ─

かなり複雑なモデルであるが，話の出発点としてマルチコンパートメントモデルについて述べることにしよう．

図4.1はラットの海馬の錐体細胞を染色したものである．樹状突起が非常に発達しており，複雑に伸びている．その広がりは数百μmにも達し，これらの樹状突起には，他のニューロンからの信号を受け取るため数万個のシナプスが作られている．

錐体細胞の細胞体と樹状突起におけるイオンチャネルの分布はイオンチャ

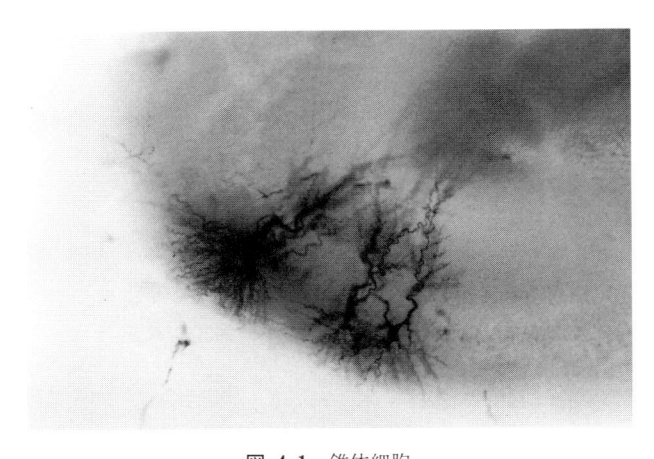

図 4.1 錐体細胞
ホースラディッシュペルオキシダーゼ（horseradish peroxidase, HRP）で染色したラットの海馬 CA 3 領野の錐体細胞．複雑に伸びた樹状突起に数万個のシナプスが形成されている．

ネルの種類によって異なる．したがって，樹状突起に分布したシナプスから入力が加わると，それらの局所領域に存在するイオンチャネルに依存した電気的活動が生じる．それらの電気的活動が空間的に相互作用し，錐体細胞に特徴的な発火パターンが作られる．

このように入力に対する各部の応答が統合されて発火パターンが作られる機構を議論するためには，錐体細胞の形態的な特徴をモデルに反映させることが必要である．

Traubら (1991) は，モルモット (guinea-pig) の海馬CA3領野の錐体細胞を対象に，図4.2に示すような19個のコンパートメントから成るモデルを作った．[130] 樹状突起は実際には図4.1に示すように数多く枝分かれした複雑な構造をしているが，このモデルでは樹状突起の枝分かれは考慮せず，先端樹状突起と基底樹状突起はそれぞれ1本である．各コンパートメントは細長

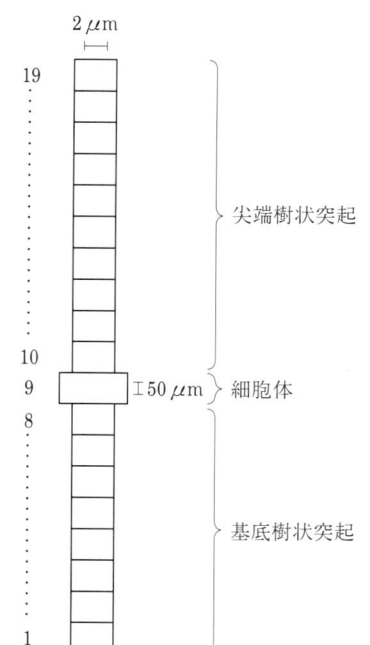

図 4.2 19個のコンパートメントから成る海馬CA3錐体細胞のモデル
各コンパートメントは細長い円筒．軸方向と直径方向のスケールの違いに注意．細胞体コンパートメントの半径は $4.23\,\mu m$，長さは $125\,\mu m$．先端樹状突起コンパートメントの半径は $2.89\,\mu m$，長さは $120\,\mu m$．基底樹状突起コンパートメントの半径は $2.42\,\mu m$，長さは $110\,\mu m$．各コンパートメントの長さは空間定数 λ の1/10程度である．

い円筒で，先端樹状突起は10個，細胞体は1個，基底樹状突起は8個のコンパートメントで構成されている．

細胞体コンパートメントのサイズは，半径 4.23 μm，長さ 125 μm である．細胞体コンパートメントは円筒形で現実の形とは異なるが，表面積は現実のサイズにほぼ合わせてある．先端樹状突起と基底樹状突起を構成するコンパートメントの半径はそれぞれ 2.89 μm, 2.42 μm であり，長さはそれぞれ 120 μm，110 μm である．また，膜抵抗 R_m を 10,000 Ω·cm², 円柱の軸方向の抵抗 R_i を 100 Ω·cm, 膜容量 C_m を 3 μF/cm² とし，膜の時定数 τ_m は 30 ms, 先端樹状突起と基底樹状突起の入力抵抗はそれぞれ 60 MΩ, 90 MΩ, 細胞全体の入力抵抗は 32 MΩ である．これらのパラメータの値は実験で得られた値とほぼ同じである．

先端樹状突起と基底樹状突起を構成するコンパートメントの空間定数 λ はそれぞれ 1,200 μm と 1,100 μm であるので，樹状突起を構成する各コンパートメントの長さは 0.1λ 程度である．*

19個のコンパートメントが図 4.2 のようにつながったケーブルモデルは次のように書ける．

$$C_{\mathrm{m},k}\frac{dV_k}{dt} = \gamma_{k-1,k}(V_{k-1} - V_k) + \gamma_{k+1,k}(V_{k+1} - V_k) - I_{\mathrm{ionic},k} \quad (4.1)$$

$$\begin{aligned}I_{\mathrm{ionic},k} &= \bar{g}_{\mathrm{Na},k}m_k^2 h_k(V_k - V_{\mathrm{Na}}) + \bar{g}_{\mathrm{Ca},k}s_k^2 r_k(V_k - V_{\mathrm{Ca}}) \\ &\quad + \bar{g}_{\mathrm{K(DR)},k}n_k(V_k - V_\mathrm{K}) + \bar{g}_{\mathrm{K(A)},k}a_k b_k(V_k - V_\mathrm{K}) \\ &\quad + \bar{g}_{\mathrm{K(AHP)},k}q_k(V_k - V_\mathrm{K}) + \bar{g}_{\mathrm{K(C)},k}c_k \times \min\left(1, \frac{\chi_k}{250}\right) \times (V_k - V_\mathrm{K}) \\ &\quad + g_{\mathrm{L},k}(V_k - V_\mathrm{L}) + I_{\mathrm{syn},k} + I_{\mathrm{in},k}\end{aligned} \quad (4.2)$$

---

* 樹状突起や軸索をケーブルと考えることができ，その一か所に加えた電圧はそこからの距離 x に依存して指数関数的に減衰する（～ $\mathrm{e}^{-x/\lambda}$）．この λ を空間定数とよんでおり，$\lambda = \sqrt{rR_\mathrm{m}/2R_\mathrm{i}}$ で与えられる．r はコンパートメントの半径である．したがって，空間定数が大きければ，加えた電圧はケーブルに沿ってゆっくりと減衰する．また，コンパートメントの長さが 0.1λ 程度ということは，コンパートメントの一端に加えた電圧は他端でほとんど減衰しないことを意味する．

添え字 k はコンパートメントの番号で，V は膜電位である．γ は隣接したコンパートメント間のコンダクタンスで，(4.1) 式の右辺第 1 項と第 2 項はコンパートメント #k と隣接したコンパートメントの間で流れる電流である．I_{ionic} はイオン電流で，具体的には (4.2) 式で与えられている．I_{syn} はあとで述べるシナプス電流であり，I_{in} は刺激電流である．

添え字 Na, Ca, K(DR), K(A), K(AHP), K(C), L はそれぞれ Na$^+$ 電流，しきい値の高い Ca^{2+} 電流，遅延整流 K$^+$ 電流，A 型 K$^+$ 電流，細胞内 Ca^{2+} 濃度に依存した持続時間の長い K$^+$ 電流，細胞内 Ca^{2+} 濃度と膜電位の両方に依存した持続時間の短い K$^+$ 電流，漏れ電流を表している．(4.2) 式の右辺第 1 項と第 3 項の Na$^+$ 電流と K$^+$ 電流は Na$^+$ スパイクを起こし，第 2 項の Ca^{2+} 電流は Ca^{2+} スパイクを起こす．$\bar{g}$ は添え字の電流に対する最大コンダクタンスを表し，V_{Na}，V_{Ca}，V_{K} はそれぞれ Na$^+$，Ca^{2+}，K$^+$ 平衡電位である．これより先，各イオンコンダクタンスをたとえば $g_{\text{Na}}(=\bar{g}_{\text{Na}}m^2h)$ のように表すことにしよう．

m, h, s, r, n, a, b, q, c は，各イオンチャネルのゲートの開閉状態を表すゲート変数で，0 と 1 の間の値をとる．これらのゲート変数は次の式にしたがうものと仮定する．

$$\frac{dz_k}{dt} = \alpha_z(\Psi_k) - (\alpha_z(\Psi_k) + \beta_z(\Psi_k))z_k \tag{4.3}$$

ここに，z_k はコンパートメント #k のゲート変数(すなわち m, h, s, r, n, a, b, q, c を意味する)であり，Ψ_k は膜電位 V_k あるいは細胞内 Ca^{2+} 濃度 χ_k である．速度定数 α_z および β_z の膜電位依存性は巻末の付録 E にまとめてある．

コンパートメント #k の細胞内 Ca^{2+} 濃度は次の式で表される．

$$\frac{d\chi_k}{dt} = -\phi_k I_{\text{Ca},k} - \beta_\chi \chi_k \tag{4.4}$$

$1/\beta_\chi$ は細胞内 Ca^{2+} 濃度の時定数である．Ca^{2+} 電流 $I_{\text{Ca},k}$ は (4.2) 式の右辺第

4.1 錐体細胞モデル — マルチコンパートメントモデル —

2項で与えられ，負の電流は内向き電流を意味する．

(4.2)式の右辺第8項はシナプス電流である．後で述べるこの錐体細胞モデルを用いた神経回路では，興奮性の結合だけを考えるので，ここでは，QUIS受容体が関与したシナプス電流*とNMDA受容体が関与したシナプス電流を考える．QUIS型シナプス電流は速いEPSPを起こし，NMDA型シナプス電流はゆっくりした電位依存性のEPSPを起こす．これらのシナプス電流は次のように表される．

$$I_{\mathrm{syn}} = c_{\mathrm{QUIS}} t \exp\left(-\frac{t}{2}\right) \times (V - V_{\mathrm{syn}})$$
$$+ g(t) \times \frac{1}{1 + \frac{[\mathrm{Mg}^{2+}]}{3} \times \exp[-0.07(V - 50)]} \times (V - V_{\mathrm{syn}})$$

(4.5)

右辺第1項がQUIS型シナプス電流であり**，第2項がNMDA型シナプス電流である．*** V_{syn} はシナプスの平衡電位である．数値計算ではこれらのシナプスコンダクタンスの加重も考慮されている．ただし，大きな時定数をもつNMDAシナプスコンダクタンスは加重によって大きくなり過ぎるので，それを避けるためにある最大値で飽和するようにしてある．また，QUIS受容体はコンパートメント＃3と＃15にあり，NMDA受容体はコンパートメント＃15のみにあると仮定している．したがって，これらの受容体はいずれも細胞体から 0.6λ の距離にあることになる．

---

* QUISはquisqualateの略であり，QUISで活性化される受容体をQUIS受容体とよんでいる．AMPA受容体と同じものと考えてよい．Tangら(Science **243** (1989) 1474-1477) が報告している．

** QUIS型シナプス電流の時定数は2 ms．シナプス平衡電位 V_{syn} は静止膜電位に対して +60 mV． $c_{\mathrm{QUIS}} = 4$ nS/ms．苔状線維シナプスのEPSPに合うように決められている．

*** リガンド型ゲートのコンダクタンス $g(t)$ と膜電位および Mg^{2+} 濃度に依存する項との積で与えられている． $g(t)$ のピーク潜時は2 ms．このシナプス電流の時定数は100～150 ms． Mg^{2+} は2 mM．

(4.2) 式に含まれる各イオンコンダクタンスは錐体細胞全体で一様ではなく，場所に依存して異なる．これらのイオンコンダクタンスの分布を決めることは決して容易ではなく，また一意的に決まらない．Traub ら (1991) は，思考錯誤の結果，細胞体と樹状突起からの電位固定記録を再現できる表 4.1 に示す分布を見つけた．基本的な考え方は，

① 細胞体の Na^+ コンダクタンスを大きくし ($\bar{g}_{Na} = 30\ \mu S/cm^2$)，そのとなりのコンパートメントの Na^+ コンダクタンスを少し小さくする．樹状突起も Na^+ スパイクを起こすことがわかっているので，樹状突起コンパートメント #12 と #6 の Na^+ コンダクタンスを Na^+ スパイクを起こせる程度に与える ($\bar{g}_{Na} = 20\ \mu S/cm^2$)．

表 4.1 19 個のコンパートメントから成る海馬 CA 3 錐体細胞モデルのイオンコンダクタンスの分布 (mS/cm^2) とその他のパラメータの値 [Traub, R. D., Wong, R. K. S., Miles, R. and Michelson, H.: *J. Neurophysiol.* **66** (1991) 635 - 650 より]

コンパートメント		$\bar{g}_{Na}$	$\bar{g}_{Ca}$	$\bar{g}_{K(DR)}$	$\bar{g}_{K(A)}$	$\bar{g}_{K(C)}$	$\bar{g}_{K(AHP)}$	g_L
基底樹状突起	1	0.0	0.0	0.0	0.0	0.0	0.0	0.1
	2	0.0	5.0	0.0	0.0	5.0	0.8	0.1
	3	0.0	5.0	0.0	0.0	5.0	0.8	0.1
	4	0.0	12.0	0.0	0.0	10.0	0.8	0.1
	5	0.0	12.0	0.0	0.0	10.0	0.8	0.1
	6	20.0	12.0	20.0	0.0	10.0	0.8	0.1
	7	0.0	5.0	0.0	0.0	5.0	0.8	0.1
細胞体	8	15.0	8.0	5.0	0.0	20.0	0.8	0.1
	9	30.0	4.0	15.0	5.0	10.0	0.8	0.1
	10	15.0	8.0	5.0	0.0	20.0	0.8	0.1
先端樹状突起	11	0.0	5.0	0.0	0.0	5.0	0.8	0.1
	12	20.0	17.0	20.0	0.0	15.0	0.8	0.1
	13	0.0	17.0	0.0	0.0	15.0	0.8	0.1
	14	0.0	17.0	0.0	0.0	15.0	0.8	0.1
	15	0.0	10.0	0.0	0.0	15.0	0.8	0.1
	16	0.0	10.0	0.0	0.0	15.0	0.8	0.1
	17	0.0	5.0	0.0	0.0	5.0	0.8	0.1
	18	0.0	5.0	0.0	0.0	5.0	0.8	0.1
	19	0.0	0.0	0.0	0.0	0.0	0.0	0.1

$C_m = 3\ [\mu F/cm^2]$, $V_{Na} = 115\ [mV]$, $V_{Ca} = 140\ [mV]$, $V_K = -15\ [mV]$, $V_L = 0\ [mV]$, $V_{syn} = 60\ mV$, $\phi_k = 7769 (k=1\sim 7)$, $\phi_8 = 34530$, $\phi_9 = 17402$, $\phi_{10} = 26404$, $\phi_k = 5941 (k=11\sim 19)$, $\beta_\chi = 0.075$.

4.1 錐体細胞モデル — マルチコンパートメントモデル —

② 細胞体の Ca^{2+} コンダクタンスが大きすぎると，Na^+ スパイクの幅が広くなり再分極しなくなる．しかし，細胞体も樹状突起とは独立に Na^+ スパイクのバーストを起こすことがわかっているので，バーストの原因となるゆっくりした脱分極を起こす程度に Ca^{2+} コンダクタンスを与える（$\bar{g}_{Ca} = 4\ \mu S/cm^2$）．樹状突起の Ca^{2+} スパイクの振幅は細胞体の Ca^{2+} スパイクに比べて大きく，また，樹状突起に膜電位依存性の Ca^{2+} チャネルが存在することがわかっているので，先端樹状突起コンパートメント #12 〜 #16 と基底樹状突起コンパートメント #4 〜 #6 に十分な大きさの Ca^{2+} コンダクタンスを与える（$\bar{g}_{Ca} = 10 \sim 17\ \mu S/cm^2$）．

③ Na^+ スパイクが生じたとき再分極するために必要な大きさの遅延整流 K^+ コンダクタンスを細胞体コンパートメント（$\bar{g}_{K(DR)} = 15\ \mu S/cm^2$）と樹状突起コンパートメント #6，#12（$\bar{g}_{K(DR)} = 20\ \mu S/cm^2$）に与える．$\bar{g}_{K(DR)}$ が大きすぎると Na^+ スパイクの振幅が小さくなる．また，細胞体から離れた樹状突起コンパートメントの $\bar{g}_{K(DR)}$ を大きくすると，Ca^{2+} スパイクが抑えられる．

④ A 型 K^+ コンダクタンス $\bar{g}_{K(A)}$ は細胞体にのみ存在すると仮定する．このコンダクタンスは，過分極状態から脱分極するときの時間遅れの原因となるので，バースト間隔に影響を与えるが，この錐体細胞モデルの振舞に大きくは寄与しない．

⑤ バースト後の過分極を起こすのに必要な大きさの $\bar{g}_{K(AHP)}$ を，コンパートメント #1 と #19 を除いて，一様に与える（$\bar{g}_{K(AHP)} = 0.8\ \mu S/cm^2$）．

⑥ $\bar{g}_{K(C)}$ は Ca^{2+} スパイクが生じたあと再分極させるのに必要である．したがって，$\bar{g}_{Ca}$ の分布とほぼ同じ分布にする．$\bar{g}_{Ca}$ と $\bar{g}_{K(C)}$ の相対的な大きさは，Ca^{2+} スパイクの幅に影響を与える．

錐体細胞の発火パターンの特徴の一つはバースト放電を起こすことである．この 19 個のコンパートメントから成る錐体細胞モデルの振舞からバースト放電の発生機構を理解することができる．図 4.3 は，細胞体をパルス電流

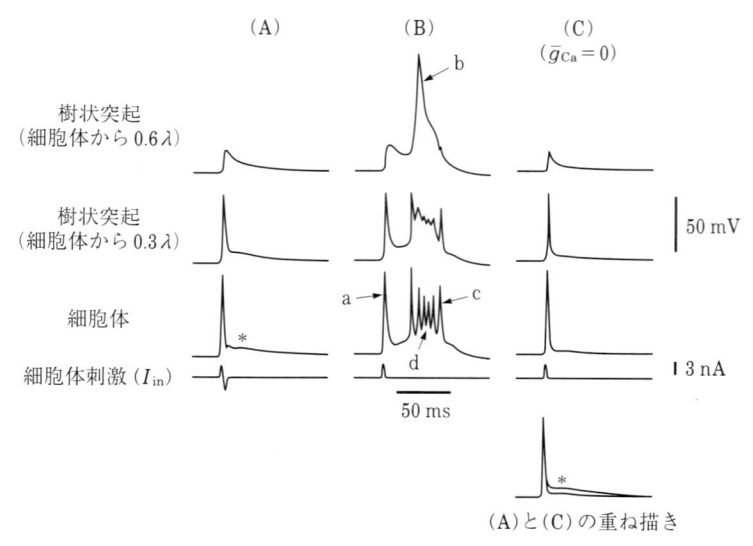

図 4.3 19個のコンパートメントから成る CA 3 錐体細胞モデルの細胞体刺激に対する応答

(A) 細胞体を短い外向き電流とそれに続く内向き電流で刺激．細胞体とそれに近い樹状突起で Na^+ スパイクが生じる．また，Na^+ スパイクに続いてゆっくりした脱分極（DAP，＊印）が生じる．(B) 細胞体を短い外向き電流で刺激．細胞体の Na^+ スパイク (a) に続いて，樹状突起の Ca^{2+} スパイク (b) と細胞体のバースト放電 (c) が生じる．ゆっくりした脱分極 (d) は顕著．(C) $\bar{g}_{Ca}=0$．樹状突起の Ca^{2+} スパイクも細胞体のバースト放電も生じない．右下のトレースは，(A) と (C) の細胞体の応答を重ねて描いたもの．[Traub, R. D., Wong, R. K. S., Miles, R. and Michelson, H.: *J. Neurophysiol.* **66** (1991) 635-650 より]

で刺激したときの先端樹状突起（コンパートメント＃15, 細胞体から 0.6λ），先端樹状突起（コンパートメント＃12, 細胞体から 0.3λ），および細胞体（コンパートメント＃9）の応答を示したものである．

細胞体を外向きパルス電流で短時間脱分極すると，図4.3(B)（矢印 a）に示すように細胞体で Na^+ スパイクが生じる．それが電気緊張的に樹状突起に伝わり，Ca^{2+} スパイクを起こす（図 (B) の矢印 b）．この Ca^{2+} スパイクが再び細胞体を数十 ms 間脱分極するので，細胞体は Na^+ スパイクのバースト

を起こす(図の矢印c)*.最初のNa$^+$スパイクに続くゆっくりした脱分極(図の矢印d)は樹状突起に生じたCa^{2+}電流による細胞体の脱分極で，後脱分極とよばれている.

実際，樹状突起のCa^{2+}電流を阻害すると，図(C)に示すように，最初のNa$^+$スパイクは図(B)(下の2つのトレース)と変りなく生じるが，樹状突起のCa^{2+}スパイクは起きず，Ca^{2+}電流による細胞体のゆっくりした脱分極もほとんど生じない.

錐体細胞のバースト放電が細胞体のNa$^+$スパイクと樹状突起のCa^{2+}スパイクとの電気緊張的な相互作用によって生じているのであれば，細胞体や細胞体近くの樹状突起に加わる抑制性シナプス入力によってバースト放電が抑えられると考えられる.図4.3(A)に示すように，細胞体を外向きパルス電流で短時間脱分極した後内向きパルス電流で短時間過分極すると，最初のNa$^+$スパイクは図(B)と変りなく生じるが，樹状突起のCa^{2+}スパイクも細胞体のバースト放電も生じない.しかし，Na$^+$スパイクによる樹状突起のCa^{2+}電流の活性化をともなうので，ゆっくりした脱分極(図(A)の*印)は生じる(図4.3右下の(A)と(C)の重ね描きを参照).

このモデルでは細胞体にもCa^{2+}チャネルが存在する.しかし，コンダクタンスが小さいので，細胞体のゆっくりした脱分極の原因にはならず，細胞体のバースト放電に寄与することもCa^{2+}スパイクを起こすこともない.細胞体のNa$^+$スパイクの終止は主に細胞体の遅延整流K$^+$電流によるが，バースト後の長い過分極は細胞内Ca^{2+}濃度に依存したK$^+$電流による.

海馬CA3領野の錐体細胞を持続的に脱分極すると，脱分極の大きさに依存して発火パターンが分岐することが知られている.この19個のコンパート

---

* 神経回路中の錐体細胞は樹状突起にあるシナプスで興奮性の入力を受けるので，そのEPSPによって最初のNa$^+$スパイクが細胞体に生じる.そのときCa^{2+}スパイクのしきい値を超えないので，Ca^{2+}スパイクは生じない.その後の振舞は，図4.3(B)と同じである.

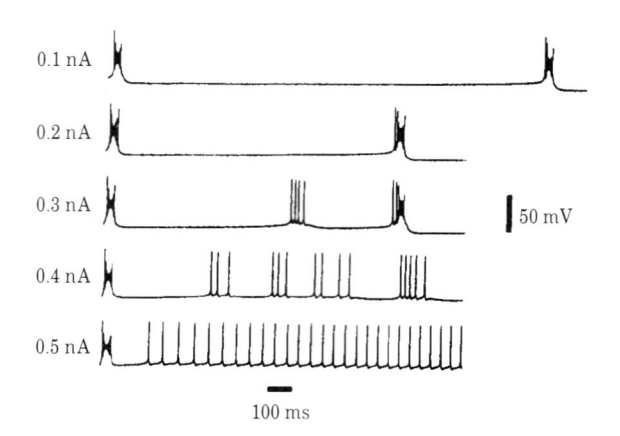

図 4.4 19個のコンパートメントから成る CA 3 錐体細胞モデルの持続的な脱分極電流による発火パターンの分岐

脱分極電流を細胞体コンパートメントに流した．最初のバーストは数値計算開始から定常状態に達するまでの過渡現象．脱分極電流が小さいとき(0.1, 0.2 nA)，周期的バースト放電を起こし，脱分極電流が大きいとき(0.5 nA)，周期的なビート放電を起こす．その中間の脱分極電流に対しては，バーストとビートが混じった不規則な放電を起こす．実験結果と同様，このモデルは脱分極電流が無くても周期的バースト放電を自発的に起こす．[Traub, R. D., Wong, R. K. S., Miles, R. and Michelson, H.: *J. Neurophysiol*. **66** (1991) 635-650 より]

メントから成るモデルも，図 4.4 に示すように，持続的な脱分極に依存して発火パターンが分岐する．小さな脱分極電流を細胞体に持続的に流すと，図 4.4 の上2つのトレースが示すように，バースト放電をくり返す．バースト間隔はかなり長く1〜3秒程度である．脱分極電流を大きくすると，図 4.4 の一番下のトレースが示すように，活動電位がくり返し生じる．スパイク間隔は 40 ms 以下である．中間の大きさの脱分極電流(0.3 nA および 0.4 nA)に対しては，不規則な発火パターンを示す．これらの発火パターンがカオス的な性質をもっているかどうかは，このモデルでは調べられていない．

このように，バースト放電からビート放電へ分岐現象を起こす機構を次のように定性的に理解することができる．

バースト放電後にコンダクタンス $g_{K(AHP)}$ によるゆっくりした過分極が生

4.1 錐体細胞モデル — マルチコンパートメントモデル —

じるが，脱分極電流が小さければ，このゆっくりした過分極反応に打ち勝って次の Na^+ スパイクを起こすことができない．したがって，図 4.4 の上 2 つのトレースのように，バースト間隔が長い周期的なバースト放電を起こすことになる．

一方，脱分極電流が大きくなると，バースト放電後に生じるゆっくりした過分極に打ち勝って Na^+ スパイクを発生できるようになる．ただし，樹状突起ではコンダクタンス $g_{K(AHP)}$ による過分極に打ち勝って Ca^{2+} スパイクを起こすことができない．したがって，図 4.4 の一番下のトレースのように，バースト放電は起きず，30 Hz 程度で発火がくり返されるようになる．

図 4.3(B) に示すバースト放電や図 4.4 に示す脱分極電流による分岐現象は，細胞体で生じる Na^+ スパイクと樹状突起で生じる Ca^{2+} スパイクの相互作用に基づくものであるので，錐体細胞における Na^+ コンダクタンスと Ca^{2+} コンダクタンスの非一様な分布，すなわち，細胞体に大きな Na^+ コンダクタンスが存在し樹状突起に大きな Ca^{2+} コンダクタンスが存在することが本質的であると考えられている．[127] しかし，4.3 節で示すように，これらのコンダクタンスの空間的に非一様な分布が必ずしも必要なわけではない．$g_{K(C)}$ や $g_{K(AHP)}$ を活性化させる細胞内 Ca^{2+} 濃度の Ca^{2+} 電流による制御が重要だと考えることもできる．

この 19 個のコンパートメントから成る錐体細胞モデルを相互に興奮性に結合した神経回路の振舞を見ることにしよう．

図 4.5 は 100 個の錐体細胞モデルをランダムに結合した神経回路の振舞を示している．シナプス電流は興奮性で，先に述べた QUIS 受容体が関与したシナプス電流と NMDA 受容体が関与したシナプス電流である．コンパートメント #3（基底樹状突起）に QUIS 受容体チャネルのみが存在し，コンパートメント #15（先端樹状突起）に QUIS 受容体チャネルと NMDA 受容体チャネルの両方が存在すると考えている．個々の錐体細胞はランダムに選ばれた他の 20 個の錐体細胞から入力を受ける．抑制性の結合は無い．

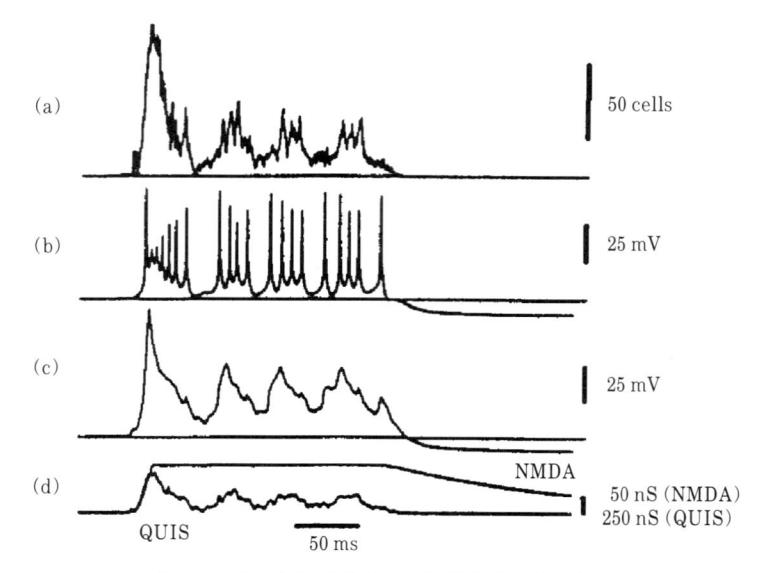

図 4.5 CA 3 錐体細胞を 100 個興奮性に結合させた神経回路モデルの活動

CA 3 錐体細胞は 19 個のコンパートメントから成るニューロンモデル．各錐体細胞はランダムに選ばれた他の 20 個の錐体細胞と結合されている．QUIS 型シナプスがコンパートメント#3 に，QUIS 型シナプスと NMDA 型シナプスの両方がコンパートメント#15 に存在する．刺激が 1 個のニューロンに加えられると，細胞体にくり返しバーストが生じる．NMDA 型シナプスのコンダクタンスは飽和しているが，QUIS 型シナプスのコンダクタンスは発火数と同期して周期的に変化している．(a) 発火数．(b) 細胞体の活動．(c) 先端樹状突起の活動．(d) NMDA コンダクタンスと QUIS コンダクタンス．[Traub, R. D., Wong, R. K. S., Miles, R. and Michelson, H.: *J. Neurophysiol.* **66** (1991) 635 - 650 より]

QUIS 型シナプス電流で生じた EPSP は細胞体に最初のバーストを引き起こす（図 (b) の最初のバースト）．また，QUIS 型シナプス電流による EPSP は樹状突起を脱分極して，NMDA 受容体チャネルの Mg^{2+} イオンによるブロックを解除する．NMDA 受容体が関与した EPSP は時定数が長く樹状突起を持続的に興奮させることになるので，樹状突起にくり返し Ca^{2+} スパイクが生じる（図 (c)）．これらの Ca^{2+} スパイクは結果的に細胞体に Na^+ スパ

イクのバーストをくり返し起こす(図 (b)).* QUIS 受容体が関与した EPSP はこれらのバーストを神経回路全体に広げ,バーストを神経回路全体で同期化させる役目ももっている.同期したバースト放電のくり返しは $g_{K(AHP)}$ や $g_{K(C)}$ の活性化によって生じる過分極によって終止される.

海馬 CA 3 領野の特徴は,個々の錐体細胞が自発的にバースト放電する能力をもっており,また錐体細胞間の結合が非常に強いことである.したがって,空間的に同期したバースト放電を起こしやすく,換言すれば,海馬はてんかんを起こしやすい.図 4.5 で用いた神経回路モデルは抑制性の結合をもたないが,実際には抑制性の結合も強く,てんかん的活動が起きるのを抑えている.

4.2 錐体細胞モデルの簡約化 I

前節で学んだ 19 個のコンパートメントからなる錐体細胞モデルは,空間定数程度の長さの先端樹状突起と基底樹状突起をそれぞれ 1 本もち,細胞体の Na^+ スパイクと樹状突起の Ca^{2+} スパイクの相互作用により,発火パターンをよく再現する.また,イオンコンダクタンスの種類と分布も細胞体と樹状突起からの電位固定記録を再現するように考慮されている.しかし,この 1 個の錐体細胞のモデルは 100 を超える数の変数をもつことになり,非常に複雑である.また,数値計算にも多くの時間を要し,ましてやこの錐体細胞モデ

---

* このようなバースト放電のくり返しは,実験では $GABA_A$ 型反回性抑制を阻害したとき観測される.[35,84] NMDA 受容体阻害剤である APV やケタミンの効果が調べられており,[69,129] NMDA 受容体が関与していることが示唆されている.他に,海馬の CA 3 スライスが低濃度 Mg^{2+} 溶液中で同期したバーストをくり返し起こすことがわかっており,この同期したバーストは AMPA 受容体の阻害剤である CNQX で止まらない.[57,128]

ルを用いて構成した神経回路の数値計算は決して容易ではない．そこで本質を残したモデルの簡約が必要になる．

19個のコンパートメントから成る錐体細胞モデルの簡約化としては，2個のコンパートメントから成るモデルと1個のコンパートメントから成るモデルへの簡約が試みられている．この節では Pinsky と Rinzel (1994) が行った2個のコンパートメントから成る錐体細胞モデルへの簡約[99]について述べ，次の節で Tateno ら(1998)が行ったシングルコンパートメントモデルへの簡約[126]について述べよう．

前節の19個のコンパートメントから成る錐体細胞モデルの振舞からわかるように，バースト放電を起こす基本的な機構は細胞体の活動（Na^+ スパイク）と樹状突起の活動（Ca^{2+} スパイク）との相互作用であり，長いバースト間隔を作るのは細胞内の Ca^{2+} 濃度に依存したいくつかの K^+ 電流である．したがって，2個のコンパートメントから成るモデルへの簡約の方針は，(1) 細胞体コンパートメント1個と樹状突起コンパートメント1個から成るモデルにすることと，(2) この2つのコンパートメントに含まれるイオンコンダクタンスの種類を減らすことである．

方針 (2) の基本的な考え方は，細胞体コンパートメントのイオンコンダクタンスを Na^+ コンダクタンス g_{Na} と遅延整流 K^+ コンダクタンス $g_{K(DR)}$ に絞り，樹状突起コンパートメントのコンダクタンスをしきい値の高いゆっくりした Ca^{2+} コンダクタンス g_{Ca} と Ca^{2+} 濃度に依存する2種類のコンダクタンス $g_{K(AHP)}$ と $g_{K(C)}$ に絞ることである．なぜなら，表4.1を見てわかるように，g_{Na} と $g_{K(DR)}$ は細胞体とその近傍の樹状突起（細胞体から 0.3λ 以内）に限られており，ほとんどの g_{Ca} は細胞体から少し離れた樹状突起（細胞体から 0.6λ 程度）に分布しているからである．A型 K^+ コンダクタンス $g_{K(A)}$ は小さいので省略される．

19個のコンパートメントから成る錐体細胞モデルは129個の変数をもっている．それに対し，この2個のコンパートメントから成る錐体細胞モデル

4.2 錐体細胞モデルの簡約化 I

の変数は 8 個であり，次の方程式で表される．

$$C_\mathrm{m}\frac{dV_\mathrm{s}}{dt} = \frac{g_\mathrm{c}}{p}(V_\mathrm{d} - V_\mathrm{s}) - \bar{g}_\mathrm{Na} m_\infty^2 h(V_\mathrm{s} - V_\mathrm{Na})$$

$$- \bar{g}_\mathrm{K(DR)} n(V_\mathrm{s} - V_\mathrm{K}) - g_\mathrm{L}(V_\mathrm{s} - V_\mathrm{L}) + \frac{I_\mathrm{s}}{p} \quad (4.6)$$

$$C_\mathrm{m}\frac{dV_\mathrm{d}}{dt} = \frac{g_\mathrm{c}}{1-p}(V_\mathrm{s} - V_\mathrm{d}) - \bar{g}_\mathrm{Ca} s^2(V_\mathrm{d} - V_\mathrm{Ca})$$

$$- \bar{g}_\mathrm{K(AHP)} q(V_\mathrm{d} - V_\mathrm{K}) - \bar{g}_\mathrm{K(C)} c \times \min\left(1, \frac{\chi}{250}\right) \times (V_\mathrm{d} - V_\mathrm{K})$$

$$- g_\mathrm{L}(V_\mathrm{d} - V_\mathrm{L}) - \frac{I_\mathrm{syn}}{1-p} + \frac{I_\mathrm{d}}{1-p} \quad (4.7)$$

V_s と V_d はそれぞれ細胞体と樹状突起の膜電位であり，静止膜電位からの電位差として表されている．* C_m は膜容量，$\bar{g}$ は添え字が表す電流に関する最大コンダクタンスで，それぞれ $\mu\mathrm{F/cm}^2$，$\mathrm{mS/cm}^2$ の単位で与えられる．V_Na, V_K, V_Ca はそれぞれ Na^+, K^+, Ca^{2+} 平衡電位である．また，$\min(1, \chi/250)$ は 1 と $\chi/250$ の小さい方の値をその値とする関数である．

I_s と I_d はそれぞれ細胞体と樹状突起に流す電流，すなわち刺激電流である．これらの電流は細胞体と樹状突起の 2 つから成る錐体細胞モデル全体の表面積で割った密度で与えられているので，全体に対する細胞体の表面積の割合を p とすると，細胞体コンパートメントと樹状突起コンパートメントそれぞれに流れる電流の密度は I_s/p および $I_\mathrm{d}/(1-p)$ となる．I_syn は樹状突起コンパートメントに流れるシナプス電流であり，刺激電流と同様に $I_\mathrm{syn}/(1-p)$ と表される．

g_c は細胞体コンパートメントと樹状突起コンパートメントの接合部のコンダクタンスである．細胞体の面積の割合を考慮して，(4.6) 式では g_c/p, (4.7) 式では $g_\mathrm{c}/(1-p)$ と表されている．このコンダクタンスを通じて細胞体の活動と樹状突起の活動が相互作用するのであるが，g_c を適当な大きさにしておかないと，このモデルは実験で観測されるようなバースト放電を起こ

---

* 静止膜電位を $0\,\mathrm{mV}$ とし，V_s, $V_\mathrm{d} > 0$ は脱分極を表す．

さない．(4.6) と (4.7) 式のパラメータの値については巻末の付録 F を参照のこと．

ゲート変数 h, n, s, q, c は，式 (4.3) と同様に，

$$\frac{dz}{dt} = \alpha_z(\varPsi) - (\alpha_z(\varPsi) + \beta_z(\varPsi))z \tag{4.8}$$

と表される．z は h, n, s, q, c であり，$\varPsi$ は膜電位 V_s, V_d または細胞内 Ca^{2+} 濃度 χ である．ゲート変数 m の時定数は非常に小さいので，m の値は膜電位 V_s の変化に十分速く追従すると仮定し，$m = m_\infty$ としている．また，$r = 1$ とし，Ca^{2+} 電流の不活性化ゲート変数 r は変化しないとしている．速度定数 α_z, β_z は 19 個のコンパートメントから成るモデルの速度定数と同じである（付録 E）．

細胞内 Ca^{2+} 濃度 χ も (4.4) 式と同様に，

$$\frac{d\chi}{dt} = -\phi I_{Ca} - \beta_\chi \chi \tag{4.9}$$

と表される．Traub らの 19 個のコンパートメントから成るモデルと同様，コンパートメント間の Ca^{2+} の拡散は考えていない．

この 2 個のコンパートメントから成る錐体細胞モデルは，前節で述べた 19 個のコンパートメントから成るモデルと同様，刺激電流が加わってなくても自発活動を起こし，細胞体を少し過分極しないと静止状態にはならない．

2 つのコンパートメントを切り離すと，細胞体コンパートメントは $I_s = 0$ でも自発活動を起こし，持続的な外向き刺激電流 $I_s(>0)$ に依存して数 Hz 〜 300 Hz の周期的放電を起こす．それに対し，樹状突起コンパートメントは，$I_d = 0$ のとき安定な静止状態を保ち（$V_d = 2\,\mathrm{mV}$），持続的な刺激電流 $I_d(>0)$ を加えても高々数 Hz の周期放電しか起こさない．

これらの 2 つのコンパートメントがコンダクタンス g_c によって電気的に接合されると，細胞体への持続的な刺激電流 I_s に依存してビート放電，バースト放電，および不規則放電を起こすようになる．

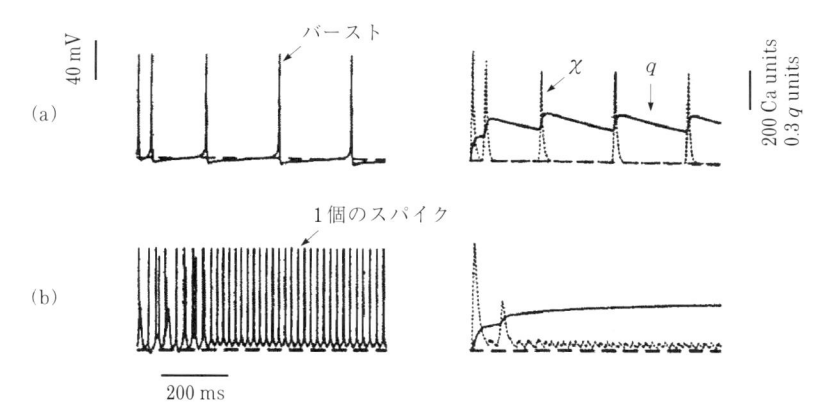

図 4.6 2個のコンパートメントから成る CA3 錐体細胞モデルの持続的な脱分極電流による発火パターンの分岐
左のトレースは細胞体の発火パターン．右のトレースは樹状突起内の Ca^{2+} イオン濃度 χ と持続時間の長い Ca^{2+} 依存性 K^+ 電流のゲート変数 q の時間変化．$g_c = 2.1\,mS/cm^2$．(a) バースト放電．3〜4発の Na^+ スパイクから成るバーストをくり返す．$I_s = 0.75\,\mu A/cm^2$．(b) ビート放電．$I_s = 2.5\,\mu A/cm^2$．計算開始後の過渡状態も示されている．[Pinsky, P. F. and Rinzel, J.: *J. Comp. Neurosci.* **1** (1994) 39-60 より]

　図 4.6(a) と (b) の左のトレースはそれぞれ弱い持続的な電流（$I_s = 0.75\,\mu A/cm^2$）と強い持続的な電流（$I_s = 2.5\,\mu A/cm^2$）を細胞体に加えたときに生じる細胞体の周期的バースト放電とビート放電である．図には示していないが，これらの中間の大きさの刺激電流で不規則放電が生じる（$1.5 < I_s < 2.0\,\mu A/cm^2$）．

　バースト放電を起こす機構は次のように説明される．細胞体の Na^+ スパイク発生のしきい値が樹状突起の Ca^{2+} スパイク発生のしきい値より低いので，細胞体あるいは樹状突起に刺激が加わると，まず細胞体に Na^+ スパイクが生じる．この Na^+ スパイクは電気緊張的に樹状突起を脱分極するが，持続時間が短いので細胞体はすぐ再分極し，樹状突起も Ca^{2+} スパイク発生には至らない．しかし，細胞体の再分極は接合コンダクタンス g_c を通じて樹状突

起から細胞体へ流れ込む電流の原因になり*，その電流は細胞体を再び脱分極し2発目のNa^+スパイクを発生させる．2発目のNa^+スパイクによる樹状突起の脱分極でCa^{2+}スパイクが生じ，ゆっくりしたCa^{2+}スパイクによって細胞体にゆっくりした脱分極が生じる．このとき，g_cを通じて樹状突起から細胞体に流れ込む電流は非常に大きく，細胞体はNa^+スパイクを数回起こす．また，Ca^{2+}スパイクにともない樹状突起内のCa^{2+}濃度が上昇するので，$g_{K(C)}$が活性化されバーストが終止される．

図4.6の右のトレースは樹状突起コンパートメント内のCa^{2+}濃度χと持続時間の長いCa^{2+}依存性K^+電流$I_{K(AHP)}$のゲート変数qの時間変化である．刺激電流が弱いとき，樹状突起のCa^{2+}スパイクにともなってχは一過性に上昇しすぐに0レベルにもどるが，qはゆっくりと減少し，あるしきい値を下回ると再び細胞体のNa^+スパイクバーストが生じる（図4.6(a)）．したがって，$I_{K(AHP)}$による樹状突起のゆっくりした過分極反応が細胞体の長いバースト間隔を作っていることがわかる．

それに対し刺激電流が強いと，電気緊張的に伝わる樹状突起の過分極反応に打ち勝って次々とNa^+スパイクが生じるので，樹状突起のCa^{2+}依存性K^+電流のゲート変数qは定常的に大きな値を示し，樹状突起は持続的に過分極している．** したがって，樹状突起にCa^{2+}スパイクが生じず，Na^+スパイクとCa^{2+}スパイクの相互作用も起きない．結果的に，細胞体コンパートメントの活動が主となり，ビート放電となる．

4.1節と同様，2個のコンパートメントから成るCA3錐体細胞のモデルを興奮性に相互に結合した神経回路の振舞を見よう．この神経回路には抑制性の結合は含まれていない．

---

* 最初のNa^+スパイクによる樹状突起の脱分極でg_{Ca}がある程度活性化しているので，樹状突起は脱分極状態を維持する．

** Ca^{2+}スパイクが起きなくても，細胞体のNa^+スパイクによって樹状突起のg_{Ca}がある程度活性化されてCa^{2+}電流が流れるので，細胞内Ca^{2+}イオンはある濃度に保たれる．

4.2 錐体細胞モデルの簡約化 I

100 個のニューロンを用い，各ニューロンは 20 個のランダムに選ばれた他のニューロンから興奮性の入力を受ける．興奮性シナプスは樹状突起にあるとし，AMPA 受容体チャネルと NMDA 受容体チャネルの両方を含んでいる．

i 番目のニューロンに流れるシナプス電流は AMPA 型と NMDA 型のシナプス電流 $I_{\text{AMPA},i}$ と $I_{\text{NMDA},i}$ を用いて次のように表される．

$$\begin{aligned}
I_{\text{syn},i} &= I_{\text{AMPA},i} + I_{\text{NMDA},i} \\
&= \bar{g}_{\text{AMPA}} W_i(t)(V_{\text{d},i} - V_{\text{syn})} \\
&\quad + \bar{g}_{\text{NMDA}} S_i(t) \times \frac{1}{1 + 0.28 \exp(-0.062(V_{\text{d},i} - 60))} \times (V_{\text{d},i} - V_{\text{syn}})
\end{aligned} \tag{4.10}$$

$V_{\text{d},i}$ は i 番目のニューロンの樹状突起の膜電位，V_{syn} はシナプス平衡電位である．$\bar{g}_{\text{AMPA}}$ と $\bar{g}_{\text{NMDA}}$ はそれぞれ AMPA 受容体チャネルと NMDA 受容体チャネルの最大コンダクタンスである．W_i と S_i はそれらのチャネルのゲート変数に当り，次の方程式

$$\frac{dW_i}{dt} = \sum_j H(V_{\text{s},j} - 20) - \frac{W_i}{2} \tag{4.11}$$

$$\frac{dS_i}{dt} = \sum_j H(V_{\text{s},j} - 10) - \frac{S_i}{150} \tag{4.12}$$

$$H(x) = \begin{cases} 1 & [x \geqq 0] \\ 0 & [x < 0] \end{cases}$$

で与えられる．$V_{\text{s},j}$ は j 番目のニューロンの細胞体の膜電位である．(4.10) 式に含まれている $S(t)$ には上限を設け，$S(t) \leqq S_{\max} = 125$ としている．NMDA 受容体チャネルの時間変化は非常にゆっくりしているので，1 回バーストが起きるとしばらくの間ほとんど一定の値 $S(t) = S_{\max}$ をとることになる．

NMDA 受容体チャネルのコンダクタンスが 0，すなわち $S = 0$ であれば，この神経回路は自発的に同期したバーストを起こすことはない．細胞体が刺

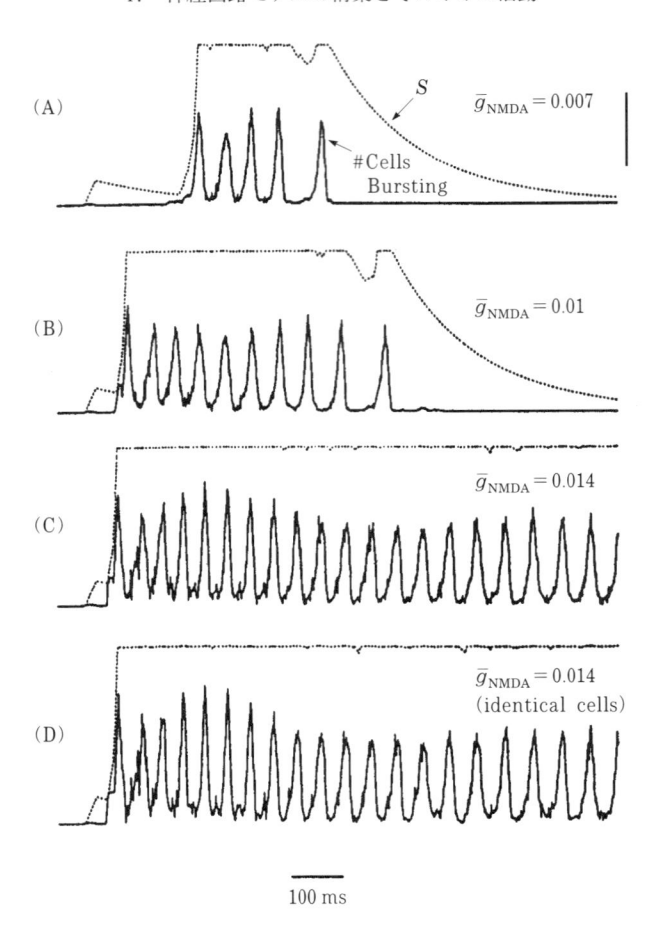

図 4.7 CA 3 錐体細胞を 100 個興奮性に結合した
神経回路モデルのくり返しバースト放電

CA 3 錐体細胞モデルは 2 個のコンパートメントから成るニューロンモデル. $\bar{g}_{\text{NMDA}}$ 依存性. 実線は Na$^+$ スパイクを起こした細胞の数. 点線は錐体細胞のゲート変数 $s(t)$ の和. $\bar{g}_{\text{AMPA}} = 0.0045\,\text{mS/cm}^2$, $I_s = -0.5\,\mu\text{A/cm}^2$. (A)〜(C) $\bar{g}_{\text{Ca}}$ に 10% の分散をもたせた非一様な神経回路. (D) 一様な神経回路. 100 個の錐体細胞は全く同じ. 縦棒は, 発火したニューロンの数に関しては 50 個, また, ゲート変数 s の和に関しては 50 を示す. [Pinsky, P. F. and Rinzel, J.: *J. Comp. Neurosci.* **1** (1994) 39-60 より]

4.2 錐体細胞モデルの簡約化 I

激を受けたとき，同期したバーストをどのくらいくり返すかは，図 4.7 に示すように $\bar{g}_{\mathrm{NMDA}}$ の大きさに依存する．$\bar{g}_{\mathrm{NMDA}}$ が小さい場合，図 (A), (B) に示すように，細胞体刺激に対して数回同期したバーストを起こし終止する．この振舞は，図 4.5 に示した 19 個のコンパートメントから成る錐体細胞モデルの振舞と定性的に同じである．$\bar{g}_{\mathrm{NMDA}}$ が増大し 2 倍になると，$\bar{g}_{\mathrm{Ca}}$ の値がニューロンごとにばらついていてもばらついていなくても，図 (C), (D) に示すように，同期したバーストが持続的にくり返され，一種のてんかん状態になる．

ここでもう一つ理解できることは，$\bar{g}_{\mathrm{NMDA}}$ の増大によってニューロン活動が同期化してんかん状態になるといっても，図 (D) に示すように，ニューロン活動が完璧に同期するわけではないということである．

前節で述べたように，Na^+ コンダクタンスは錐体細胞の細胞体に多く分布し，Ca^{2+} コンダクタンスは樹状突起に多く分布すると考えられている．そこで，Na^+ コンダクタンスは細胞体に，Ca^{2+} コンダクタンスは樹状突起コンパートメントに限局されていると仮定して，2 個のコンパートメントから成るモデルが作られた．その結果，細胞体の速い Na^+ スパイクと樹状突起のゆっくりした Ca^{2+} スパイクの電気的な相互作用によって発火パターンが作られることをより明確にすることができた．この発火パターンは細胞体の脱分極の大きさに依存し，周期的なバーストパターンからカオス的発火パターンを経由して周期的なビートパターンに分岐する．

この節で述べた，2 個のコンパートメントから成る錐体細胞モデルは，g_c を十分大きくしてシングルコンパートメントと等価にすると，バーストは生じず，シングルスパイクをくり返すようになる．また，細胞体を脱分極しても発火パターンは分岐しなくなる．各イオンコンダクタンスの分布は正確にはわかっていないが，現実の錐体細胞では長く伸びた樹状突起と細胞体の相互作用が重要なのであろう．

しかし，このような複雑な発火パターンを作る機構，すなわち速い Na^+ スパイク振動と遅い Ca^{2+} スパイク振動の相互作用は，第 3 章で学んだニュー

ロンモデルにおける速い振動と遅い振動の相互作用とよく似ている.* 海馬の錐体細胞のバースト放電の機構を形態まで含めて議論するのでなければ,実験で観測された発火パターンとその分岐現象を再現するシングルコンパートメントモデルを作ることは可能であろう.次の節で,錐体細胞のシングルコンパートメントモデルを紹介することにしよう.

4.3 錐体細胞モデルの簡約化 II

4.1 節で示した Traub らの錐体細胞モデルで学んだように,細胞体の Na^+ 電流と K^+ 電流による速い振動(Na^+ スパイク)と樹状突起の Ca^{2+} 電流と Ca^{2+} 依存性 K^+ 電流による遅い振動(Ca^{2+} スパイク)との相互作用によりバースト放電が生じる.また,この相互作用が細胞体の脱分極の大きさに依存するので,脱分極を起こすバイアス電流によってバースト放電からビート放電への分岐を起こす.

4.2 節で示した Pinsky - Rinzel モデルは,錐体細胞の形態に基づく発火パターン形成機構を重視して簡約したモデルであった.この節で述べるシングルコンパートメントモデルは樹状突起をもたないモデルである.しかし,錐体細胞の発火パターンとその分岐現象を再現することができる.[126]

シングルコンパートメントモデルは次のように書くことができる.

$$C_m \frac{dV}{dt} = \bar{g}_{Na} m^2 h (V_{Na} - V) + \bar{g}_{Ca} s^2 r (V_{Ca} - V)$$
$$+ \bar{g}_{Ca(low)} s_{low}^2 r_{low} (V_{Ca} - V) + \bar{g}_{K(DR)} n (V_K - V)$$

---

* 第3章で紹介したニューロンモデルにはニューロンの形態学的特徴は含まれていない.すなわち,細胞体だけをイメージしたシングルコンパートメントモデルと考えてよく,速い振動と遅い振動の発生部位は同じである.

4.3 錐体細胞モデルの簡約化 II

$$+ \bar{g}_{\text{K(A)}} ab (V_{\text{K}} - V) + \bar{g}_{\text{K(AHP)}} q (V_{\text{K}} - V)$$

$$+ \bar{g}_{\text{K(C)}} c \cdot \min\left(1, \frac{\chi}{250}\right)(V_{\text{K}} - V) + g_{\text{L}}(V_{\text{L}} - V)$$

$$+ g_{\text{af}}(V_{\text{syn(e)}} - V) + I_{\text{syn(e)}}^{(\text{P})} + I_{\text{syn(i)}}^{(\text{P})} + I_{\text{stim}} + I_{\text{in}} \quad (4.13)$$

$$\frac{dz}{dt} = \alpha_z - (\alpha_z + \beta_z) z \quad (4.14)$$

$$\frac{d\chi}{dt} = -\phi I_{\text{Ca}} - \beta_\chi \chi \quad (4.15)$$

変数 z は (4.13) 式の各ゲート変数 $m, h, s, r, s_{\text{low}}, r_{\text{low}}, n, a, b, q, c$ であり，$\bar{g}_{\text{Ca(low)}}$，s_{low} および r_{low} はそれぞれ しきい値の低い Ca^{2+} チャネルの最大コンダクタンスとゲート変数である．g_{af} と $V_{\text{syn(e)}}$ はそれぞれ海馬外からの興奮性入力線維のシナプスコンダクタンスとシナプス平衡電位であり，たとえば中隔から海馬の錐体細胞への持続的な入力を考えることができる．$I_{\text{syn(e)}}^{(\text{P})}$ と $I_{\text{syn(i)}}^{(\text{P})}$ はそれぞれ興奮性と抑制性のシナプス電流であり，I_{stim} は苔状線維からの入力によって生じる興奮性シナプス電流である．I_{in} は細胞体に流す刺激電流であり，細胞体に刺入した刺激電極を通して流す刺激電流に相当する．I_{Ca} は (4.13) 式の右辺第 2 項と第 3 項の和であり，外向き電流が正である．その他の変数やパラメータの表現は，Traub らのモデル ((4.1) ～ (4.4) 式) および Pinsky‐Rinzel モデル ((4.6) ～ (4.9) 式) と同じである．

Pinsky と Rinzel (1994) が示しているように，彼らのモデルで接合コンダクタンス g_c を ∞ とすると Na^+ スパイクによってすぐ Ca^{2+} スパイクが生じ，バースト放電にはならない．したがって，シングルコンパートメントモデルに簡約するには，マルチコンパートメントモデルで採用されているイオン電流の最大コンダクタンスや時定数の一部を再調整する必要がある．

各イオンに対する最大コンダクタンスは表 4.1 の細胞体（コンパートメント＃9）の値を基本とし，それからの修正の方針を次のようにすればよい．

（1） マルチコンパートメントモデルでは樹状突起の Ca^{2+} スパイクが樹状突起を伝わって細胞体の Na^+ スパイクと相互作用するが，シングルコ

ンパートメントモデルでは細胞体内で両者が発生し相互作用するので，結果的には細胞体の最大 Ca^{2+} コンダクタンスを大きくする必要はない．しかし，樹状突起の Ca^{2+} スパイクが細胞体をゆっくり脱分極し Na^+ スパイクのバーストを作ることを考慮し，Ca^{2+} コンダクタンスの時定数を大きくする必要がある．

（2） シングルコンパートメントモデルでは Na^+ および $K^+_{(DR)}$ チャネルと Ca^{2+} チャネルが共通の膜電位に依存するので，$K^+_{(DR)}$ 電流の Ca^{2+} チャネルに対する影響が大きい．したがって，$K^+_{(DR)}$ 電流による過分極が Ca^{2+} スパイクを阻害しないように，$\bar{g}_{K(DR)}$ を少し小さくする必要がある．

（3） Ca^{2+} コンダクタンスの時定数を大きくしたので，Na^+ スパイクバーストを終止させるのに $\bar{g}_{K(AHP)}$ を少し大きくする必要がある．これらの最大コンダクタンスの値と速度定数の膜電位依存性については付録 G を参照のこと．

海馬の錐体細胞にはしきい値の低い Ca^{2+} 電流が存在することが Brown と Griffith（1983）によって報告されている．[13)] このしきい値の低い Ca^{2+} 電流は $g_{K(AHP)}$ による過分極反応から静止膜電位にもどる過程で活性化され，膜を Na^+ スパイクのしきい値以上に脱分極する．その結果，Na^+ スパイクに続いてしきい値の高いゆっくりした Ca^{2+} スパイクが発生する．すなわち，しきい値の低い Ca^{2+} 電流は錐体細胞が自発的にバースト放電をくり返すことを可能にする．しきい値の低い Ca^{2+} 電流は Traub らのモデルや Pinsky‐Rinzel のモデルには含まれていないが，(4.13) ～ (4.15) 式で与えられるシングルコンパートメントモデルには含まれている．また，A 型の K^+ 電流も省略されていず，ゲート変数 m と r も定数にはしていない．そのため，シングルコンパートメントモデルではあるが，変数の数は Pinsky‐Rinzel の 2 個のコンパートメントからなるモデルより多く，13 である．しかし，Traub のマルチコンパートメントモデルに比べると変数の数は圧倒的に少ない．

図 4.8 はラットの海馬スライスの CA 3 錐体細胞から細胞内記録した発火

4.3 錐体細胞モデルの簡約化 II 161

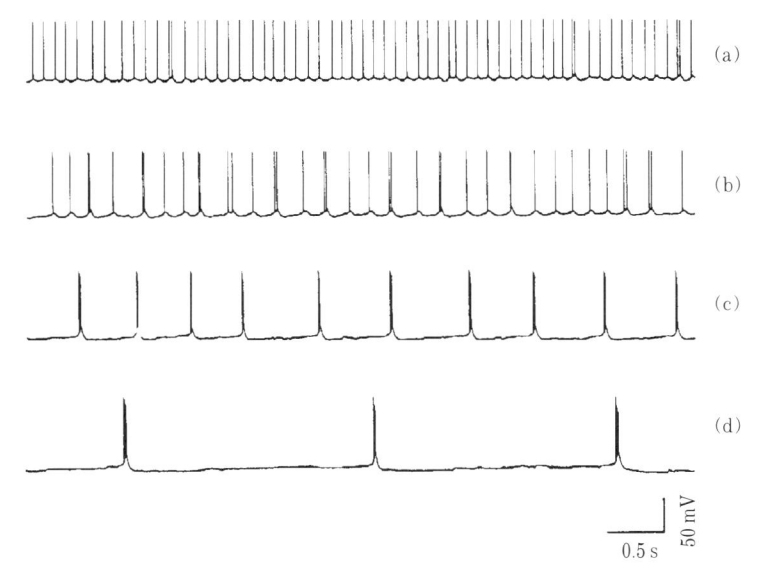

図 4.8 海馬 CA 3 錐体細胞の発火パターン
ラットの海馬スライス標本の CA 3 錐体細胞から細胞内記録．外向きのバイアス電流は，(a) 0.3 nA，(b) 0.2 nA，(c) 0.1 nA，(d) 0 nA．(a) ビート放電．(b) カオス放電．シングルスパイクとダブレットが混在．(c) バースト放電．バースト当り 5 スパイク．(d) 自発性バースト放電．バースト間隔は約 2 秒．バースト当り 6 スパイク．[Tateno, K., Hayashi, H. and Ishizuka, S.: *Neural Networks* **11** (1998) 985‒1003 より]

パターンである．図 (d) が示すように，刺激が無くても自発的にバースト放電を起こす．細胞体にバイアス電流を加え持続的に脱分極すると，脱分極の大きさに依存してバースト間隔が短くなり（図 (c)），カオス的放電（図 (b)）を経てビート放電（図 (a)）に分岐する．

図 4.9(a) はシングルコンパートメントモデルの発火パターンである．実験で観測される発火パターンをよく再現している．刺激が無くても自発的にバースト放電を起こしており（図 (vi)），バイアス電流 I_{in} を加えて脱分極すると，カオス放電（図 (iii)）を経てビート放電（図 (i)）に分岐する．分岐現象をくわしく見るために，分岐図（図 (b)）を求めると，I_{in} の減少にともな

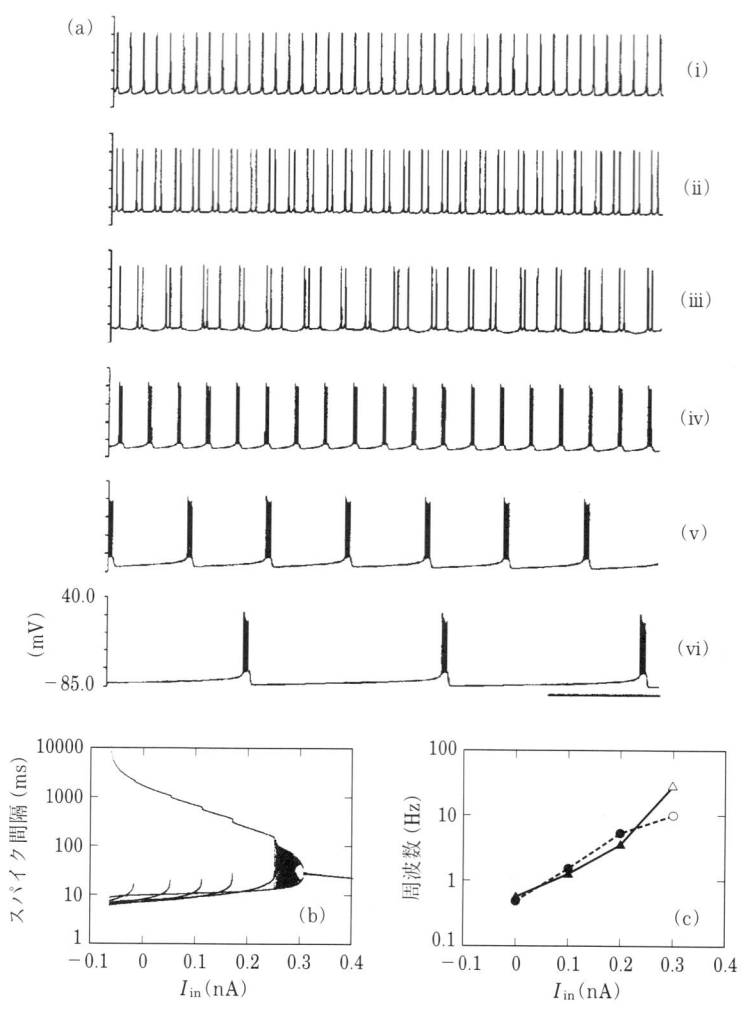

図 4.9 シングルコンパートメント CA 3 錐体細胞モデルの発火パターンの分岐. (4.13)～(4.15)式を用いた数値計算. (a) 発火パターン；(i) ビート放電, $I_{In} = 0.4$ nA, (ii) 周期 2, $I_{In} = 0.3$ nA, (iii) カオス, $I_{In} = 0.27$ nA, (iv) バースト放電, バースト当り 3 スパイク, $I_{In} = 0.2$ nA, (v) バースト放電, バースト当り 5 スパイク, $I_{In} = 0.1$ nA, (vi) バースト放電, バースト当り 6 スパイク, $I_{In} = 0$ nA. 横棒は時間のスケールで, (i) 0.2 s, (ii), (iii) 0.4 s, (iv)～(vi) 1 s を表す. (b) 分岐図. 横軸は外向きバイアス電流 I_{In}. 縦軸はスパイク間隔. (c) バースト周波数(バースト間隔の逆数). ▲：シングルコンパートメントモデル, ●：ラットの海馬 CA 3 錐体細胞. $I_{In} = 0.3$ nA の △ と ○ はスパイク周波数(スパイク間隔の逆数)であることに注意. [Tateno, K., Hayashi, H. and Ishizuka, S.: *Neural Networks* **11** (1998) 985 - 1003 より]

ってビート放電から周期倍分岐をくり返してカオス放電に至っていることがわかる．さらに I_{in} が小さくなるとバースト放電に分岐する．このシングルコンパートメントモデルのバースト周波数（バースト間隔の逆数）も，図 (c) に示すように実験結果とよく一致している．

4.4 海馬神経回路モデルとその時空活動

CA 3 錐体細胞のシングルコンパートメントモデルを用いて海馬 CA 3 領野の神経回路を構成してみよう．これから先の議論では常に $I_{in} = 0$ である．CA 3 領野では錐体細胞は互いに興奮性に結合されており，また抑制性の介在ニューロンを経由して互いに抑制されている．個々のニューロン活動のダイナミカルな性質が神経回路の振舞に大きな影響をおよぼすことは言うまでもないことであるが，神経回路の構造やシナプスの性質なども神経回路の振舞に大きな影響をおよぼす要素である．

図 4.10 は 256 個の錐体細胞（△）を 16 × 16 の格子点に配置した神経回路

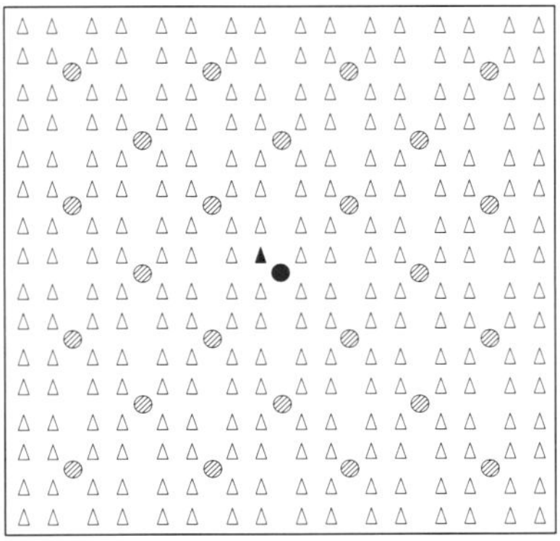

図 4.10 海馬 CA 3 神経回路モデルの構成．△：錐体細胞．◎：抑制性介在ニューロン．錐体細胞は近傍の 8 個の錐体細胞と互いに興奮性に結合されており，抑制性介在ニューロンは近傍の 16 個の錐体細胞から興奮性の入力を受け，同じ 16 個の錐体細胞を抑制する．個々の抑制性介在ニューロンが抑制する領域は部分的に重なっている．錐体細胞（▲）と抑制性介在ニューロン（●）の発火パターンが図 4.12, 図 4.16 および図 4.17 に示されている．[Tateno, K., Hayashi, H. and Ishizuka, S.: *Neural Networks* **11** (1998) 985–1003 より]

モデルである．海馬のCA3領野に存在する抑制性の介在ニューロンの数は錐体細胞の数の約10%であることがMisgeldとFrotscher (1986) によって報告されているので[86]，図4.10に示すように，この神経回路モデルには25個の抑制性介在ニューロン（◎）も含まれている．

各錐体細胞は近傍の8個の錐体細胞と興奮性シナプスを介して結合されている．各抑制性介在ニューロンは近傍の16個の錐体細胞から興奮性の入力を受け，同じ16個の錐体細胞を抑制している．各介在ニューロンによる抑制の領域は部分的に重なっており，隣接した抑制性介在ニューロンは4個の錐体細胞を共通に抑制する．

海馬の錐体細胞の興奮性シナプスにはAMPA受容体チャネルとNMDA受容体チャネルが存在することが知られている．NMDA受容体チャネルはAMPA受容体チャネルによるEPSPの長期増強（LTP）のトリガーとなるCa^{2+}電流を流すので大事な存在であるが，4.1節および4.2節で示したように，CA3領野では，NMDA受容体チャネルのコンダクタンスの増大は樹状突起にくり返しCa^{2+}スパイクを起こし，細胞体がNa^+スパイクバーストをくり返し起こすいわゆるてんかん的状態を引き起こしやすい．一方，AMPA受容体チャネルによるEPSPはバースト放電を周囲に広げ，神経回路の広い範囲でバースト放電の同期化を促進する役割を持つと考えられている．[68] したがって，この神経回路モデルでは反回性興奮結合としてAMPA受容体チャネルが関与したEPSPのみを考えることにしよう．

(4.13)式の興奮性のシナプス電流$I_{\mathrm{syn(e)}}^{(\mathrm{P})}$は次のように表すことができる．

$$I_{\mathrm{syn(e)}}^{(\mathrm{P})} = g_{\mathrm{syn(e)}}^{(\mathrm{P})}(V_{\mathrm{syn(e)}} - V) \tag{4.16}$$

$$g_{\mathrm{syn(e)}}^{(\mathrm{P})} = C_{\mathrm{PP}}\left(\exp\left(-\frac{t}{\tau_{1(\mathrm{PP})}}\right) - \exp\left(-\frac{t}{\tau_{2(\mathrm{PP})}}\right)\right) \tag{4.17}$$

$g_{\mathrm{syn(e)}}^{(\mathrm{P})}$は錐体細胞を互いに結合する興奮性シナプスのコンダクタンスであり，C_{PP}は興奮性シナプスの結合の強さを表す．このシナプス電流によって生じる興奮性シナプス後電位（EPSP）の時定数は，実験で観測されたAMPA

受容体チャネルによる EPSP の時定数[85)] に合わせてあり，$\tau_{1(PP)} = 3$ ms, $\tau_{2(PP)} = 2$ ms である．

抑制性介在ニューロンは，Na$^+$ 電流，遅延整流 K$^+$ 電流および漏れ電流だけを含む簡単なモデルで，次のように表される．

$$C_\mathrm{m} \frac{dV}{dt} = \bar{g}_\mathrm{Na} m^3 h (V_\mathrm{Na} - V) + \bar{g}_\mathrm{K(DR)} n^4 (V_\mathrm{K} - V) + g_\mathrm{L}(V_\mathrm{L} - V) + I_\mathrm{syn(e)}^{(I)} \tag{4.18}$$

$$\frac{dz}{dt} = \alpha_z - (\alpha_z + \beta_z) z, \quad z \in \{m, h, n\} \tag{4.19}$$

ただし，イオンチャネルの最大コンダクタンスなどのパラメータの値は，このニューロンモデルが実験で観測された海馬の抑制性介在ニューロンの放電活動を再現するように調整されている．これらのパラメータの値と速度定数の膜電位依存性については巻末の付録 H を参照．

$I_\mathrm{syn(e)}^{(I)}$ は抑制性介在ニューロンに流れる興奮性シナプス電流であり，(4.16)，(4.17) 式と同様に，

$$I_\mathrm{syn(e)}^{(I)} = g_\mathrm{syn(e)}^{(I)}(V_\mathrm{syn(e)} - V) \tag{4.20}$$

$$g_\mathrm{syn(e)}^{(I)} = C_\mathrm{PI}\left(\exp\left(-\frac{t}{\tau_{1(PI)}}\right) - \exp\left(-\frac{t}{\tau_{2(PI)}}\right)\right) \tag{4.21}$$

と表される．$g_\mathrm{syn(e)}^{(I)}$ は錐体細胞の軸索終末が抑制性介在ニューロンに作った興奮性シナプスのコンダクタンスであり，C_PI はその結合の強さを表す．このシナプス電流によって抑制性介在ニューロンに生じる EPSP の時定数は，実験で観測された EPSP の時定数[140)] に合わせてあり，$\tau_{1(PI)} = 1$ ms, $\tau_{2(PI)} = 0.5$ ms である．

この介在ニューロンからの入力で錐体細胞に流れる抑制性シナプス電流 ((4.13) 式の $I_\mathrm{syn(I)}^{(P)}$) も同様に，

$$I_\mathrm{syn(I)}^{(P)} = g_\mathrm{syn(I)}^{(P)}(V_\mathrm{syn(I)} - V) \tag{4.22}$$

$$g_\mathrm{syn(I)}^{(P)} = C_\mathrm{IP}\left(\exp\left(-\frac{t}{\tau_{1(IP)}}\right) - \exp\left(-\frac{t}{\tau_{2(IP)}}\right)\right) \tag{4.23}$$

と表される．$g_{\text{syn}(I)}^{(P)}$ は介在ニューロンの軸索終末が錐体細胞に作る抑制性シナプスのコンダクタンスであり，C_{IP} は抑制性結合の強さを表す．このシナプス電流によって錐体細胞に生じる IPSP の時定数は，実験で観測された IPSP の時定数[140] に合わせてあり，$\tau_{1(\text{IP})} = 3$ ms，$\tau_{2(\text{IP})} = 2$ ms である．

苔状線維からの入力によって生じる興奮性シナプス電流（(4.13) 式の I_{stim}）も同様に表現され，

$$I_{\text{stim}} = g_{\text{stim}}(V_{\text{syn}(e)} - V) \tag{4.24}$$

$$g_{\text{stim}} = C_{\text{stim}}\left(\exp\left(-\frac{t}{\tau_{1(\text{stim})}}\right) - \exp\left(-\frac{t}{\tau_{2(\text{stim})}}\right)\right) \tag{4.25}$$

と書ける．g_{stim} は苔状線維終末が錐体細胞に作る興奮性シナプスのコンダクタンスであり，C_{stim} は興奮性結合の強さを表す．$\tau_{1(\text{stim})} = 3$ ms，$\tau_{2(\text{stim})} = 2$ ms である．シナプスにおける信号伝達の遅れはどのシナプスも 1 ms である．

このような神経回路モデルを数値計算で解くと個々のニューロンの発火パターンを得ることができるので，神経回路の時空活動を詳細に見ることができる．しかし，実験で数百個以上のニューロンの発火パターンを同時に観測することは容易なことではないので，実験結果と比較することのできる量を神経回路の時空活動から求めることが必要になる．

細胞外記録法は神経生理学実験で広く用いられている記録法の一つであり，個々のニューロンの発火パターンだけではなく，ニューロン集団の活動を電場電位として観測することができる．電場電位はニューロンの周囲に流れる電流（シナプス電流や活動電位にともなって流れる電流）によって媒体に生じる電位であるので，神経回路モデルの活動から電場電位を求めるには電流密度の空間分布を知る必要がある．そのような電流密度の空間分布を得ることはむずかしいが，ニューロンを取り囲む媒体のコンダクタンスの分布が時間とともに変化しないとすると，電場電流の時間変化は電場電位の時間変化に比例すると考えることができる．そこで，神経回路モデルの活動から

4.4 海馬神経回路モデルとその時空活動

電場電流を求めることにしよう．

細胞外記録電極を図 4.10 の神経回路モデルの中央に置いたとし，電場電流 I_f を，次のように中央の 16 個の錐体細胞に生じるシナプス電流の和として定義する．

$$I_\text{f} = -\sum_{k=1}^{16} \frac{I^{(\text{P})}_{\text{syn(e)},k} + I^{(\text{P})}_{\text{syn(i)},k} + I^{(\text{P})}_{\text{stim(e)},k}}{R_k} \quad (4.26)$$

添え字 k は錐体細胞につけた番号である．R_k は神経回路の中央と錐体細胞 #k との距離であり，記録電極からの距離が遠くなるほど電場電流への寄与が小さくなるようにしている．興奮性シナプス電流は負，抑制性シナプス電流は正となるように定義されていることに注意．この電場電流の振幅は大雑把には同期して発火したニューロンの数や同期の程度が増すと大きくなる．

(4.26) 式で定義される電場電流には Na^+ 電流や K^+ 電流は含まれていないが，反回性の結合を通じてインパルスが入力されるので，シナプス電流には高周波成分が含まれている．しかし，これらの高周波成分は低域通過形フィルタ（カットオフ周波数 50 Hz）で除くことにする．

図 4.11 は，神経回路（図 4.10）が自発的に起こす時空活動の相図である．錐体細胞間の興奮性結合の強さ C_PP と抑制性の結合の強さ C_IP をパラメータとして表されている．また，図 4.11(a) と (b) はそれぞれ g_af が小さい場合と大きい場合である．先に述べたように，g_af は海馬外から海馬に投射する興奮性入力線維のシナプスコンダクタンスであり，g_af が大きくなるとそれだけ大きな海馬外からの入力が持続的に加わると考えてよい．このような持続的な入力は錐体細胞を持続的に脱分極し，錐体細胞の活動を盛んにする．

図 (a) を見てわかるように，g_af が小さいと，C_PP の大きさに依存して，ニューロン活動が過剰に同期したてんかん波的なリズム（○）と同期の程度が少し低い δ 波的なリズム（■）だけが生じる．しかし，図 (b) に示すように，g_af が大きくなると，θ 波的リズム（□）や β 波的リズム（▲）も生じる．ラットは何かに集中したり歩き回ったりするとき θ 波を頻繁に起こすので，こ

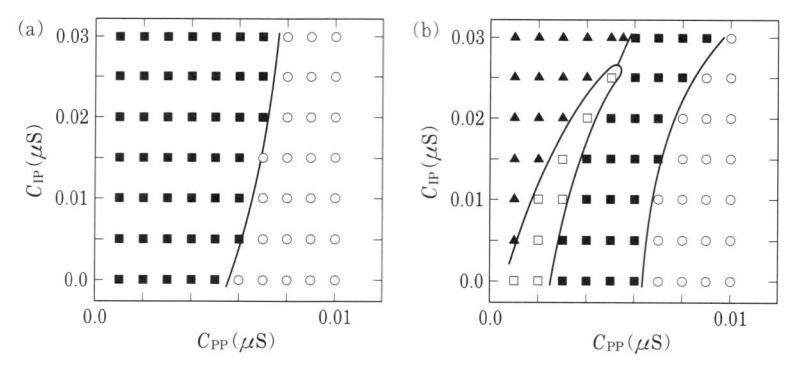

図 4.11 海馬 CA 3 神経回路モデルの自発的活動の相図
C_{PP} と C_{IP} はそれぞれ錐体細胞間の興奮性および抑制性結合の強さを表す．$C_{PI} = 0.01\,\mu\mathrm{S}$. (a) $g_{af} = 0.0025\,\mu\mathrm{S}$. (b) $g_{af} = 0.005\,\mu\mathrm{S}$. ○: てんかん波的リズム, ■: δ 波的リズム, □: θ 波的リズム, ▲: β 波的リズム. [Tateno, K., Hayashi, H. and Ishizuka, S.: *Neural Networks* **11** (1998) 985 - 1003 より]

の海馬 CA 3 神経回路モデルが g_{af} の増加にともなって盛んに活動するようになり, θ 波的活動を起こすようになることは興味深い.

図 4.12 にリズム活動を起こした CA 3 神経回路の時空活動や発火パターンが示されている. C_{PP} は図 (a) で最も大きく, 図 (b), (c), (d) の順に小さくなっている. C_{IP} は一定である. また, 図 4.13 はこれらの電場電流リズムのパワースペクトルである.

図 4.12(a) はてんかん波的リズム活動の例で, C_{PP} が大きいため錐体細胞のバースト放電が神経回路全体でよく同期している. したがって, 電場電流の振幅は大きく周期的である (図 4.12(a, iii)). その周波数は約 2 Hz であり (図 4.13(a)), 実際にラットの海馬で観測されるてんかん波的リズム活動の周波数と一致している.

バースト放電がよく同期したとき電場電流リズムの周波数が非常に低くなるのは, バースト内の高頻度発火にともなう細胞内 Ca^{2+} 濃度の上昇によってバースト後の過分極反応が長く続き, バースト間隔が長くなるからである (図 4.12(a, ii)).

4.4 海馬神経回路モデルとその時空活動

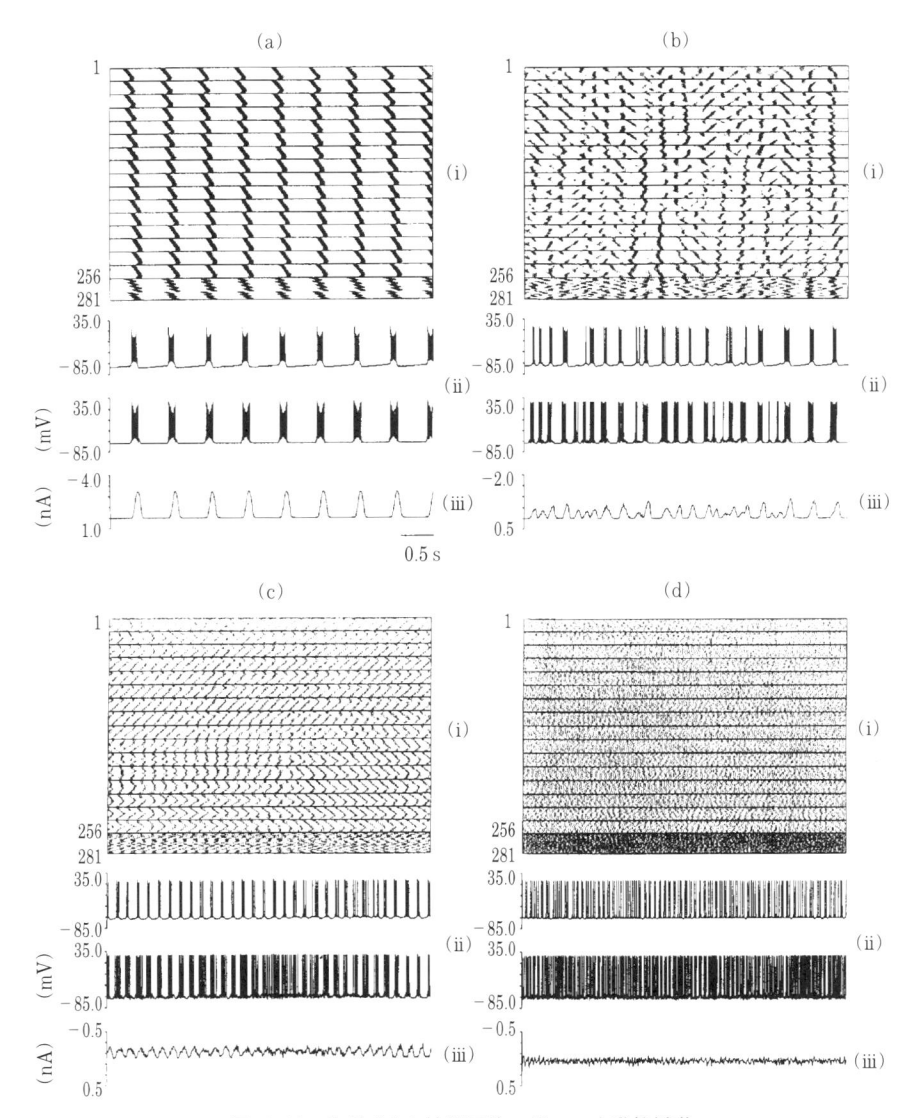

図 4.12 海馬 CA3 神経回路モデルの自発的活動
各パネルの図 (i) はラスター表示.縦軸に 256 個の錐体細胞と 25 個の抑制性介在ニューロンを並べ,それらの発火を点で表示したもの.横軸は時間.図 (ii) の上のトレースは錐体細胞(図 4.10 の ▲)の発火パターン.図 (ii) の下のトレースは抑制性介在ニューロン(図 4.10 の ●)の発火パターン.図 (iv) は電場電流.$C_{PI} = 0.02\,\mu\text{S}$, $C_{IP} = 0.01\,\mu\text{S}$, $g_{af} = 0.005\,\mu\text{S}$.(a) てんかん波的リズム.$C_{PP} = 0.008\,\mu\text{S}$.(b) δ 波的リズム.$C_{PP} = 0.005\,\mu\text{S}$.(c) θ 波的リズム.$C_{PP} = 0.003\,\mu\text{S}$.(d) β 波的リズム.$C_{PP} = 0.001\,\mu\text{S}$.[Tateno, K., Hayashi, H. and Ishizuka, S.: *Neural Networks* **11** (1998) 985-1003 より]

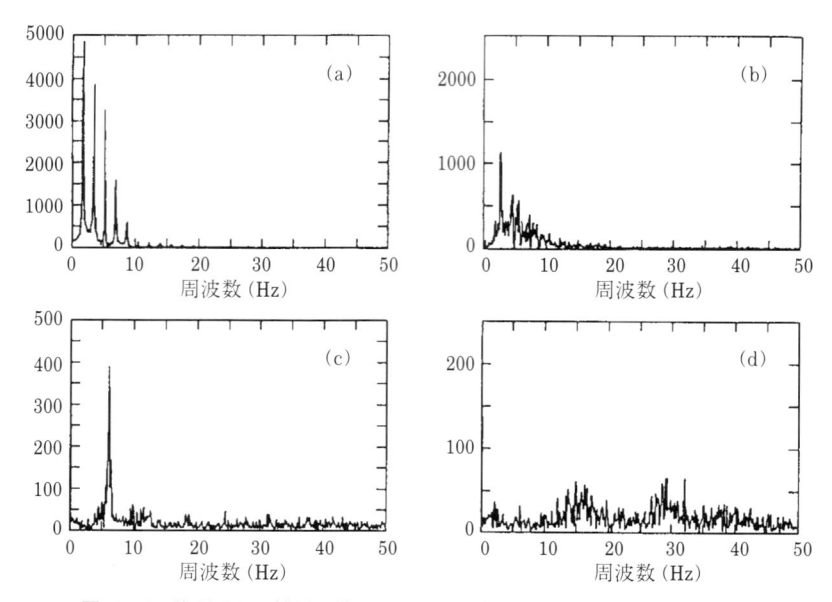

図 4.13 海馬 CA3 神経回路モデルの自発的活動のパワースペクトル．(a)〜(d) は図 4.12 (a, iii)〜(d, iii) の電場電流から求めたパワースペクトル．(a) てんかん波的リズム．(b) δ 波的リズム．(c) θ 波的リズム．(d) β 波的リズム．[Tateno, K., Hayashi, H. and Ishizuka, S. : *Neural Networks* **11** (1998) 985-1003 より]

図 4.12(a, i) を見てわかるように，てんかん波的リズムを起こしている神経回路の時空活動は空間的にコヒーレントであるが，錐体細胞のバースト放電は完全に同期しているわけではない．バースト放電は神経回路の左端から右端へと伝搬している．このようなバースト放電の伝搬は錐体細胞間の興奮性結合が遠くまでおよんでいないことに起因しており，ピクロトキシン (picrotoxin) やペニシリン (penicillin) を含む人工脳髄液 (ACSF) 中に置かれたラットの海馬スライスでも観測される．[*,41,83]

---

* ピクロトキシンやペニシリンは $GABA_A$ タイプの抑制性結合を抑えるので，錐体細胞間の興奮性結合が相対的に大きくなり，海馬はてんかん的な同期した自発性バースト放電を起こすようになる．

C_{PP} が少し小さくなると,図 4.12 (b, i) に示すように,バースト放電の同期が一部崩れ,同期したニューロン集団があちこちで不規則に生成・消滅をくり返す.それらのニューロン集団以外の領域ではバースト放電の伝搬が生じており,その伝搬方向は一様ではない.その結果,神経回路の時空活動は複雑になり,図 4.12 (b, ii) に示すように,個々の錐体細胞の発火パターンも不規則になる.したがって,電場電流も図 4.12 (b, iii) に示すように不規則に振動するようになり,てんかん波的リズムに比べると振幅も小さい.そのパワースペクトルはブロードで,約 3 Hz にピークをもつ(図 4.13 (b)).この周波数はラットで観測される δ リズムの周波数領域にある.

C_{PP} がさらに小さくなると,図 4.12 (c, i) に示すように,同期してバースト放電するニューロン集団はほとんど無くなり,錐体細胞のバースト放電は同期するというよりは神経回路の周囲から中心に向けて伝搬することが多くなる.伝搬する方向は局所的にそろったり乱れたりしているので,錐体細胞の発火パターンや電場電流は周期的であるがしばしば乱れる(図 4.12 (c, ii),(c, iii)).周期的な振動は数秒から数十秒続いたあと崩れ,振幅はてんかん波的リズムやデルタ波的リズムに比べるとかなり小さい.しかし,この電場電流のパワースペクトルは再び明確なピークを示し,その周波数は約 6 Hz である(図 4.13 (c)).6 Hz の振動が数秒から数十秒続いたあと消え再び現れる様子は,ラットで観測される θ リズムと非常によく似ている.

C_{PP} が非常に小さくなると,図 4.12 (d) に示すように,錐体細胞はバースト放電ではなくビート放電を起こすようになる.これは,反回性抑制が相対的に強くなるため,しきい値の高い Ca^{2+} スパイクが起きにくく,その結果 Na^+ スパイクのバーストも起きにくくなるためである.また,細胞内 Ca^{2+} 濃度も上昇しにくくなるので,Ca^{2+} 依存性 K^+ 電流による過分極反応も小さく,長い無放電期間はほとんど生じなくなる.図 4.12 (d, i) に示すように,錐体細胞のビート放電は同期していないので,電場電流は振幅の小さい不規則な高周波の振動となる(図 4.12 (d, iii)).電場電流のパワースペクトルはそれを反映

し，15 Hz と 29 Hz に小さな山をもつブロードなスペクトルとなる（図 4.13(d)）．このような電場電流は β リズムによく似ている．

この神経回路モデルでは，抑制性介在ニューロンは近傍の 16 個の錐体細胞と相互作用している．このように介在ニューロンの抑制範囲が局所に限られる神経回路では，介在ニューロンから錐体細胞への抑制性結合 C_{IP} を大きくしても，ビート放電が同期する傾向は見られない．しかし，介在ニューロンの抑制範囲を十分に広げると，反回性抑制によるビート放電の同期化が起こる．この現象は，抑制性の入力がニューロン活動を同期させることができるという報告[19]や抑制性に結合されたニューロン集団の同期化現象[135]と相通じる．

介在ニューロンの抑制範囲を変えず，反回性興奮のおよぶ範囲を広げると，神経回路の自発活動はどうなるであろうか．各錐体細胞を近傍の 112 個の錐体細胞と興奮性に結合しても，自発活動の C_{PP} 依存性は図 4.11(b) とよく似ている．しかし，θ 波的リズムや δ 波的リズムを示す C_{PP} の値は小さくなり，そのため錐体細胞に生じる EPSP の振幅は動物実験で観測される EPSP の振幅より小さくなる．また，電場電流振動の周波数は依然として θ 波や δ 波の周波数範囲にあるが，バースト放電は図 4.12(b), (c) に比べてよく同期するようになる．その結果，たとえば θ 波的リズムの場合，6 Hz の振動が持続し，図 4.12(c, iii) に示したような 数秒から 数十秒で振動が崩れるという現象は見られなくなる．

錐体細胞間の興奮性結合が弱く，強い反回性抑制で錐体細胞が互いに抑制されているにもかかわらず，β 波的リズムの周波数が他のリズムの周波数に比べて高いのを不思議に感じるかもしれない．それは次のように説明できる．

図 4.12(a)〜(c) に示した錐体細胞や介在ニューロンの発火パターンを見てわかるように，バースト内の発火頻度はいずれも高く，それぞれ 200 Hz，130 Hz および 50 Hz である．これは，周囲の錐体細胞からの強い興奮性入力やそれにともなう Ca^{2+} スパイクにより大きく脱分極されるため，バースト

内の発火頻度が高くなるのである．しかも，てんかん波的リズムや δ 波的リズムの場合，バースト放電は同期しやすい．この高頻度発火は細胞内 Ca^{2+} 濃度の大きな上昇を起こすため，Ca^{2+} 依存性 K^+ 電流の活性化によって長く持続する過分極反応が生じる．したがって，ニューロン集団の活動を電場電流によって観測すると，非常に周波数の低い振動（$2 \sim 6\,Hz$）が観測されるのである．それに対し，興奮性の結合が弱く，反回性抑制の結合が強くなると，バースト放電を起こさなくなるので，電場電流としては振幅の小さな高周波（$15 \sim 30\,Hz$）の揺らぎとして観測されるのである．

図 4.12 の電場電流は脳波と酷似しており，特に図 4.12 (b, iii) と図 4.12 (c, iii) の電場電流はかなり周期的で，低次元のカオスであることを期待したくなる．実際，多くの研究者がそれを期待して脳波解析を行ったのである．

図 4.14 は，図 4.12 の 4 つの電場電流リズムからアトラクタを再構成し，1 次元ポアンカレ写像を求めたものである．これらのアトラクタは，ヒトや動物の脳波から再構成したアトラクタとよく似ており，てんかん波的電場電流リズムから再構成したアトラクタ（図 4.14 (a)）を除くと，δ 波的リズムや θ 波的リズムの場合でさえアトラクタは非常に複雑な構造をしている（図 (b)，(c)）．これらの 1 次元写像も写像点がただ散在しているだけである．少なくとも 3 次元位相空間で再構成したアトラクタや 1 次元写像からは決定論的な性質を見ることができない．多分，図 4.12 が示すように，ニューロン活動の同期化の不完全さが脳波の次元を高くしているのであろう．

以上は神経回路モデルの振舞から得られた結果であり，実際の脳で同じことが起きていることを保証するものではない．しかし，不規則であるとはいえかなり振動的である脳波を解析してもなかなかカオス的な性質を見ることができない原因の一端をのぞかせているように思われる．

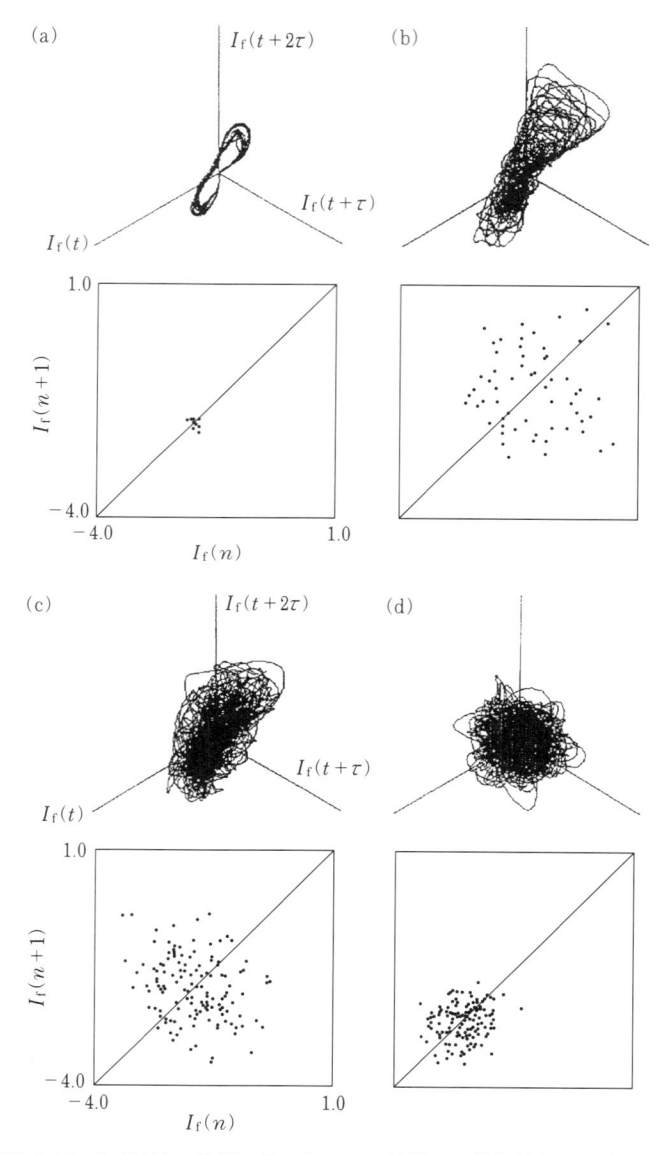

図 4.14 海馬 CA3 神経回路モデルの 4 種類の自発的活動から求めたアトラクタと 1 次元写像

上の段がアトラクタで,下の段が 1 次元写像. $\tau = 1\,\text{ms}$. (a)〜(d) は図 4.12 (a, iii)〜(d, iii) の電場電流から求めた. (a) てんかん波的リズム. (b) δ 波的リズム. (c) θ 波的リズム. (d) β 波的リズム.

4.5 海馬神経回路モデルの引込みとカオス応答

　脳波の解析からカオス的な脳活動の存在を明確に示すことはむずかしい．図 4.14 に示したように，神経回路モデルの自発的リズム活動についても，やはりカオス的性質を見ることはむずかしい．その原因の一つは，図 4.12 に示したように，ニューロン活動の空間的複雑さによる比較的高い自由度のためであると考えられる．したがって，脳がある機能的活動をするとき自然に自由度が下がるようなことが起きれば，脳のリズム活動がある力学則にしたがった決定論的な性質をもっていることを示すことができるであろう．

　ラットの脳で観測されたカオス応答については第 5 章で述べるとし，ここでは，4.4 節で述べた海馬 CA3 神経回路モデルを用いて，話を進めることにしよう．

　4.4 節で示したように，海馬 CA3 領野の神経回路モデルは 4 種類のリズム活動を示す．これらのリズム活動を自発的に起こしている神経回路に信号が加わるとどうなるであろうか．動物がいろいろな感覚刺激を受けるとき，多くの感覚受容器が同時に刺激を受けることが多く，多くの線維を通じて海馬や新皮質に感覚信号が同時に送られてくる．ここでは，すべての錐体細胞に同期した周期刺激を加えることにしよう．

　図 4.15 は，海馬 CA3 神経回路モデルの周期刺激に対する応答の相図である．横軸は刺激の周波数であり，縦軸は刺激の強さである．

　図 4.15(a) はてんかん波的リズム（図 4.12(a)）の応答で，刺激パラメータに依存して $1:1(\bigcirc)$，$1:2(\triangle)$，$1:3(\square)$ および $1:4(\diamondsuit)$ 引込みが生じている．ここでいう $1:n$ 引込みは，刺激が n 回加わるごとに 1 回同期したバースト放電が生じることを意味している．* $2:2$ 引込み（◎）も生じ，この場合

---

* 活動電位ではなくバースト放電に注目していることに注意．

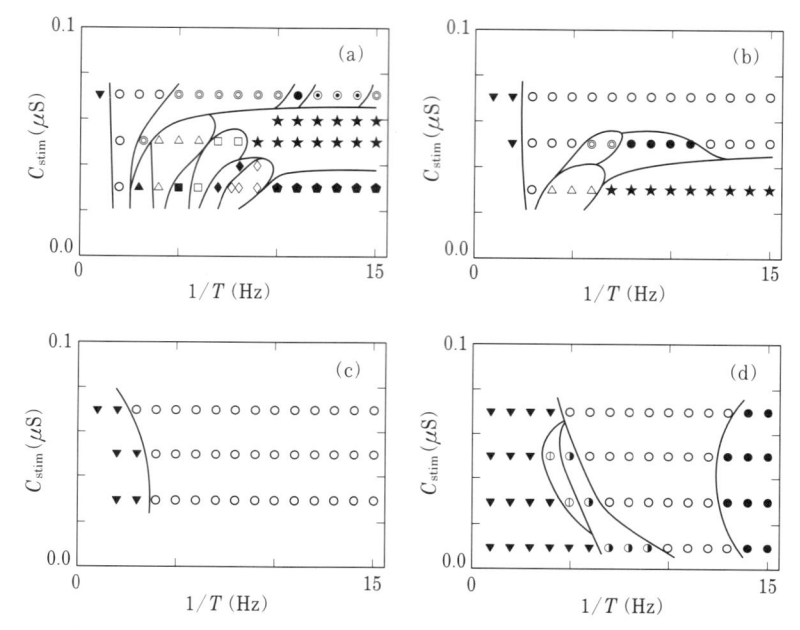

図 4.15 海馬 CA 3 神経回路モデルの周期的入力に対する応答の相図. 横軸は刺激の周波数(T は刺激間隔), 縦軸は刺激の強さ. すべての錐体細胞に同期して刺激が加えられている. ○, △, □, ◇, ◎, ① はそれぞれ 1:1, 1:2, 1:3, 1:4, 2:2, 2:1 の引込み. ★ はカオス応答. それ以外は不規則な応答であるが, カオスであるかどうかは不明. $C_{PI} = 0.02\,\mu\text{S}$, $C_{IP} = 0.01\,\mu\text{S}$, $g_{af} = 0.005\,\mu\text{S}$. (a) てんかん波的リズムの応答. $C_{PP} = 0.008\,\mu\text{S}$. (b) δ 波的リズムの応答. $C_{PP} = 0.005\,\mu\text{S}$. (c) θ 波的リズムの応答. $C_{PP} = 0.003\,\mu\text{S}$. (d) β 波的リズムの応答. $C_{PP} = 0.001\,\mu\text{S}$. [Tateno, K., Hayashi, H. and Ishizuka, S.: *Neural Networks* **11** (1998) 985–1003 より]

は, 周期刺激に対し大きな電場電流応答と小さな電場電流応答が交互に生じる.

てんかん波的リズムの周波数(約 2 Hz)より低い周波数の刺激に対しては, 刺激に対する応答以外に自発性のバースト放電が不規則に起こる (▼). ▲, ■, ◆, および ⬟ の領域でも不規則な応答が生じるが, これらは $1:n$ 引込みと $1:(n+1)$ 引込みが不規則に混じった応答である (n の値は ▲, ■,

◆, ● の領域でそれぞれ 1, 2, 3, 4). ● および ◉ の領域で生じる応答はそれぞれ 1：1 および 2：2 引込み的であるが，大きくゆらぐ不規則応答である．★ 印の領域で明確なカオス的応答が生じる．

図 4.15(b) は δ 波的リズムの応答の相図である．自発的に起こる δ 波的リズムのパワースペクトル（図 4.13(b)）はブロードであるが，3 Hz にピークをもつ．したがって，刺激が弱ければ刺激周波数 3 Hz 付近で 1：1 引込み（○）が生じ，△ と ◎ の領域で 1：2 引込みと 2：2 引込みが生じる．しかし，強い刺激に対しては，3 Hz 以上の広い周波数領域で 1：1 引込みが生じる．▼ と ● の領域で不規則な応答が生じるが，δ 波的リズムも ★ の領域で明確なカオス応答を示す．このカオス応答の性質は てんかん波的リズムのカオス応答とよく似ている．

θ 波的リズムは，図 4.15(c) に示すように，3 Hz 以下の刺激に対して不規則な応答（▼）を起こすが，3 Hz 以上の刺激に対しては広い周波数領域で 1：1 引込みを起こす．したがって，θ 波的リズムを起こしている CA 3 神経回路モデルは広帯域の周波数成分をもつ入力信号によく追従して応答することになる．また，これは広帯域の入力信号が空間的にコヒーレントなバーストパターンに変換されることを意味している．CA 3 神経回路のこのような応答性は，末梢からの感覚情報を検出し海馬内での情報処理に適したバーストパターンへ変換するのに適している．

錐体細胞間の興奮性結合が強いと，てんかん波的リズムや δ 波的リズムのように神経回路の自発活動はロバストである．このようなロバストな活動は入力信号に応じにくく，結果的にカオス的な応答をすることになる．しかし，興奮性の結合が比較的弱く，しかも抑制性の結合と適当にバランスすると，錐体細胞のバースト放電の伝搬方向がしばしばそろい，θ 波的な活動が生じる．このような神経回路はニューロン活動の同期化の臨界的な状態にあり，入力信号に応じやすい．そのため，入力信号のパラメータ（強さと周波数）の広い範囲で 1：1 引込みを起こすことになる．

β 波的リズムのパワースペクトルが 15 Hz に小さな山をもつ (図 4.13(d)) ことから，15 Hz 付近の刺激に対して 1：1 引込みを起こすことが期待されるが，実際は 15 Hz より低い周波数領域で 1：1 引込みが生じ，刺激が強くなるとさらに低周波側にその領域が広がる (図 4.15(d))．これは，強い刺激によって錐体細胞の発火頻度が増すため Ca^{2+} 依存性 K^+ 電流が活性化され，ビート放電していた錐体細胞がバースト放電するようになるためである．すなわち，ビート放電の応答ではなく，θ 波的リズムの応答に性質が似てくるのである．そのほか，図 4.15(d) に示すように不規則な応答も起こる．

図 4.16(a), (b) は，それぞれ てんかん波的リズムを起こしている CA3 神経回路モデルの 1：1 引込みとカオス応答の例である．図 (a, i) のラスター図に示すように，1：1 引込みを起こしているとき，すべての錐体細胞が周期刺激 (図 (a, iii) の下の点列) と同期してバースト放電を起こしている．すなわち，錐体細胞のバースト放電はよく同期しており，バーストの伝搬は生じない．電場電流 (図 (a, iii)) から 1 次元ストロボ写像 (図 (a, iv)) を求めると，ストロボ写像点は対角線上の固定点の周りに集まり，周期刺激に対する 1：1 引込みであることがわかる．

てんかん波的リズムがカオス応答を起こしている場合も，錐体細胞のバースト放電の伝搬はほとんど抑えられており，多くのバースト放電は周期刺激とタイミングを合わせて起きている (図 (b, i), (b, ii))．しかし，個々の錐体細胞は周期刺激に毎回応じているわけではない．また，バースト当りのスパイク数も変動しており，同期したニューロン集団の大きさや位置も時間とともに変動している．したがって，電場電流 (図 (b, iii)) は不規則である．この電場電流から 1 次元ストロボ写像を求めると，図 (b, iv) に示すように不安定な固定点をもつ上に凸な関数となり，カオス的な応答であることがわかる．

てんかん波的リズムのカオス応答の場合，バースト放電が周期刺激とタイミングを合わせて起きるという意味ではバースト放電の同期化が進んでいるが，錐体細胞の発火パターンの時間的空間的複雑さは残っているのである．

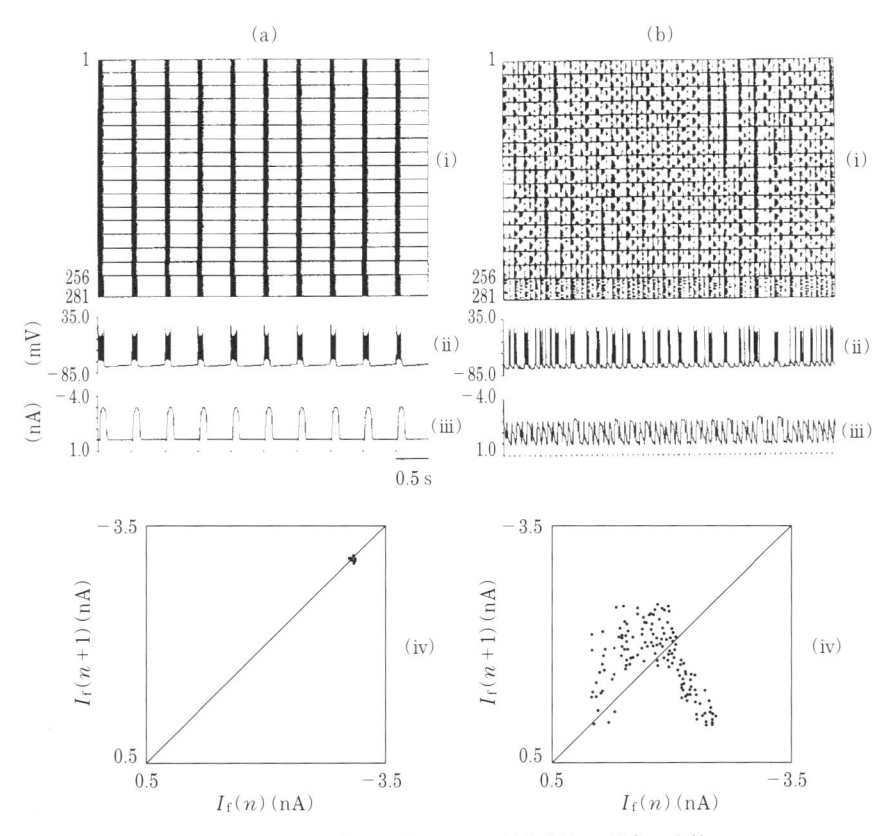

図 4.16 CA 3 神経回路モデルの周期刺激に対する応答
自発的にてんかん波的リズムを起こしている CA 3 神経回路モデルに周期刺激が加わっている．(a) 1：1引込み，$C_\text{stim} = 0.05\ \mu\text{S}$，$1/T = 2$ Hz．(b) カオス応答，$C_\text{stim} = 0.05\ \mu\text{S}$，$1/T = 13$ Hz．(i) ラスター表示．(ii) 錐体細胞（図 4.10 の ▲）の発火パターン．(iii) 電場電流．(iv) 1 次元ストロボ写像．電場電流を刺激周期でサンプルして得られた時系列 $\{I_\text{f}(1),\ I_\text{f}(2),\ \cdots,\ I_\text{f}(n),\ \cdots\}$ から求めた．(a, iv) 各刺激から 90 ms 後に電場電流をサンプル．(b, iv) 各刺激から 53 ms 後に電場電流をサンプル．[Tateno, K., Hayashi, H. and Ishizuka, S.: *Neural Networks* **11** (1998) 985 - 1003 より]

その他の不規則な応答の場合は，同期したニューロン集団のサイズや位置が時間とともに変動し，またバースト放電の伝搬もあちこちで頻繁に生じている．したがって，力学的自由度の高いカオス的応答であると推察されるが，その確証はまだ得られていない．

δ波的リズムの引込みやカオス応答の性質は，てんかん波的リズムの引込みやカオス応答の性質とよく似ている．図4.17はδ波的リズムの1：1引込みとカオス応答の例である．1：1引込みを起こしているとき，図4.17(a, i)と(a, ii)に示すように，すべての錐体細胞は同期してバースト放電を起こしており，バーストの伝搬は生じない．電場電流（図(a, iii)）から求めた1次元ストロボ写像（図(a, iv)）も，ストロボ写像点が対角線上の固定点の周りに集まることを示している．

刺激パラメータを変えると，図(b)に示すように，δ波的リズムを起こしている神経回路もカオス応答を示す．図(b, i)と(b, ii)に示すように，バースト放電が周期刺激にタイミングを合わせて起こるという意味でニューロン活動の空間的複雑さはかなり抑えられているが，時間的複雑さや空間的非一様性は依然として残っている．したがって，電場電流は不規則であり（図(b, iii)），この電場電流から求めた1次元ストロボ写像は不安定な固定点をもつ上に凸な関数となる．このカオス応答の時間空間的性質はてんかん波的リズムのカオス応答とよく似ている．

これらのカオス応答から求めた1次元ストロボ写像が上に凸な関数を示しているので，低次元カオスが支配的であると考えてよいが，写像点はかなり散らばっている．この写像点の散らばりを自由度の大きな神経回路の活動のランダムな成分であると考えることもできるが，時空活動がまだ高次元の力学的な性質を残しており，カオス的であるにも関わらずそれが写像点の乱れとして現れている可能性もある．

一般には脳の活動は空間的にそれほど同期していないであろう．実際，てんかん脳波であっても，その多くは図4.12(a)のようには同期していないの

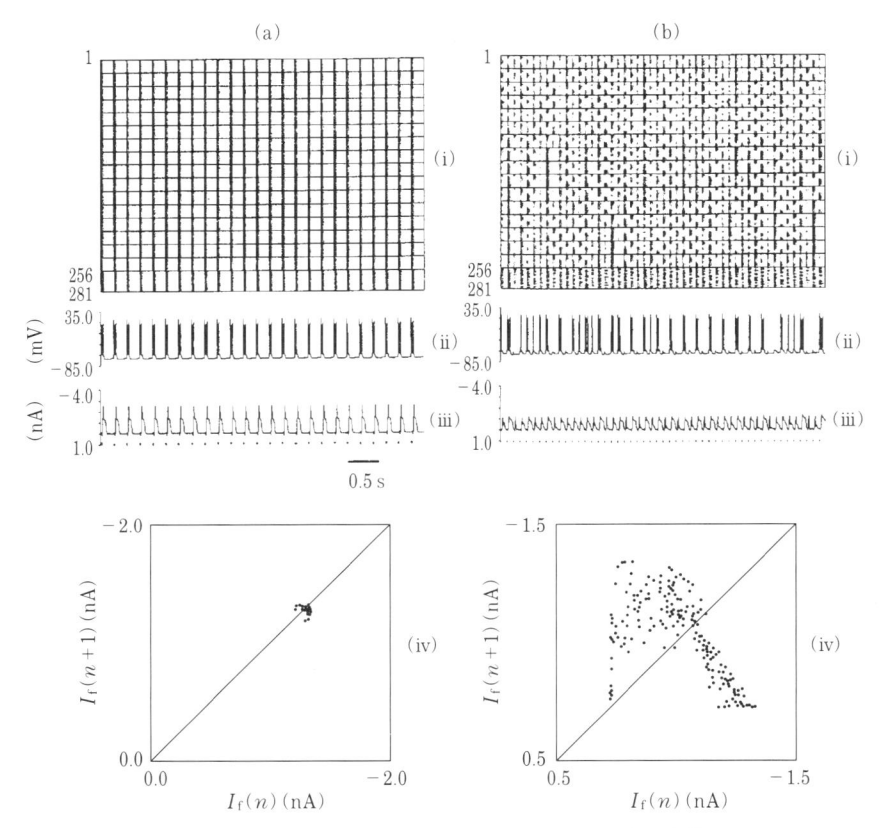

図 4.17 CA 3 神経回路モデルの周期刺激に対する応答
自発的に δ 波的リズムを起こしている CA 3 神経回路モデルに周期刺激が加わっている．(a) 1:1 引込み，$C_{\text{stim}} = 0.07\ \mu\text{S}$, $1/T = 5\ \text{Hz}$. (b) カオス応答，$C_{\text{stim}} = 0.03\ \mu\text{S}$, $1/T = 10\ \text{Hz}$. (i) ラスター表示．(ii) 錐体細胞（図 4.10 の ▲）の発火パターン．(iii) 電場電流．(iv) 1 次元ストロボ写像．(a, iv) 各刺激から 70 ms 後に電場電流をサンプル．(b, iv) 各刺激から 60 ms 後に電場電流をサンプル．[Tateno, K., Hayashi, H. and Ishizuka, S.: *Neural Networks* **11** (1998) 985–1003 より]

である．そうであれば，脳の一か所で記録した脳波や細胞内記録で得られた個々のニューロンの発火パターンから脳のグローバルな時空活動の決定論的な性質を調べることは決して容易ではない．そのような時系列データは神経回路のグローバルな時空活動の一側面を示しているに過ぎず，たとえば，一

か所で観測された脳波のフラクタル次元が正しく推定されたとしても，それは脳のグローバルな時空活動の自由度を推定したことには必ずしもならないのである．これが，脳活動の決定論的な性質に関して脳波解析がなかなか決定打を出せないでいる原因の一つであろう．

しかし，ニューロン活動の同期化が促進されるような状況が生じれば，そのとき脳の活動は決定論的な性質を曝け出す可能性がある．この節で示した入力信号によるニューロン活動の同期化はその一つの可能性を示しているのである．多分，脳活動の力学的自由度はニューロンの数から想像されるほどは高くなく，何かの原因でニューロン活動の同期化が起こると，カオス的な性質が明確に現れてくるであろう．

5 脳のカオス活動

　第4章では，自発的に電場電流リズムを起こしている海馬CA3領野の神経回路モデルが複雑な時空活動を示すことを学んだ．その複雑な時空活動を見ると，同期したニューロン集団は時間とともにその大きさを変えながら神経回路のあちこちで生成消滅をくり返し，バースト放電はいろいろな方向に伝播していた．このような神経回路活動の力学的自由度はかなり高いと想像できる．実際，3次元位相空間に再構成したアトラクタの幾何学構造を調べ，また1次元写像を求めることによりその力学的性質を理解しようとしてもかなりむずかしい．

　しかし，脳ではニューロン活動の同期化が頻繁に起きていると考えられ，何らかの原因で同期化が進めば，脳の活動が決定論的な力学則にしたがう現象であることを明らかにできる可能性がある．第4章で神経回路モデルを用いて示した，入力信号によるニューロン活動の同期化とその結果現れる単純な力学則で記述可能な現象はその一つの例である．すなわち，入力信号によって時空活動の空間的複雑さがある程度抑えられ，力学的自由度が下がるという性質によって，決定論的な世界を見ることができたのである．

　もちろん，第4章の結果は神経回路モデルで示されたものである．果して動物の脳は引込みやカオス応答などを示すのであろうか．この章では，ラットの海馬と新皮質第1次体性感覚野が示す引込みとカオス応答について述べることにしよう．

5.1 海馬のカオス応答

　第2章と第3章で，1個のニューロンの引込みやカオスについて学んだ．そのような性質をもつニューロンで神経回路が構成されたとき，個々のニューロンのダイナミカルな活動が神経回路の活動に大きな影響を与えることは容易に想像できる．しかし，脳に存在するたくさんのニューロンは興奮性および抑制性の結合を通じて相互作用しているので，神経回路の構造，興奮性と抑制性の結合のバランス，シナプスの性質なども神経回路の活動に大きな影響を与える．その結果，第4章で学んだように，神経回路は1個のニューロンのダイナミカルな活動とは異なった複雑な時間的空間的活動を起こすことになる．

　第3章で示したいろいろなニューロンモデルを見てわかるように，1個のニューロンは数個あるいはそれ以上の数の内部変数をもっている．そのようなニューロンが数千個あるいは数万個集まった神経回路が脳のごく一部に過ぎないことを想像すれば，脳がいかに多くの力学変数をもつことになるかがわかるであろう．このように多変数かつ非線形なシステムである脳のダイナミカルな性質を調べることは決して容易なことではない．

　しかし，脳のニューロン活動は頻繁に同期する性質をもつということがわかってきた．[12,67,135] 実際，脳は動物の行動と関連した脳波を起こすが，このような脳波が観測されること自体，脳の機能的活動がニューロン活動の同期化をともなっていることを物語っている．なぜなら，1.2節で述べたように，ニューロン活動が同期しないと，細胞外でニューロン活動を大きな電場電位（脳波）として観測することができないからである（図1.15を参照）．

　また，ニューロン活動の同期化が脳の情報処理にとって重要であることは，視覚情報を処理する第1次視覚野やにおい情報の記憶や認識を行う嗅球などで示されている．[32,116]

5.1 海馬のカオス応答

このようなニューロン活動の同期化は，神経回路の活動の空間的一様性を増し，空間的自由度を下げることになるので，それだけ少ない変数で現象を記述できることになる．実際，脳波の相関次元の推定が多くの研究者によってなされており[8,9,23,28,65,107,118]，脳波の力学的自由度はかなり低いと考えられている．* 脳は非常に多くのニューロンで構成されているにもかかわらず，力学的自由度がかなり低下した活動を起こすと考えられているのである．

もちろん，神経回路の活動の空間的一様性が増すといっても，脳全体あるいは脳のある部位が空間的に全く一様に活動するわけではない．もしそのような活動が起これば，大振幅の脳波が生じ，いわゆる てんかん状態になる．通常観測される脳波の振幅はそれほど大きくはない．多分，時間とともに，ニューロン活動が神経回路のあちこちで局所的に同期したり同期が崩れたりしているのであろう．

アトラクタの幾何学的構造やアトラクタのポアンカレ断面から作る1次元写像を調べる方法が，カオス的な性質を明らかにできる現在最も確かな手段であると考えられている．しかし，脳波のアトラクタを3次元位相空間で再構成してみると，多くの場合アトラクタは複雑すぎ，その幾何学的構造を調べることは決して容易でない．また，そのようなアトラクタから1次元ポアンカレ写像を求め，不規則な脳波を支配している力学則を明らかにすることも非常にむずかしい．

先に述べたように，脳波の相関次元の推定結果は脳波の力学的自由度がかなり低くなることを示しているのであるが，3次元の位相空間で解析可能なくらい自由度が低くなっているわけではない．これが脳波のカオス的性質を長年明確にできなかった原因の一つであろう．少なくとも現在，脳の活動のカオス的な性質を見ることができるとすれば，脳が機能的に活動するとき，脳のニューロン活動の同期化がさらに進むようなことが起こらなければなら

---

* たとえば，人の睡眠脳波の相関次元は $4 \sim 5$ [8,107]，α リズムは $2 \sim 3$ [118]，てんかん脳波は $2 \sim 3$ [9,28] と推定されている．

ない．

　いくつかの場合を考えることができる．一つは周期的な入力にともなうニューロン活動の一時的な同期化であり，もう一つはシナプス結合の短期的あるいは長期的な強化にともなうニューロン活動の同期化である．さらに，病的な活動ではあるが，脳の広範囲にわたって異常に同期した てんかん的なニューロン活動の中にも力学的自由度が非常に低くなる場合があると考えられる．

　シナプス結合が強化された神経回路の活動のカオス的性質や てんかん脳波のカオス的性質についてはまだよくわかっていない．この節では，周期的な入力に対する海馬のカオス的な応答について話を進めていくことにしよう．

　同期したニューロン集団の活動を観測するのであるから，1.2節で学んだように，細胞外に置いた電極で電場電位を記録すればよい．また，海馬は海馬体のどこで横断面を見ても基本的に同じ構造をしており，海馬体における主な信号経路である3シナプス経路もこの面内に存在しているので，実験には海馬の横断面切片を用いるのがよい．脳から切り出した海馬の切片は，十分酸素を含ませた人工脳髄液（ACSF）中で数時間から数日間生かすことができる．

　図5.1に実験方法が示されている．直径約170 μm のステンレス線で作った双極電極を苔状線維の近傍に置き，パルス電流で周期的に苔状線維を刺激する（図1.12を参照）．双極電極の間隔は約300 μm である．苔状線維の束が興奮するので，CA3領野の錐体細胞集団に周期的にシナプス入力が加わる．それに対するCA3領野の電場電位応答を錐体細胞層に250 μm 間隔で置いた4本の細胞外記録用ガラス微小電極で同時記録する（図5.1のA〜D）．細胞外記録用ガラス電極の先端直径は15〜30 μm で，ガラス電極内にはACSFが満たされている．その抵抗は2〜4 MΩ である．

　機能している脳の中では，海馬は θ 波などのリズミカルな電場電位活動を

5.1 海馬のカオス応答

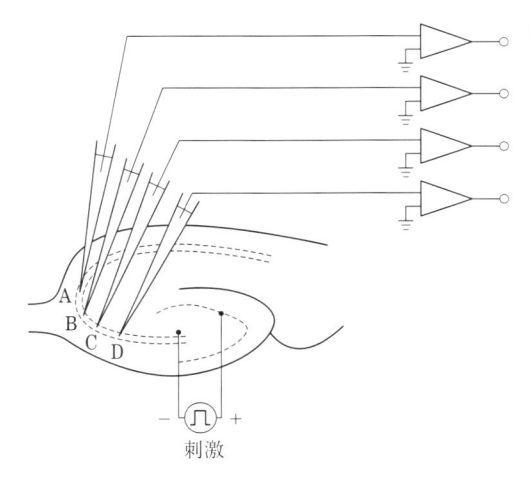

図 5.1 電場電位応答の観測. 刺激用双極電極を苔状線維の近傍に置き,周期的パルス電流で苔状線維を刺激. パルス電流の振幅は 0.15～0.2 mA, パルス幅は 0.2 ms, パルス間隔は 0.5～3 s. 苔状線維刺激に対する CA 3 領野の電場電位応答を錐体細胞層に 250 μm 間隔で置いた 4 本の細胞外記録用ガラス電極(A～D)で同時記録. 海馬体の横断面切片の厚みは 400 μm. 潅流液は 2 mM ペニシリンと 8 mM K^+ を含む人工脳髄液(ACSF). 温度は 34±0.5 ℃. [Hayashi, H. and Ishizuka, S.: *Brain Res.* **686** (1995) 194-206 より]

しばしば自発的に起こすが,潅流した ACSF 中で,海馬の横断面切片が電場電位振動を自発的に起こすことはほとんどない. これは,内側中隔核からのアセチルコリン作動性入力や脳幹からのノルエピネフリンやセロトニン作動性入力などが絶たれているためだと考えられる. また,横断面切片では海馬体の長軸方向の線維連絡も絶たれているので,これも自発活動を起こしにくくしている原因の一つと考えられる.

ペニシリンを用いて海馬の切片に自発性のリズミカルな電場電位活動を起こすことができる.[113,123] 実際,ACSF にペニシリンを 2 mM 加え,K^+ 濃度を 8 mM に増やすと,海馬切片は 15 分程度で図 5.2(a)に示すような周期的電場電位振動を自発的に起こすようになる.[41]

これは,ペニシリンによって $GABA_A$ 型の反回性抑制がかなり阻害され[112],その結果 CA 3 領野の錐体細胞間の反回性興奮が反回性抑制を相対的に上回るため,錐体細胞の活動が互いに同期しやすくなるためだと考えられる. また,潅流液中の K^+ 濃度が少し高くなっているので,錐体細胞は少し脱分極し,発火しやすくなる. これも錐体細胞の活動を自発的に起こさせ,そ

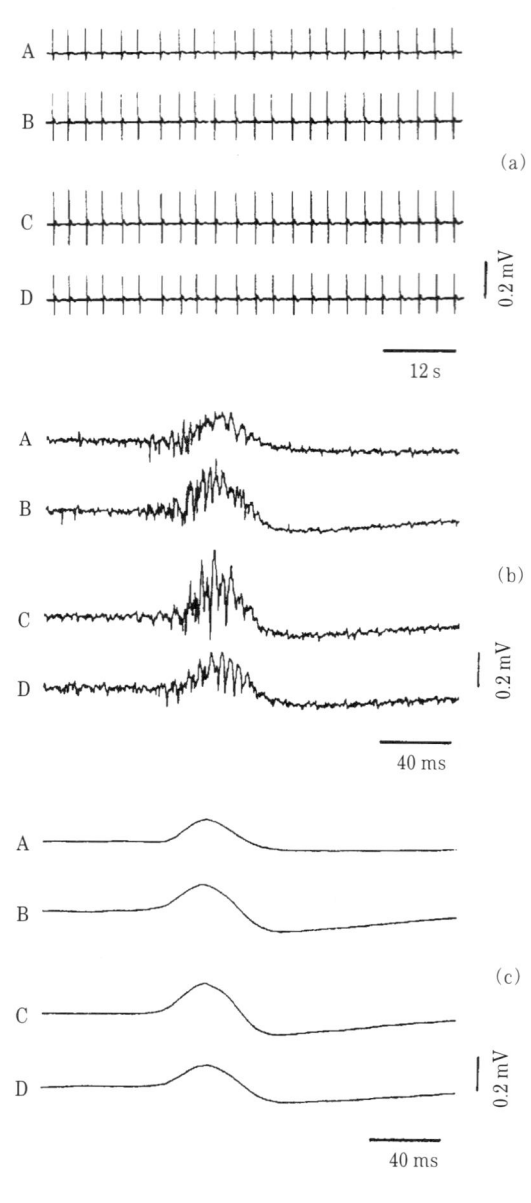

図 5.2 海馬 CA 3 領野の錐体細胞層から記録した自発性電場電位振動.

ラットの海馬横断面切片. 潅流液 (ACSF) には 2 mM ペニシリンと 8 mM K$^+$ が含まれている. (a) CA 3 錐体細胞層の 4 か所 (図 5.1 の A~D) から記録した電場電位. 約 3 秒間隔で自発的にバースト放電している. (b) は (a) を時間軸方向に拡大したもの. (c) はローパスフィルタ (25 Hz, 24 dB/oct) を通して高周波成分を除いた電場電位. このゆっくりした電場電位変化がバースト放電を起こした錐体細胞の数とその同期の程度を反映している. [Hayashi, H. and Ishizuka, S.: *Brain Res.* **686** (1995) 194-206 より]

れらの同期化を進めるのに貢献していると考えられる.

図 5.2(a) の周期的な電場電位振動を時間軸方向に拡大すると,図 5.2(b) に示すように,ゆっくりした電場電位変化(持続時間約 40 ms)に速い電場電位変化(幅約 1 ms)が重畳していることがわかる.この速い電場電位変化は錐体細胞の活動電位に由来し,活動電位が群発していることを示している.また,ゆっくりした電場電位変化は活動電位にともなって樹状突起で生じるしきい値の高い Ca^{2+} スパイクに由来するゆっくりした Ca^{2+} 電流を反映している.このような大きな電場電位変化は,かなりの数の錐体細胞がほぼ同期してバースト放電していることを示している.

さらに,図 5.2 はバースト放電が CA 3 錐体細胞層の 4 か所でよく同期していることを示している.すなわち,ペニシリンと少し濃度の高い K^+ によって引き起こされたバースト放電は CA 3 領野全体でほぼ一様に生じている.

電場電位の時間変化はニューロンの集団的活動の時間変化を反映しているのであり,大きい振幅の電場電位変化は,より多くのニューロンがより同期して活動したことを意味する.したがって,錐体細胞集団のダイナミカルな活動を見るには,ローパスフィルタを通して速い電場電位変化を除き,図 5.2(c) に示すような滑らかなゆっくりした電場電位変化を見ればよい.この滑らかな電場電位変化がバースト放電を起こしているニューロンの数とその同期の程度を反映しているのである.

さて,海馬 CA 3 領野のリズミカルな活動が苔状線維からの周期的な入力にどのように応答するか見ることにしよう.図 5.3 は応答の相図である.横軸は苔状線維刺激に用いた周期的なパルス電流の間隔 T の逆数(刺激周波数)であり,縦軸はパルス電流の振幅 I(刺激の強さ)である.刺激が強くなると興奮する苔状線維の数が増えるので,より多くのインパルスが同期して CA 3 領野の錐体細胞に伝えられることになる.

刺激がそれほど強くなければ,刺激の周波数に依存して,n 回苔状線維刺激するごとに 1 回同期したバースト放電を起こす($n = 1, 2, 3, 4$).このような

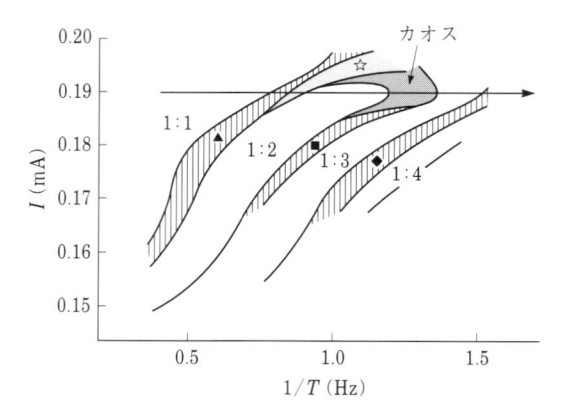

図 5.3 周期的苔状線維刺激に対する CA3 領野電場電位応答の相図．ラットの海馬横断面切片．横軸は苔状線維刺激の周波数（刺激パルス間隔 T の逆数）．縦軸は刺激の強さ（パルス電流の振幅 I）．電場電位の自発リズムの周波数は約 0.33 Hz．$1:n$ と表示された領域で $1:n$ 引込みが生じる（$n = 1, 2, 3, 4$）．▲，■，◆ の領域で，複雑な引込みや不規則な応答が生じる．これらの不規則応答はカオス的な性質をもっている．矢印に沿って刺激周波数を変えると，$1:1$ 引込み，$1:2$ 引込み，カオス，$1:3$ 引込みと分岐する．☆ の領域では不規則に応答するが，カオスではない．潅流液（ACSF）には 2 mM ペニシリンと 8 mM K^+ が含まれている．[Hayashi, H. and Ishizuka, S.: *Brain Res.* **686** (1995) 194–206 より]

応答を 2.1 節と同様に $1:n$ 引込みとよんでいる．ただし，n 回の刺激ごとに 1 個の活動電位が生じるのではなく，4.5 節と同様，興奮した錐体細胞の数や同期の程度を反映した電場電位が生じるのである．すなわち，ニューロンの集団的活動が刺激に引き込まれているのである．これらの引込みの境界領域（▲，■，◆）では，電場電位の複雑な引込み（$m:n, m \geq 2, n \geq 2$）や不規則な応答が生じる．

図 5.3 の矢印のついた実線に沿って刺激の周波数を増加させると，$1:1$ 引込みから $1:2$ 引込み，カオス，そして $1:3$ 引込みへと分岐する．周期倍分岐のカスケードは $1:2$ 引込みとカオスの間で見られると考えられるが，その領域はかなり狭く，実際には観測されていない．

図 5.4(a, i) と (b, i) に $1:1$ 引込みとカオス応答の例が示されている．それ

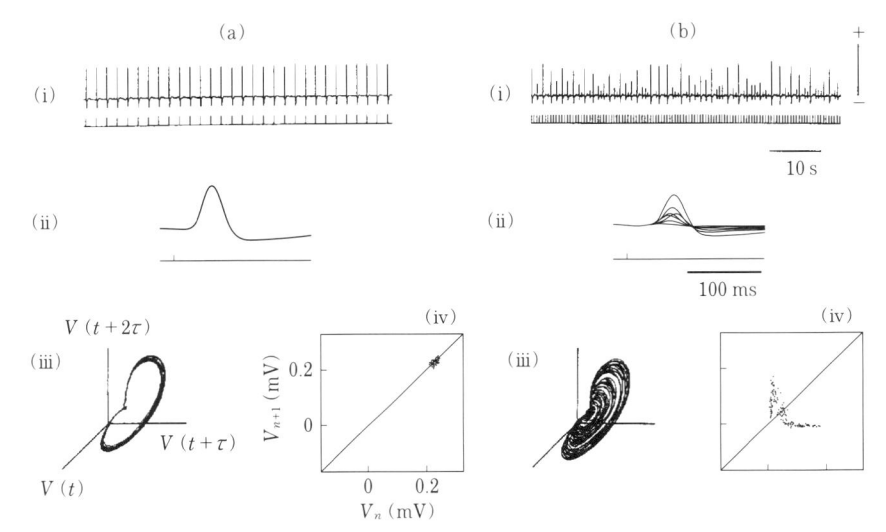

図 5.4 周期的苔状線維刺激に対する海馬 CA 3 領野の電場電位応答. 苔状線維刺激に用いたパルス電流は 0.168 mA, パルス幅は 0.2 ms. (a) 1：1 引込み, パルス間隔は 2 s. (b) カオス応答, パルス間隔は 0.53 s. (i) 下のトレースは苔状線維刺激に用いた周期的パルス電流. 上のトレースは電場電位応答. (ii) 刺激パルスを基準にして, 連続する 10 個の電場電位応答を重ね描きしたもの. 時間軸方向に拡大されていることに注意. (iii) アトラクター. V は電場電位. $\tau = 10$ ms. (iv) 1 次元ストロボ写像. 刺激パルスから 50 ms 後に電場電位をサンプル. 潅流液 (ACSF) には 2 mM ペニシリンと 8 mM K$^+$ が含まれている. [Hayashi, H. and Ishizuka, S.: *Brain Res.* **686** (1995) 194–206 より]

ぞれ下のトレースは苔状線維刺激に用いた周期的パルス電流であり, 上のトレースは CA 3 錐体細胞層から記録した苔状線維刺激に対する電場電位応答である. 図 (a, i) は, 錐体細胞の同期したバースト放電が苔状線維刺激に 1：1 で引き込まれている様子を明確に示しており, 図 (b, i) は, 電場電位応答の振幅が不規則に変化している様子を示している.

図 (a, ii) と (b, ii) はそれぞれ図 (a, i) と (b, i) を時間軸方向に拡大したもので, 連続する 10 個の電場電位応答を刺激パルスを基準にして重ね描きしてある. 1：1 引込みの場合, 正の電場電位応答の形や大きさは常に一定であ

ることがわかる．それに対し，カオス応答の場合は，正の電場電位応答の振幅が大きく変動しており，バースト放電を起こした錐体細胞の数やそれらの同期化の程度が刺激を受けるたびに不規則に変化していることがわかる．

図 5.4(a, iii) と (b, iii) は位相空間 $(V(t), V(t+\tau), V(t+2\tau))$ 内に再構成したアトラクタである．V は電場電位，τ は遅れ時間である．1：1引込みの場合，刺激に応じた電場電位の形や大きさは常に一定であるので，図 (a, iii) に示すように軌道は安定な一つのループを描く．カオス応答の場合は，電場電位応答が刺激を受けるたびに変化するので，軌道も位相空間を不規則に走る．軌道を長時間描くと，図 (b, iii) に示すようにストレンジアトラクタが再構成される．

図 5.4(a, iv) と (b, iv) は，電場電位を苔状線維刺激の周期でサンプルして求めた 1 次元ストロボ写像である．1：1引込みの場合，図 (a, iv) に示すように，写像点は対角線上の安定固定点の周りに集まる．この 1 次元写像は，ニューロンの集団的活動が苔状線維刺激のある位相で毎回生じていることを示しており，1：1引込みをよく特徴づけている．

カオス応答の場合は，図 5.4(b, iv) に示すように，不安定な固定点をもつ上に凸な関数となる．固定点近傍を通る軌道は固定点の周りで振動しながら固定点から離れていく．写像が上に凸であるので，軌道はそのうち固定点近傍に押しもどされるが，再び固定点から振動しながら離れていく．このように，軌道は固定点にとどまることなくいつまでもさまよう．この 1 次元ストロボ写像は，苔状線維からの周期的入力に対し CA3 錐体細胞集団がカオス的に応答することの明確な証拠を与えている．

次に，これらの引込みやカオス応答が空間的にどれくらい同期しているかを見ることにしよう．

図 5.5 は，CA3 錐体細胞層の 4 か所に 250 μm 間隔で置いた細胞外記録用電極で電場電位応答を同時記録したものである．1：1引込み（図 (a)）と同様，カオス応答（図 (b)）も 4 か所でよく同期している．しかも，カオス応答

5.1 海馬のカオス応答

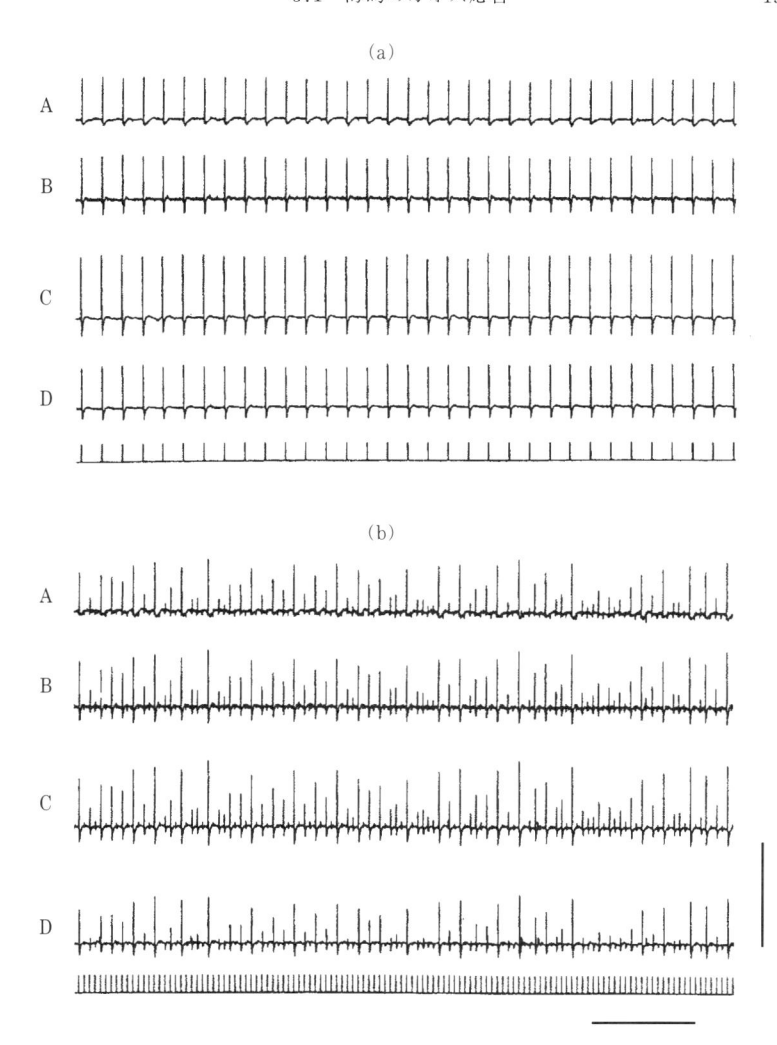

図 5.5 海馬 CA 3 領野の 4 か所で同時記録した電場電位応答 (a) 1:1引込み. 刺激パルス電流のパルス間隔は 2 s. (b) カオス応答. 刺激パルス電流のパルス間隔は 0.53 s. A 〜 D のトレースは, 図 5.1 の 4 本の電極 (A 〜 D) で記録した電場電位応答. 図 (a), (b) の一番下のトレースは苔状線維刺激に用いたパルス電流. パルス電流の大きさは 0.168 mA, パルス幅は 0.2 ms. 右下の縦棒は, トレース A, B については 0.25 mV, トレース C, D については 0.5 mV を表している. 横棒は時間 10 s を表している. [Hayashi, H. and Ishizuka, S.: *Brain Res.* **686** (1995) 194-206 より]

の場合,苔状線維刺激によって引き起こされた電場電位応答の振幅の時間変化も4か所でほぼ同じに見える.すなわち,CA3領野の電場電位応答は,たとえカオス的な応答であっても,空間的にほぼ一様である.

電場電位応答が空間的にどの程度同期しているか評価してみよう.図5.6(a, i)は図5.5(a)のトレースAから求めた自己相関関数である.電場電位応答の間隔(2 s)に対応するサイドピーク(矢印)が苔状線維刺激の周期(2 s)と一致しており,1:1引込みを特徴づけている.

図5.6(b, i)はカオス応答(図5.5(b)のトレースA)から求めた自己相関関

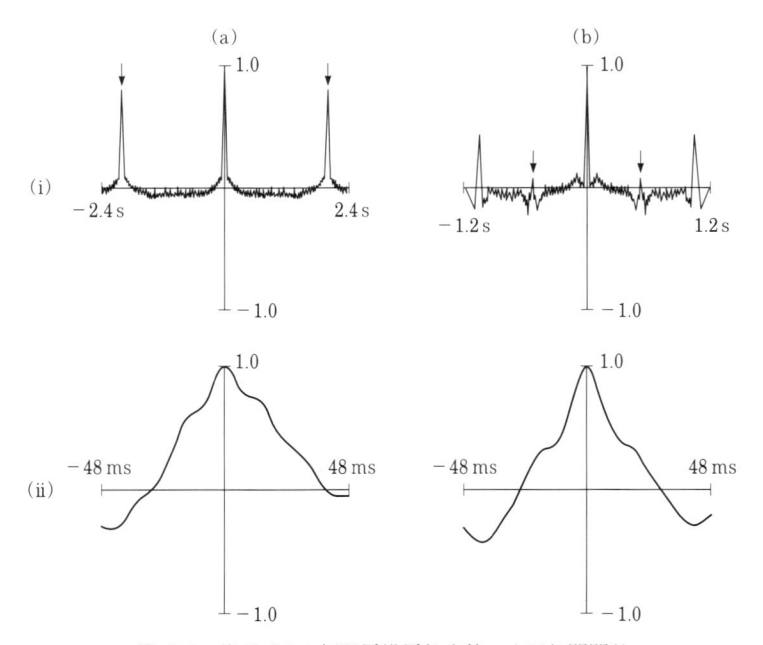

図 5.6 海馬CA3領野電場電位応答の自己相関関数
(a) 1:1引込み.図5.5(a)のトレースAから求めた.電場電位応答の間隔(2 s)に対応するサイドピーク(矢印)は苔状線維刺激の周期(2 s)と一致している.(b) カオス応答.図5.5(b)のトレースAから求めた.苔状線維刺激の周期(0.53 s)に対応するサイドピーク(矢印)は非常に小さい.(a, ii)と(b, ii)はそれぞれ(a, i)と(b, i)の中央付近を拡大したもの.[Hayashi, H. and Ishizuka, S.: *Brain Res.* **686** (1995) 194-206 より]

数である．応答が不規則であることから期待されるように，苔状線維刺激の周期 (0.53 s) に対応したサイドピーク (矢印) は非常に小さい．また，$t = 1.06$ s に存在するピークも小さくなっており，刺激の 2 周期ごとにいろいろな振幅の電場電位応答が生じていることを示している．

図 5.6 (a, ii) と (b, ii) はそれぞれ図 5.6 (a, i) と (b, i) の中央のピークを拡大したもので，中央のピークの幅 (約 40 ms) は電場電位応答の幅と一致している．また，自己相関関数であるので，中央のピークの位置は $t = 0$ である．

図 5.7 は，CA 3 錐体細胞層の 4 か所で同時記録した電場電位応答の相互相関関数である (図 5.5 の A‐B，A‐C，A‐D 間)．図 5.7 (a, i) が 1：1 引込みから求めた相互相関関数であり，図 5.7 (b, i) がカオス応答から求めた相互相関関数である．いずれの相互相関関数にも中央 ($t = 0$) に大きなピークが存在し，苔状線維刺激に対する電場電位応答が CA 3 錐体細胞層の 4 か所で同期していることを示している．

しかし，相互相関関数の中央のピークを拡大すると，図 5.7 (a, ii) と (b, ii) に示すように，中央のピークが縦軸 ($t = 0$) からわずかにずれていることがわかる．これは，電場電位応答が生じる時間が 4 か所の記録位置で少しずつ異なることを示している．

1：1 引込みの場合 (図 5.7 (a, ii))，A‐B，A‐C，A‐D 間の相互相関関数の中央のピークの位置はそれぞれ 3，4，5 ms であり，記録位置 A の電場電位応答が他の記録位置の電場電位応答より遅れている．すなわち，苔状線維刺激によって誘発された錐体細胞のバースト放電は D→C→B→A の方向に約 0.1 m/s で伝搬していることを示している．

カオス応答の場合 (図 5.7 (b, ii))，A‐B，A‐C，A‐D 間の相互相関関数の中央のピークの位置はそれぞれ 4，6，2 ms であり，錐体細胞のバースト放電は記録位置 C に始まって C→D および C→B→A の 2 つの方向に伝搬していることがわかる．伝搬速度はやはり約 0.1 m/s である．

錐体細胞のバースト放電が横断面スライスの CA 3 領野を伝搬するのに要

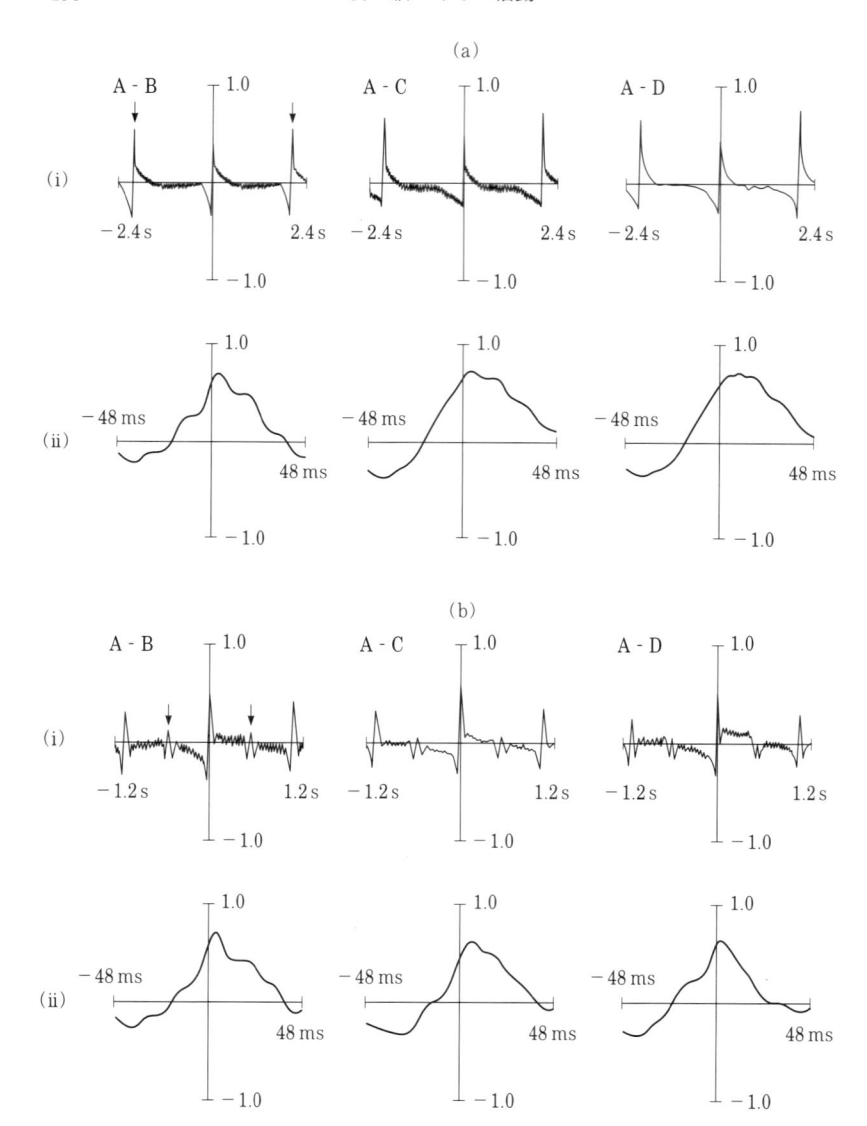

図 5.7 海馬 CA 3 領野電場電位応答の相互相関関数
CA 3 錐体細胞層の 4 か所で同時記録した電場電位応答の相互相関関数（図 5.5 の A‐B, A‐C, A‐D 間）．(a) 1：1 引込み．(b) カオス．(ii) は (i) の中央付近を拡大したもの．矢印は苔状線維刺激周期を示す．
[Hayashi, H. and Ishizuka, S.: *Brain Res.* **686** (1995) 194‐206 より]

する時間は10 ms程度とかなり短時間であるから，数Hz程度の自発リズムや周期的な入力に対する応答はCA 3領野で一様であると考えて構わないだろう．しかし現実には，1：1引込みの場合でさえ，錐体細胞のバースト放電がCA 3領野のどこかで始まり周囲へ伝搬しているのである．

錐体細胞が同期してバースト放電すると，しきい値の高いCa^{2+}スパイクが樹状突起で生じ，これに由来したゆっくりした脱分極が細胞体に生じる．このCa^{2+}電流は細胞内のCa^{2+}イオン濃度を上昇させるので，Ca^{2+}依存性K^+電流が活性化され，また，錐体細胞の同期したバースト放電は$GABA_B$型抑制性介在ニューロンを経て互いを抑制する．* その結果，錐体細胞集団は同期して大きく過分極することになる．このとき，シナプス入力に応答する錐体細胞の数は減少しており，応答した錐体細胞の活動電位の振幅や潜時もばらついている．したがって，錐体細胞の集団活動を反映する電場電位の振幅は苔状線維からの入力に依存して変動し，カオス的になるのである．

5.2 新皮質第1次体性感覚野のカオス応答

次に，麻酔をかけた動物の脳から記録したカオス的活動について述べる．1.3節で述べたように，末梢の感覚受容器から中枢への経路は，延髄を通ったあと内側毛帯を形成し，視床で中継されて新皮質第1次体性感覚野に達する．また，末梢から中枢へ伝えられる感覚情報は10～40 Hzのインパルス列によって伝えられると考えられている．したがって，図1.17に示したように，麻酔をかけた動物の内側毛帯を周期的に刺激し，体性感覚野の皮質表面に接触させた小さな電極で電場電位応答を観測すれば，機能している脳の感覚信

---

* $GABA_A$型反回性抑制はペニシリンで阻害されているが，$GABA_B$型反回性抑制は阻害されていない．

号に対する応答のダイナミカルな性質を調べることができる．

図5.8(a)は，パルス電流で内側毛帯を一回刺激し，それによって体性感覚野に引き起こされる電場電位を体性感覚野の表面から記録したものである（1次応答）．いくつかの異なる強さの刺激に対する応答を重ねて描いてある．

正の応答は，内側毛帯刺激にともなう視床から体性感覚皮質第IV層への投射によって引き起こされた第IV層の興奮性シナプス活動を反映していると考えられる．負の応答は，体性感覚皮質浅層の多シナプス活動，すなわち，錐

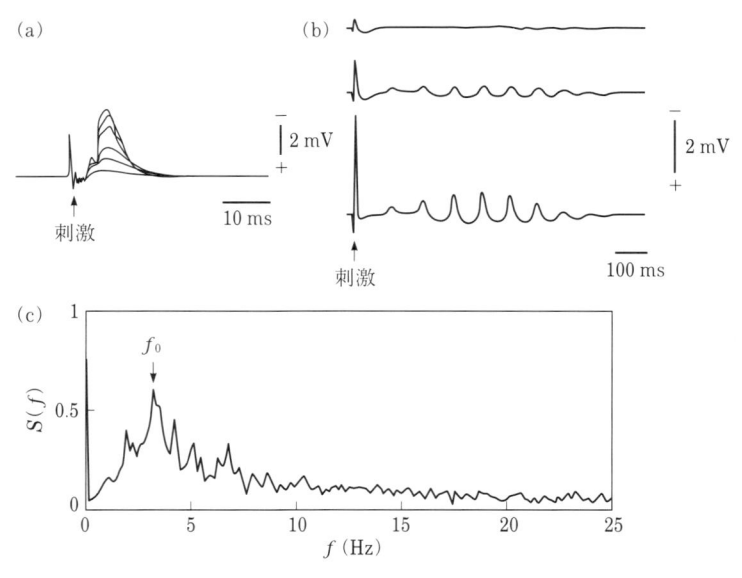

図 5.8 内側毛帯刺激によって第1次体性感覚野に誘発された電場電位応答

(a) 麻酔したラットの新皮質表面から記録した1次応答．刺激電流はそれぞれ0.11, 0.13, 0.15, 0.2, 0.25, 0.30 mA．各刺激電流の強さに対する応答は20回の記録を平均したもの．負の電場電位応答の平均振幅は刺激電流に依存して大きくなるが，負の電場電位応答の振幅は刺激のたびに大きく変動する．(b) 1次応答のあとに生じるスピンドル振動．新皮質表面から記録．刺激電流の大きさは，上から0.11, 0.15, 0.25 mA．各トレースは20回の記録の平均．(c) 第1次体性感覚野の自発活動のパワースペクトル．$f_0 = 3.3$ Hz．[Ishizuka, S. and Hayashi, H.: *Brain Res.* **723** (1996) 46–60 より]

体細胞間の興奮性シナプス活動や視床からの入力が介在ニューロン（星状細胞）を介して浅層に起こした興奮性シナプス活動を反映していると考えられる.[53,87,108] 内側毛帯刺激が強くなると図 (a) に示すように負の応答の平均振幅は大きくなるが，多シナプス活動であるので刺激の度に応答の振幅は大きくゆらぐ.

これらの誘発電位は麻酔をかけたラットで記録したものであるので，もちろん麻酔の深さに依存する．感覚信号に対して体性感覚野がしっかり応答するためには，動物が苦痛を感じない範囲で麻酔を浅く制御しておく必要がある．採用した麻酔の深さの判定基準は，(1) 図 5.8(b) に示すように内側毛帯刺激によって 1 次応答のあとスピンドル振動 (約 10 Hz) が生じることと，(2) 図 5.8(c) に示すように体性感覚野が自発的に小振幅の δ 波 (約 3 Hz) を起こしていることである．

内側毛帯刺激によって送りこまれた周期信号が第 1 次体性感覚野に達すると，体性感覚野に自発的に生じている δ リズムと相互作用する．図 5.10 に示す体性感覚野の引込みやカオス応答は，そのような相互作用の結果生じたものと考えてよい．

図 5.9(a) の一番上のトレースは，内側毛帯周期刺激に対する体性感覚野の電場電位応答の例である．真中のトレースはその時間微分で，一番下のトレースは内側毛帯刺激に用いたパルス電流である．電場電位応答 V とその時間微分 dV/dt を用いると，図 (b) に示すように，位相空間に軌道を描くことができる．図 (b) には，各パルス電流から時間 T_s 後にストロボ的にサンプルした 13 個の点 $(V_1, dV_1/dt), (V_2, dV_2/dt), \cdots, (V_{13}, dV_{13}/dt)$ も示されている．長時間記録した電場電位応答を用いれば，軌道はあるアトラクタを再現し，ストロボ的にサンプルした点の集合はアトラクタのポアンカレ断面を与える．

周期的な応答の場合，再現されたアトラクタは一つの閉曲線になるが，カオス的な応答の場合，第 2 章で述べたように，軌道は位相空間のある限られ

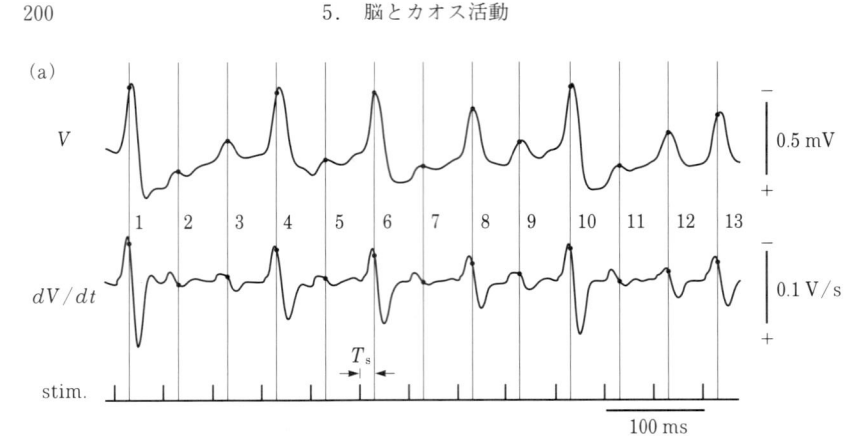

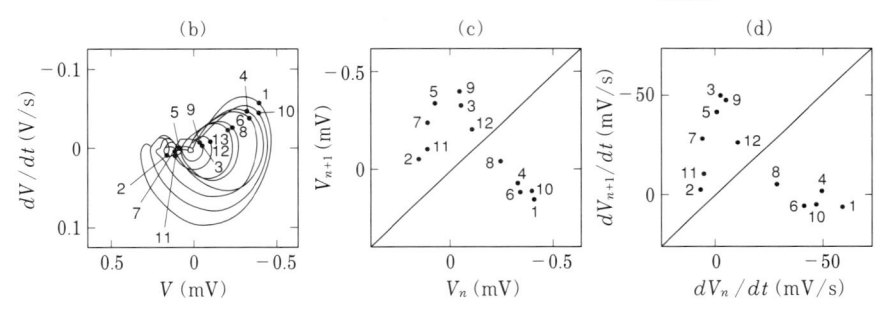

図 5.9 周期的内側毛帯刺激に対する第1次体性感覚野の応答とストロボ写像

(a) 一番上のトレースは，麻酔したラットの第1次体性感覚野の表面から記録した電場電位応答．中央のトレースは，一番上のトレースの時間微分．一番下のトレースは，内側毛帯刺激に用いたパルス電流．(b) 位相空間の軌道．各パルス電流から時間 T_s 後にサンプルした13個の点も示されている．十分多くのパルス刺激に対する電場電位応答を用いれば，アトラクタを再現できる．ストロボ的にサンプルした点の集合はストロボ断面を与える．(c) 1次元ストロボ写像：$V_n \to V_{n+1}$．(d) 1次元ストロボ写像：$dV_n/dt \to dV_{n+1}/dt$．[Ishizuka, S. and Hayashi, H.: *Brain Res.* **723** (1996) 46-60 より]

た領域を埋め尽くす．その結果，得られたアトラクタが引き伸ばしと折畳みの構造をもっていれば，それはストレンジアトラクタである．アトラクタの引き伸ばしと折畳みはポアンカレ断面の T_s 依存性を調べることにより見ることができる（図2.8と図2.9を参照）．

5.2 新皮質第1次体性感覚野のカオス応答

カオス的な性質は，1次元ストロボ写像を調べることにより，より明確に理解することができる．図 5.9(c) の 1 次元ストロボ写像 $V_n \to V_{n+1}$ と図 5.9(d) の 1 次元ストロボ写像 $dV_n/dt \to dV_{n+1}/dt$ は，それぞれ時系列，V_1, V_2, V_3, $\cdots$ と $dV_1/dt, dV_2/dt, dV_3/dt, \cdots$ から求めることができる．多くのサンプル点を用いて得られた 1 次元ストロボ写像が，たとえば不安定な固定点をもつ凸な関数になれば，不規則な応答はカオスである．

図 5.10(a) は内側毛帯刺激に用いたパルス電流の大きさと周波数をパラメータとした第1次体性感覚野の電場電位応答の相図である．パルス電流の振幅 I は負の電場電位を誘発するしきい値電流の振幅 I_{th} で規格化されており，パルス電流の周波数 f_{i} は体性感覚野の自発活動の基本周波数 f_{o} で規格化されている．大きなパルス電流は内側毛帯中の多くの線維を興奮させるので，視床－皮質回路により多くの信号を入力することになる．相図中の白抜きの記号は引込みが起きたことを，黒塗りの記号はカオス応答が起きたことを示している．

図 5.10(b, i) は 1:1 引込みの例で，電場電位応答はパルス電流によく同期している．図 (c, i) は 1:2 引込みの例で，内側毛帯を 2 回刺激するたびに大きな電場電位応答が生じている．図 (b, ii) と図 (c, ii) はそれぞれ 1:1 引込みと 1:2 引込みのアトラクタで，いずれも閉曲線である．1 次元ストロボ写像を求めると，1:1 引込みの場合，サンプルされた電場電位は対角線上の安定固定点の周りに集まっており（図 (b, iii)），1:2 引込みの場合は，対角線に対称な 2 つの点の周りに集まっている（図 (c, iii)）．

刺激の周波数と自発活動の周波数が少し違っていても刺激の周波数に合わせて応答するところから引込みとよばれている．この様子を示したのが図 5.11 である．横軸は内側毛帯刺激の周波数 f_{i} で，縦軸は体性感覚野の電場電位応答の平均周波数 f_{r} である．いずれも体性感覚野の自発活動の基本周波数 f_{o} で規格化されている．応答周波数と刺激周波数の関係が直線 $f_{\text{r}} = f_{\text{i}}$, $f_{\text{r}} = f_{\text{i}}/2$ および $f_{\text{r}} = f_{\text{i}}/3$ と一致する傾き正の線分となる周波数領域で 1:1，

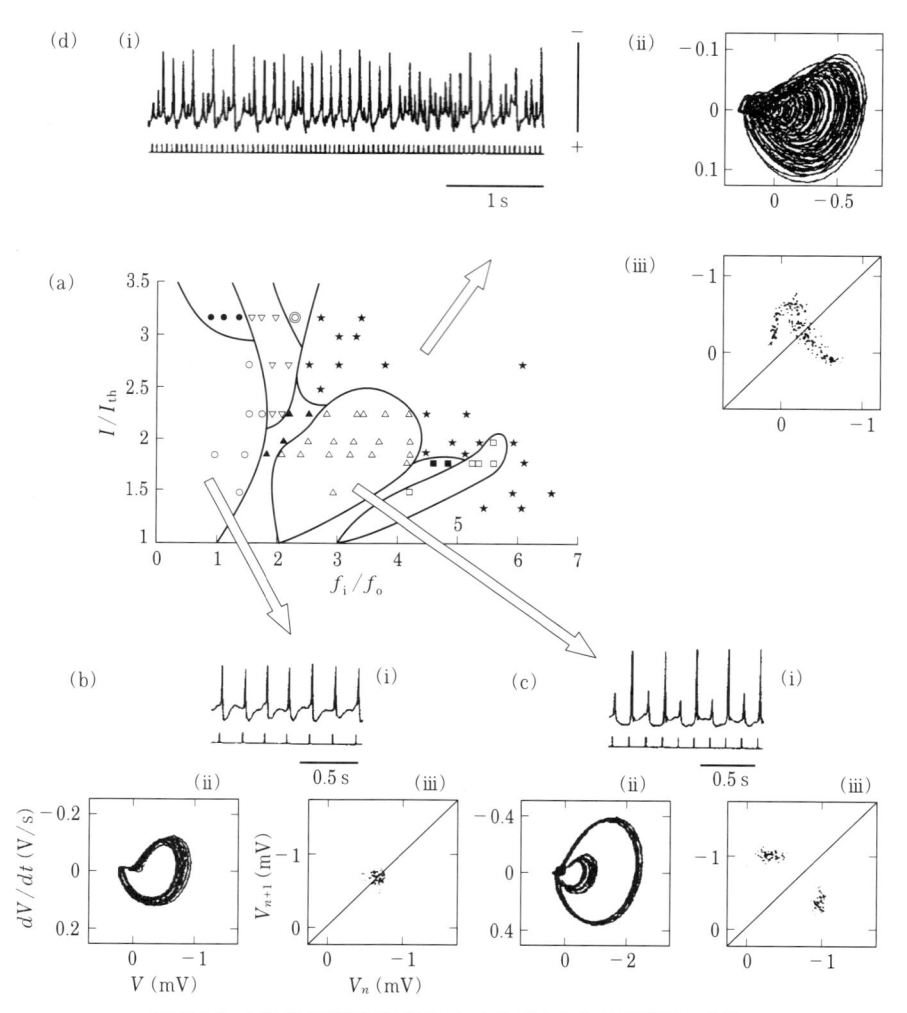

図 5.10 周期的内側毛帯刺激に対する第 1 次体性感覚野の応答
麻酔したラットの第 1 次体性感覚野表面から記録. (a) 相図. f_i と f_o はそれぞれ刺激と体性感覚野の自発活動の周波数. I と I_{th} はそれぞれ刺激電流と負の電場電位を起こすしきい値刺激電流. ○, △, □, ▽, ◎ は, それぞれ 1:1, 1:2, 1:3, 2:2, 2:4 引込みが起きたことを示す. ▲, ■, ●, ★ は, カオス応答が起きたことを示す. (b) 1:1 引込み. (c) 1:2 引込み. (d) カオス. (i) 上のトレースは電場電位応答. ローパスフィルタ(50 Hz, 24 dB/oct)で高周波成分を除いてある. 下のトレースは刺激に用いたパルス電流. (ii) アトラクタ. (iii) 1 次元ストロボ写像. 各パルス電流からの遅れ時間 14 ms で電場電位応答をサンプルした. [Ishizuka, S. and Hayashi, H.: *Brain Res.* **723** (1996) 46 - 60 より]

5.2 新皮質第1次体性感覚野のカオス応答

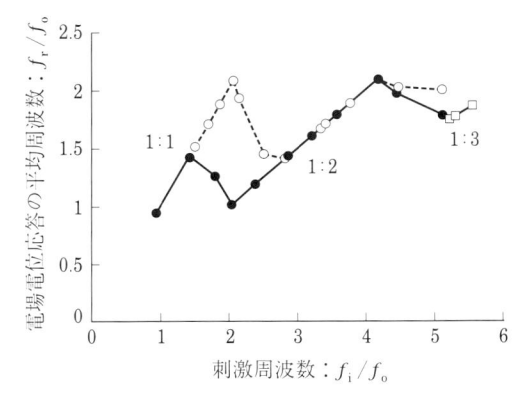

図 5.11 内側毛帯刺激の周波数と第1次体性感覚野電場電位応答の周波数との関係

f_i と f_r はそれぞれ刺激の周波数と電場電位応答の平均周波数．f_o は体性感覚野の自発活動の周波数．直線 $f_r = f_i$, $f_r = f_i/2$ および $f_r = f_i/3$ に一致する領域で1:1, 1:2 および1:3引込みが生じている．これらの直線から外れた領域でカオス応答が生じる．刺激の強さ I/I_{th} は, 1.8(□), 1.87 (●), 2.27 (○) である．[Ishizuka, S. and Hayashi, H.: *Brain Res.* **723** (1996) 46-60 より]

1:2および1:3引込みが生じている．

引込み領域では，刺激の周波数 f_i が高くなると電場電位応答の平均周波数 f_r も高くなるが，異なる引込み状態につぎつぎと遷移するので，ラットの第1次体性感覚野の電場電位応答の周波数は自発活動の周波数 f_o の2倍以上になることはほとんどない．似たような現象は，麻痺させたネコの眼窩下神経の周期刺激に対する皮質ニューロンの応答[47]や，無麻酔のサルの皮膚機械刺激に対する皮質ニューロンの応答[89]などでも観測されている．

図5.10(d, i) は ★ の領域で観測されるカオス応答であり，内側毛帯周期刺激に対して体性感覚野が不規則に応答しているのがわかる．図5.10(d, ii) に示すアトラクタは上部で引き伸ばされ，左下の部分で折れたたまれている．ここでは示さないが，図5.9(b) に示したようにアトラクタのストロボ断面を求め，その T_s 依存性を調べれば，アトラクタの引き伸ばしと折畳みの様子を見ることができる．このようなアトラクタの幾何学構造を反映した1次元

ストロボ写像は，図5.10(d, iii)に示すように不安定な固定点をもつ上に凸な関数となる．

相図（図5.10(a)）の●，▲，■の領域でもカオス応答が観測される．これらのカオス応答の領域は引込みの領域に挟まれており，それらの引込みが不規則に混じってカオス的な応答が生じている．これらのカオス応答もアトラクタや1次元ストロボ写像を調べることにより明らかにされている．[53]

ラットのヒゲの周期的あるいは持続的な運動は，延髄の核[115]，視床の核[133]および視床-皮質システム[47,114]でニューロンのくり返し発火を引き起こすので，内側毛帯を通る線維にもヒゲの機械刺激にともなってインパルス列が伝導する．実験で用いた内側毛帯刺激の周波数はヒゲの機械刺激によって投射経路に引き起こされる神経活動の周波数に対応しているので，図5.10(a)に示した相図の横軸は末梢から皮質への感覚信号の周波数に対応すると考えることができる．また，ヒゲがある物体に触ったとき複数のヒゲが同時に動くと考えられるが，縦軸は同時に動いたヒゲの数に比例していると見ることができるであろう．したがって，相図に示されている内側毛帯周期刺激に対する多様な応答パターンは，自然な感覚刺激によっても引き起こされると考えられる．

まだよくわかっていないが，もし感覚情報が体性感覚野の同期化した振動によって表現されているのであれば，このような体性感覚野の応答パターンの多様性は感覚情報の質や量の表現に有用であろう．また，相図の横軸の周波数がf_0で規格化されていることに着目すると，末梢での感覚刺激が同じであっても体性感覚野の自発活動の周波数に依存して体性感覚野の応答パターンは異なることになる．感覚情報が同じであっても大脳皮質における感覚情報の認識は脳の状態によって異なる可能性がある．

脳のカオス活動の証拠が記憶と関係した海馬や感覚情報を知覚あるいは認識する新皮質で得られたことは，カオスが脳に存在するということがわかっただけではなく，脳の情報処理機能とカオスの関係を期待させるという意味

でも重要であった．今後，脳の情報処理機能に対するカオスの役割に関する研究が大いに進められていくことを期待したい．

6 脳におけるカオスの機能的役割

　第4章と第5章で，刺激（入力信号）によってニューロン活動の同期化が促進され，結果的に低次元カオスの性質が現れてくることを学んだ．これらの結果から，一般には脳の活動は決定論的力学則にしたがう高次元力学系的な現象であると推察される．

　第4章と第5章で学んだ脳のカオス活動は，シナプス結合強度や入力信号強度など，系のパラメータが変らないように努力し，しかも定常状態に保つ努力をして観測された活動である．実際にはこれらのパラメータは時々刻々変化しているのであり，脳の活動は極めて非定常的である．このような非定常な脳の活動もまた決定論的な力学則にしたがう現象なのであろうか．そうだとすれば，低次元および高次元のカオス活動はそれぞれ脳の機能に対してどのような役割を果しているのであろうか．第6章では，脳の情報処理機能とカオスに関するこれからの研究の方向を探りながら，これらの問題を考えてみることにしよう．

6.1　カオス遍歴と動的記憶モデル

　脳が機能的な活動をするとき神経回路の一部あるいは全体が自らニューロ

ン活動の同期化を促進するのであれば，その神経回路の活動にしばしば低次元のカオスが現れるであろう．これは前章までに学んだことから容易に推察できる．しかし，脳の活動は非定常的であるので，これらの同期化現象は長くは続かないと考えられる．すなわち，神経回路のあちこちで，しかも異なるダイナミカルな性質をもつ同期したニューロン活動が生成消滅をくり返しているものと考えられる．

このように力学系の次元が高いと考えられる長時間の活動の性質を調べるとき，見通しをよくするために，神経回路モデルをいくつかの場合に分けて単純化するのがよいだろう．本書で学んできたように，ニューロンはある条件の下でカオス活動を起こし，それらが集まったニューロン集団も個々のニューロンとは時間空間スケールの異なるカオス活動を起こす．したがって，大きく2つの場合を考えることができる．

1つは，ニューロン自身はカオスを起こさないが，神経回路の構造によって自己組織的にカオスが生じる場合であり，もう1つは，神経回路の構造というよりはニューロン自体がカオス活動を起こすことが重要な場合である．この節では前者について考察し，次の節で後者について考察することにしよう．

津田は，図6.1に示すような新皮質の神経回路モデルを作った．[131] 新皮質II，III層の錐体細胞（S細胞）とIV層の星状細胞（R細胞）で構成されており，神経回路の一部にII層のアクソナルタフト細胞（Φ細胞）が含まれている．S細胞は互いに興奮性に結合しており，これらの結合のみが可塑的に変化し，Hebbの学習アルゴリズムにしたがうと仮定した．また，これらの細胞間の結合にはシナプスでの伝達物質の確率的素量放出が考慮されており，ニューロンの入出力関数が確率的に選択される一種のゲーム的神経回路モデルになっている．R細胞はS細胞から入力を受けS細胞を抑制するいわゆる反回性抑制回路を形成している．Φ細胞は，この神経回路のサブ回路（モジュールII）を構成するS細胞の樹状突起に生じるシナプス電位の総和 Φ を受け，S細胞を抑制している．ただし，Φ の値としては，モジュールIIのS細胞の活動が

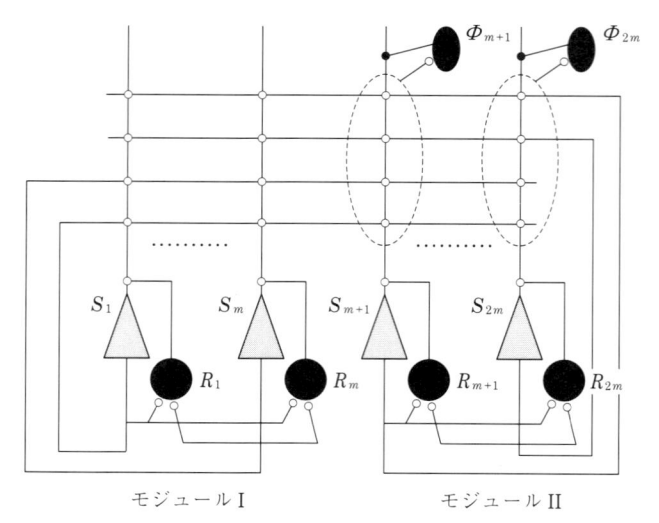

図 6.1 新皮質の神経回路モデル
S 細胞間は興奮性に結合されており，これらの結合のみが Hebb の学習アルゴリズムにしたがって可塑的に変化する．R 細胞は反回性抑制回路を構成する抑制性介在ニューロン．神経回路は 2 つのサブ回路（モジュール I と II）に分けられており，モジュール II には Φ 細胞が存在する．Φ 細胞は S 細胞の樹状突起に生じたシナプス電位の総和を検出し，S 細胞に抑制をかける．[Tsuda, I.: *Neural Networks* **5** (1992) 313–326 より]

定常状態に達したときの値が保持される．すなわち，S 細胞の活動が非定常になっても，次の定常状態に達するまで，直前の定常状態の値が保たれる．

このモデルの方程式は，

$$S_i(t+1) = 1^{ps}\Big(\sum_{j=1}^{2m} C_{ij}(t) S_j(t) + d_i R_i(t) - \delta_i \Phi(t)\Big) \quad (6.1)$$

ただし，$\Phi(t) = x(t_1), \quad t_1 = \max_{t>s}\{s \,|\, x(s) = x(s-1)\}$

$$\delta_i = \begin{cases} 0 & \text{for} \quad i = 1 \sim m \\ 1 & \text{for} \quad i = m+1 \sim 2m \end{cases}$$

$$x(t) = \sum_{j=m+1}^{2m} C_{ij}(t) S_j(t)$$

6.1 カオス遍歴と動的記憶モデル

$$R_{i+l}(t+1) = 1^{pr}\Big(\sum_{j=1+l}^{m+l} e_j S_j(t)\Big), \quad l = 0 \text{ or } m \tag{6.2}$$

$$C_{ij}(t+1) = C_{ij}(t) + \varepsilon S_i(t) S_j(t) \tag{6.3}$$

$$\text{for} \quad i \leqq i, j \leqq m, \quad m+1 \leqq i, j \leqq 2m$$

$$C_{ij}(t+1) = C_{ij}(t) + \varepsilon' S_i(t) S_j(t) \tag{6.4}$$

$$\text{for} \quad 1 \leqq i \leqq m \text{ かつ } m+1 \leqq j \leqq 2m,$$

$$m+1 \leqq i \leqq 2m \text{ かつ } 1 \leqq j \leqq m$$

$$C_{ij}(0) = \sum_{\mu} S_i^{(\mu)} S_j^{(\mu)} \tag{6.5}$$

と与えられる．$S^{(\mu)}$ は $t = 0$ で与えられる μ 番目の記憶パターンを表している．また，変数 S と R は互いに独立な確率変数であり，次の確率にしたがうとする．

$$y(t+1) = 1^p(x(t)) = \begin{cases} 1(x(t)) & (\text{確率 } p \text{ で}) \\ y(t) & (\text{確率 } 1-p \text{ で}) \end{cases} \tag{6.6}$$

$$\text{ただし，} \quad 1(x(t)) = \begin{cases} +1 & \text{if} \quad x(t) > 0 \\ -1 & \text{otherwise} \end{cases}$$

各ニューロンは2つの値 +1（発火）と -1（静止）をとり，(6.3) と (6.4) 式が Hebb の学習アルゴリズムを表している．

ここで注意することは，(6.6) 式が示しているように，ニューロンの出力関数 1^p が確率 p で切り替ることである．すなわち，ニューロンの出力関数は確率 p で (6.6) 式の上の式のようになり，時刻 t のニューロンの状態 $x(t)$ の符号に依存して発火するかどうかが決まる．しかし，確率 $1-p$ で出力関数 1^p は恒等写像となり，時刻 t のニューロンの状態が維持される．このように確率的に切り替る出力関数はシナプスにおける伝達物質の確率的素量放出のモデル化である．

この神経回路が Hebb の学習アルゴリズムにしたがって学習し，ある記憶状態を作ったとしよう．また簡単のため，学習後シナプス結合の強さは更新されないものとする（$\varepsilon = \varepsilon' = 0$）．その記憶状態は S 細胞の状態 S_i によっ

て張られる位相空間の一点に対応する．すなわち，状態 S_i を成分としてもつベクトルが位相空間内に与えられる．一般には，n 個の記憶状態を作ることができ，それらに対応した少なくとも n 個の安定な固定点が位相空間に存在する．その結果，それらの安定固定点に対するベーシンができるので，それらのベーシンの一つに神経回路の状態が入ると，神経回路は一つの記憶状態に収束し，記憶が想起されたことになる．

これは通常考えられている連想記憶モデルの振舞である．しかし，図 6.1 の神経回路には R 細胞と Φ 細胞による反回性抑制回路があり，またニューロンの出力関数は確率的に切り替る．そのため，固定点は準安定となり，神経回路の状態はある記憶状態にいつまでも留まることができない．その結果，神経回路の状態は一つの記憶状態から抜け出し，他の準安定固定点に向かうことになる．

この神経回路のダイナミカルな活動をモジュール I 内で発火した S 細胞の数の時間変化 $N(t)$ として観測すると，図 6.2 のようになる．神経回路の状態は決してある固定点に収束せず，非定常に活動を続けていることがわかる．n ステップ目の N の値 N_n に対して N_{n+1} をプロットすると，多少ばらつきながらある閉曲線の周りに集まり，軌道は時計回りに回転する．その回転の中心と位相の基準を適当に選び，位相 Θ のリターン写像 $\Theta_n \to \Theta_{n+1}$ を求めると，図 6.3 に示すような円写像が得られる．この円写像は，神経回路の状態が準安定状態の間を経巡るときの力学則を表している．

神経回路のこのようなダイナミカルな活動はニューロンの出力関数を切り替える確率 p に依存するが，その確率のかなり広い範囲でカオス的な性質が保たれることがわかっている．しかも，シナプスにおける伝達物質の確率的素量放出から推定される確率 p の値はカオス的活動を起こす確率の範囲に含まれており，生理学的な要請を満たしているように思われる．もともと出力関数が確率的に切り替るゲーム的な神経回路であるにもかかわらず，その活動はむしろ決定論的であることも興味深い．

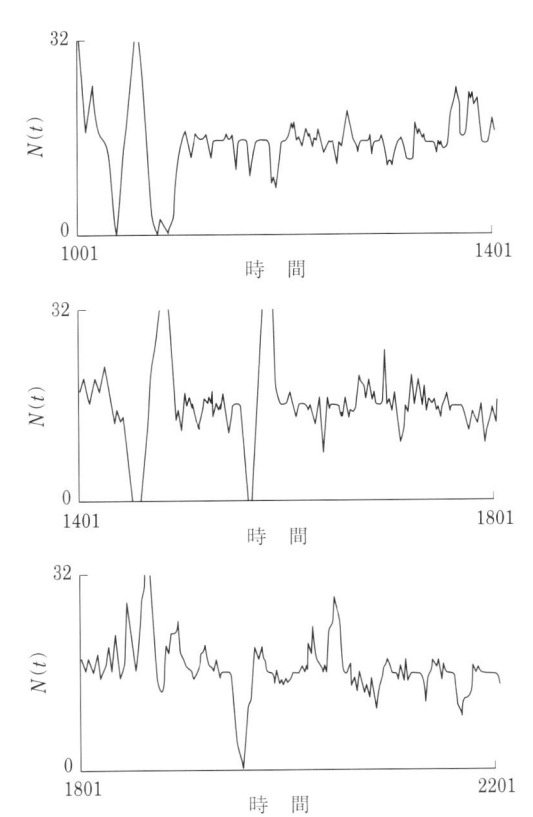

図 6.2 発火している S 細胞数 N の時間変化
横軸は時間を表し,計算ステップで与えられている. [Tsuda, I.: *Neural Networks* **5** (1992) 313 - 326 より]

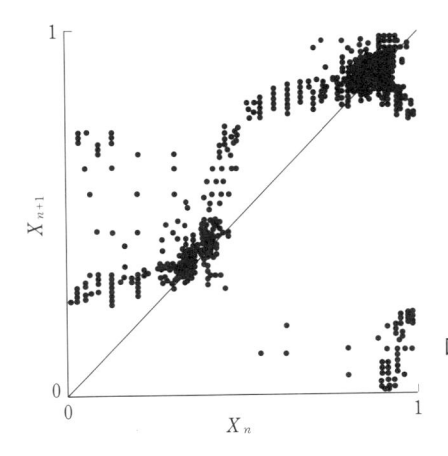

図 6.3 ニューロン状態 X_n の 1 次元写像
$X_n = \Theta/2\pi$, $p_s = p_r = 0.4$
[Tsuda, I.: *Neural Networks* **5** (1992) 313 - 326 より]

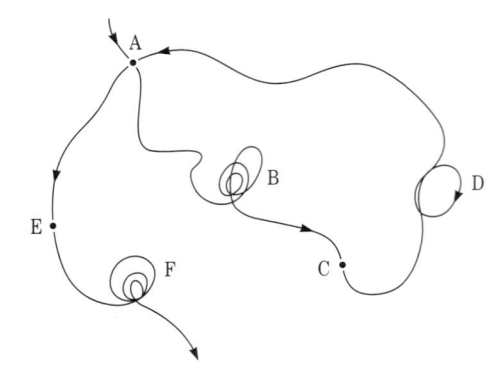

図 6.4 カオス遍歴状態を示す位相空間の模式的軌道
A〜F はアトラクタ痕跡を表す．
[津田：科学 **68**(1998) 726 – 732 より]

　図 6.4 に模式的に示すように，これらの準安定な状態は，準安定なリミットサイクル，トーラスあるいは低次元カオスなどであってよい．これらのアトラクタはアトラクタ痕跡とよばれており，これらのアトラクタ痕跡を経巡る運動は"カオス遍歴"とよばれている．動的記憶モデルでは，これらのアトラクタ痕跡が記憶に対応していると考えられているので，記憶痕跡ともよばれることもある．また，これらのアトラクタ痕跡とそれらを結ぶ軌道からなるアトラクタは遍歴アトラクタとよばれている．[63] 換言すれば，アトラクタ痕跡自体はもはやアトラクタではなくなっている．

　位相空間で軌道が記憶痕跡の近くに滞在しているときは神経回路の活動の次元は低く，記憶痕跡の間を遷移しているときは次元が高いことがわかっている．[132] 第4章と第5章で述べた神経回路モデルの振舞やラット海馬のカオス応答の性質と重ねて考えてみると，軌道が記憶痕跡の近傍に滞在しているとき，すなわちある記憶が想起されているときは，局所的なニューロン集団あるいはスパースに広がったニューロン集団がかなり同期しており，軌道が記憶痕跡の間を遷移しているときは，ニューロン活動の同期が崩れていると推察される．実際，ラットの海馬切片の CA 3 領野で，記憶の基本機構と考えられているシナプス伝達効率の長期増強（LTP）を起こすと，ニューロン

6.1 カオス遍歴と動的記憶モデル

活動が同期し,リズミックな電場電位振動が生じる.[54]

カオス遍歴をしている神経回路にある入力パターンが与えられると何が起きるだろうか. ここでも簡単のために $\varepsilon = \varepsilon' = 0$,すなわち新たな学習はしないとしよう. 入力パターンが既学習のどのパターンとも大きく異なる場合は,入力パターンが呈示されても神経回路の状態はどのベーシンにも入らず,神経回路の活動状態は記憶状態を経巡るカオス遍歴状態になる. しかし,入力パターンが既学習の一つのパターンに近く,入力パターンの呈示によって神経回路の状態がそのベーシンに入ると,結果的にその記憶パターンが想起される.

実際には,神経回路が学習によってある記憶状態を作ったあとも Hebb の学習アルゴリズムにしたがってシナプス結合の更新が行われるはずである. この新たな学習によって何が起きるかは,神経回路がカオス的遍歴を行って

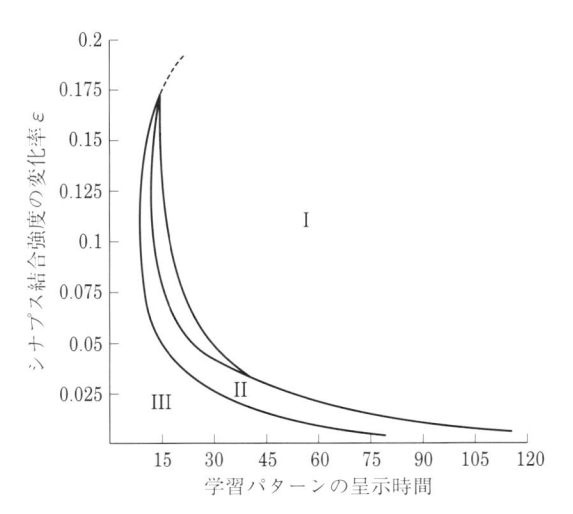

図 6.5 新たな学習によって生じた神経回路の状態
3つの領域が存在する. 領域Iでは,入力パターンを学習するが,既学習パターンはすべて崩される. 領域IIでは,入力パターンを学習し,かつすべての既学習パターンが保持される. 領域IIIでは,入力パターンを学習せず,既学習パターンは保持される. [Tsuda, I. : *Neural Networks* **5** (1992) 313 - 326 より]

いるとき新たな学習をさせれば調べることができる．この新たな学習の結果を学習パターンの神経回路への提示時間と単位時間当りのシナプス結合強度の変化率をパラメータとして見ると，図 6.5 に示すように，3 つの相が存在することがわかる．I 相では，入力パターンを学習するが，すべての既学習パターンが破壊される．II 相では，入力パターンを学習し，かつすべての既学習パターンを保持する．その結果，神経回路は新たに学習したパターンを含む新たなカオス遍歴状態になる．III 相では，入力パターンを学習せず，既学習パターンは保存される．ここで興味深いのは II 相の存在である．過去の記憶痕跡は影響を受けず，新たに学習した記憶状態を含んだ新たな遍歴アトラクタが作られるのである．

6.2 カオスニューラルネットワーク

前節では，個々のニューロンがカオス活動を起こさなくても，神経回路の構造によってカオス活動が生じることを述べた．しかも，このカオス活動は，第 4 章と第 5 章で学んだ低次元カオスをアトラクタ痕跡として含む遍歴アトラクタを形成していた．この節では，神経回路の構造に由来するというよりは，個々のニューロンがカオス的な活動をすることによって，神経回路がカオス遍歴的な振舞を起こすことについて述べよう．

まず，南雲 – 佐藤モデル[90] を修正したカオスニューロンモデル[5] について述べる．

南雲 – 佐藤モデルはカイアネロモデル[14,15] の不応性の表現を少し簡単にしたもので，次のように書ける．

$$x(t+1) = u\Big(A(t) - \theta - \alpha \sum_{d=0}^{t} k_r^d x(t-d)\Big) \qquad (6.7)$$

$A(t)$ は時刻 t に加わった入力の強さで,神経回路を構成したときは他のニューロンからの興奮性および抑制性の入力の総和になる.θ はニューロンが不応状態ではないときの発火のしきい値で,入力 A が θ を超えるとこのニューロンは発火する.右辺第3項は不応特性を表した項で,時刻 t より d 時間前に起きた発火による不応性が指数関数的に減少すると仮定されている $(0 < k_r < 1, \alpha > 0)$.時刻 t の直前に起きた発火 $(d \approx 0)$ は最も大きな不応状態をもたらし,十分過去に起きた発火 $(d \gg 0)$ は時刻 t のニューロンの状態にほとんど影響しない.換言すれば,$\theta + \alpha \sum_{d=0}^{t} k_r{}^d x(t-d)$ が過去の発火の影響を受けて変化したしきい値ということになる.

(6.7) 式の u は,図 6.6(a) に示すようなステップ関数で,

$$u(y) = \begin{cases} 1 & (y \geq 0) \\ 0 & (y < 0) \end{cases} \tag{6.8}$$

である.したがって,(6.7) 式の右辺の ( ) の中が正になれば,すなわち入力 $A(t)$ がしきい値 $\theta + \alpha \sum_{d=0}^{t} k_r{}^d x(t-d)$ を超えればニューロンは発火し $(x(t+1) = 1)$,超えなければ発火しない $(x(t+1) = 0)$.換言すれば,出力関数 u が $y = 0$ で不連続であるので,南雲-佐藤のニューロンモデルは"全か無の法則"にしたがって発火する.

入力がしきい値を超えればいつも同じ振幅と形の活動電位が生じ,そうでなければ活動電位は生じないという全か無の法則は,ニューロン発火の基本的性質である.しかし,少しくわしく発火の様子を見ると,しきい値電位と

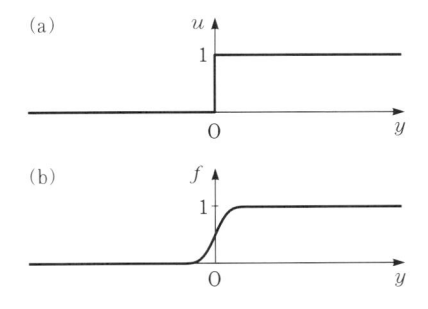

図 6.6 ニューロンの出力関数
u:ステップ関数,f:シグモイド関数

同程度の脱分極を起こす弱い入力によって生じる活動電位の振幅は小さく，形も少し異なる．すなわち，出力関数は $y=0$ で不連続ではなく，連続である．これはニューロンが入力信号によって脱分極されると，しきい値（不安定固定点）も脱分極方向に移動し，また興奮状態（安定固定点）も過分極方向に移動するため，弱い入力信号は本当の意味でしきい値を切ることができなかったり，活動電位が生じても振幅が小さくなったりするからである．* また，現実には入力信号によって生じる膜電位変化は矩形波ではなく，1.1節で学んだようなシナプス電位である（図1.7）．したがって，入力信号による脱分極はゆっくりしている．その脱分極がゆっくりであればあるほど，その前にしきい値が脱分極側に移動してしまい，発火しにくくなる．

ここでは，しきい値と同程度の矩形波的な脱分極が振幅の小さな活動電位を発生させることを考慮して，南雲－佐藤モデルを修正することにしよう．[5]

この修正は簡単である．出力関数を図6.6(b)に示すようなシグモイド関数

$$f(y) = \frac{1}{1 + \exp\left(-\dfrac{y}{\varepsilon}\right)} \quad (6.9)$$

にすればよい．$\varepsilon(>0)$ は $y=0$ の近傍での関数 f の傾きを決めるパラメータであり，$\varepsilon=0$ のとき図6.6(a)のステップ関数になる．(6.7)式を書き直すと，

$$x(t+1) = f\left(A(t) - \theta - a\sum_{d=0}^{t} k_r^d x(t-d)\right) \quad (6.10)$$

となる．したがって，$y=0$ の近傍，すなわち，しきい値と同程度の入力に対して出力 x は0から1の間の値をとることになる．

$$y(t+1) = A(t) - \theta - a\sum_{d=0}^{t} k_r^d x(t-d) \quad (6.11)$$

と定義すると，y はニューロンの内部状態を表しており，(6.10)式を

---

* FitzHugh, R.: Chapter 1 in "Biological Engineering", McGraw-Hill (1969) pp. 1-85，または林：神経システムの非線形現象，コロナ社（1998）の第3章を参照．

$$x(t+1) = f(y(t+1)) \tag{6.12}$$
$$y(t+1) = k_\mathrm{r} y(t) - \alpha f(y(t)) + a(t) \tag{6.13}$$

と書き直すことができる．ただし，

$$a(t) = A(t) - k_\mathrm{r} A(t-1) - (1-k_\mathrm{r})\theta \tag{6.14}$$

である．

ここで，入力 A は時間によらず一定であると仮定して，このカオスニューロンモデルの振舞を見ることにしよう．$A = \overline{A}$ とすると，(6.14) 式を次のように書くことができ，a は定数となる．

$$a = (1-k_\mathrm{r})(\overline{A} - \theta) \tag{6.15}$$

(6.13) 式から写像 $y(t) \to y(t+1)$ のグラフは図 6.7 のようになる．この写像関数は定数 a の大きさに依存して上下に移動するので，固定点（写像関数と対角線の交点）の安定性は a に依存することがわかる．* すなわち，入力 $\overline{A}$，しきい値 θ，および不応性の減衰のパラメータ k_r に依存する．また，写像関数の $y = 0$ の近傍での傾きは，図 6.6(b) に示したシグモイド関数 f

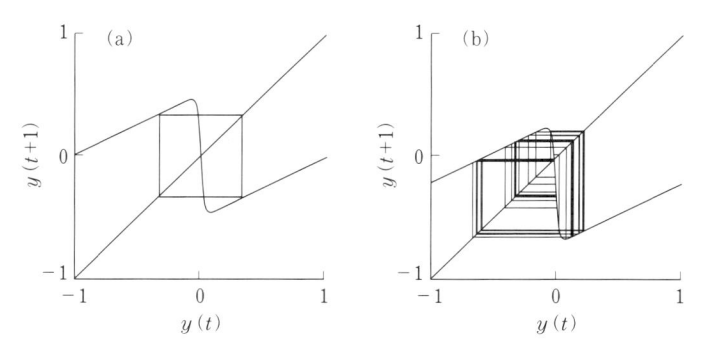

図 6.7 カオスニューロンモデルの内部状態 y の振舞
$k_\mathrm{r} = 0.5$, $\varepsilon = 0.015$, $\alpha = 1.0$, (a) 周期 2 の振動．$a = 0.5$. (b) カオス．$a = 0.3$.
[Adachi, M. and Aihara, K.: *Neural Networks* **10** (1997) 83-98 より]

---

* 写像関数が上下に移動すると固定点での写像関数の傾きが変化するので，固定点は安定になったり不安定になったりする．

の $y=0$ 近傍の傾き $1/4\varepsilon$ にも依存するので，固定点の安定性はシグモイド関数の形にも依存する．

図 6.7(a) はニューロンの内部状態 y が周期 2 で振動している例であり，$y(t+1)>0$ のときニューロンは出力関数（(6.12) 式）にしたがって発火し（$x(t+1)=1$），$y(t+1)<0$ のとき発火しない（$x(t+1)=0$）．すなわち，ニューロンは時間ステップの 2 周期ごとに発火している．

図 6.7(b) は内部状態 y がカオス振動をしている例である．$y(t+1)$ は不規則な時系列となるので，ニューロンは不規則な時間間隔でカオス的に発火する．また，$y(t+1)$ が固定点近傍の値をとると，(6.12) 式のシグモイド関数にしたがってニューロンの発火の振幅は小さくなるので，出力信号 $x(t+1)$ の振幅も不規則に変化する．

図 6.8 は，a を分岐パラメータとして表した分岐図，リアプノフ指数および平均発火率である．図 (a), (b) からわかるように，大きく 4 つのカオス領域があり，それらの領域の中に沢山の窓が存在する．

平均発火率 ρ は次のように定義される．

$$\rho = \lim_{n\to+\infty} \frac{1}{n}\sum_{t=0}^{n-1} h(x(t+1)) \qquad (6.16)$$

$$\text{ただし，} \quad h(x) = \begin{cases} 1 & (x \geq 0.5) \\ 0 & (x < 0.5) \end{cases}$$

図 (c) の水平な実線はニューロンが周期的に発火している状態を表しており，たとえば，平均発火率 0.5 の水平な実線は周期 2 の発火状態に対応している．このように周期発火状態は階段状に現れる．これらの階段のステップとステップの間の領域で平均発火率がばらついており，これらの領域がカオス領域に対応する．この領域を拡大するといくつもの階段構造が見られ，これらが窓に対応する．

出力関数がステップ関数（(6.8) 式）である南雲－佐藤モデルの場合は，このようなカオス領域が存在せず，分岐パラメータ a の関数として描いた平均

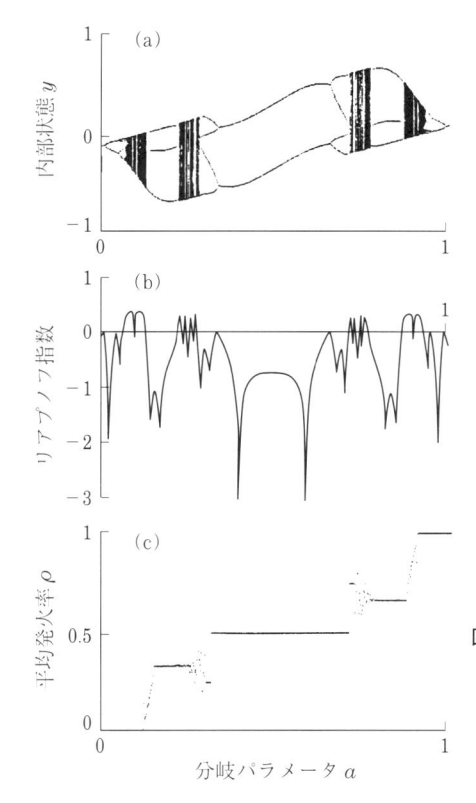

図 6.8 カオスニューロンの分岐図,リアプノフ数および平均発火率. $k_r = 0.5$, $\varepsilon = 0.04$, $a = 1.0$ [Aihara, K., Takabe, T. and Toyoda, M.: *Phys. Lett.* **A 144** (1990) 333 - 340 より]

発火率は階段構造のみを示す.すなわち,いくら拡大しても階段状の構造しか現れない.このような階段構造は悪魔の階段とよばれている.

さて,M 個のカオスニューロンを相互に結合した神経回路を考えることにしよう.[1]

添字 i を用い,i 番目のニューロンについて (6.10) 式を書き直すと,

$$x_i(t+1) = f\left(A_i(t) - \theta - a\sum_{d=0}^{t} k_r{}^d x_i(t-d)\right) \quad (6.17)$$

となる.ここでは簡単のためすべてのニューロンは同じ性質をもつと考えよう.したがって,出力関数 f,しきい値 θ,係数 a,および不応性の減衰パラ

メータ k_r はニューロンによらない.

入力 $A_i(t)$ として一定の入力と j 番目のニューロンからの入力を考えると,

$$A_i(t) = \overline{A} + \sum_{d=0}^{t} k_f{}^d \sum_{j=1}^{M} w_{ij} x_j(t - d) \qquad (6.18)$$

と書くことができる. ここでも簡単のため, すべてのニューロンに同じバイアス $\overline{A}$ がかかっていると考えている. また, j 番目のニューロンからの入力が指数関数的に減衰すると考えており, その減衰パラメータは k_f で与えられている.

(6.18) を (6.17) 式に代入して, 整理すると,

$$x_i(t + 1) = f(\eta_i(t + 1) + \zeta_i(t + 1)) \qquad (6.19)$$

$$\eta_i(t + 1) = k_f \eta_i(t) + \sum_{j=1}^{M} w_{ij} x_j(t) \qquad (6.20)$$

$$\zeta_i(t + 1) = k_r \zeta_i(t) - a x_i(t) + a \qquad (6.21)$$

ただし, $a = (1 - k)(\overline{A} - \theta)$

となる. η_i は反回性の入力に依存したニューロンの内部状態の時間変化を表しており, ζ_i は不応性などに依存した内部状態の時間変化を表している.

図 6.9 に示す 4 つのパターンをこの神経回路のニューロン間結合係数 w_{ij} に埋め込むと, 神経回路はどのような振舞を示すであろうか. ニューロン間の結合 w_{ij} は

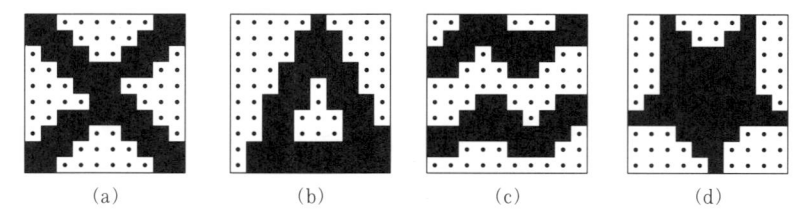

図 6.9 神経回路モデル ((6.19) 〜 (6.21) 式) に埋め込まれた 4 つのパターン
カオスニューロンの数は 100 個 (10×10) [Adachi, M. and Aihara, K.: *Neural Networks* **10** (1997) 83 - 98 より]

$$w_{ij} = \frac{1}{4} \sum_{p=1}^{4} (2x_i^p - 1)(2x_j^p - 1) \qquad (6.22)$$

にしたがって決めればよい．x_i^p は p 番目のパターンにおける i 番目のニューロンの出力である．すなわち，埋め込まれたパターンにしたがって発火するニューロンペアおよび発火しないニューロンペアの結合 w_{ij} は $+1/4$ であり，一方だけが発火するニューロンペアの結合 w_{ij} は $-1/4$ である．

図 6.10 は図 6.9 の 4 つのパターンが埋め込まれた神経回路が自律的に起こす出力パターンの時間変化である．4 つのパターンのいずれかがしばしば想起され，神経回路の状態が 4 つのパターンを非周期的に経巡っているのがわかる．この現象は 6.1 節で述べたカオス遍歴によく似ている．

(6.22) 式にしたがってパターンが埋め込まれると，神経回路はこれらのパターンを安定に保持しようとする．しかし，図 6.10 の場合，各ニューロンの不応性が強くかつ持続するようにしてあるので ($\alpha = 10, k_r = 0.9$)，神経回路の活動はある埋め込まれたパターンに長居することはない．このような強い不応性がはたらくと，発火を持続することができず，想起パターンが崩されてしまうのである．実際，不応性のパラメータを小さくすると，神経回路はある一つのパターンを想起し，それにほとんど近いパターンを出力し続けてしまう．このような不応性の効果は反回性抑制の効果とよく似ており，その意味では 6.1 節のカオス遍歴を起こす機構と似ているといってよいのかもしれない．

カオスニューロンのカオス的な振舞そのものがパターン間を経巡る現象にどう関与しているかは，筆者が知る限りではまだよくわかっていない．図 6.10 で用いられている各パラメータの値で各ニューロンがカオス的な振舞をしているとすれば，パターン間を経巡る不規則さの原因になっているのかもしれない．

このような自己想起形の連想ダイナミクスを示す神経回路は奈良と Davis によっても提案されている．[92,93]

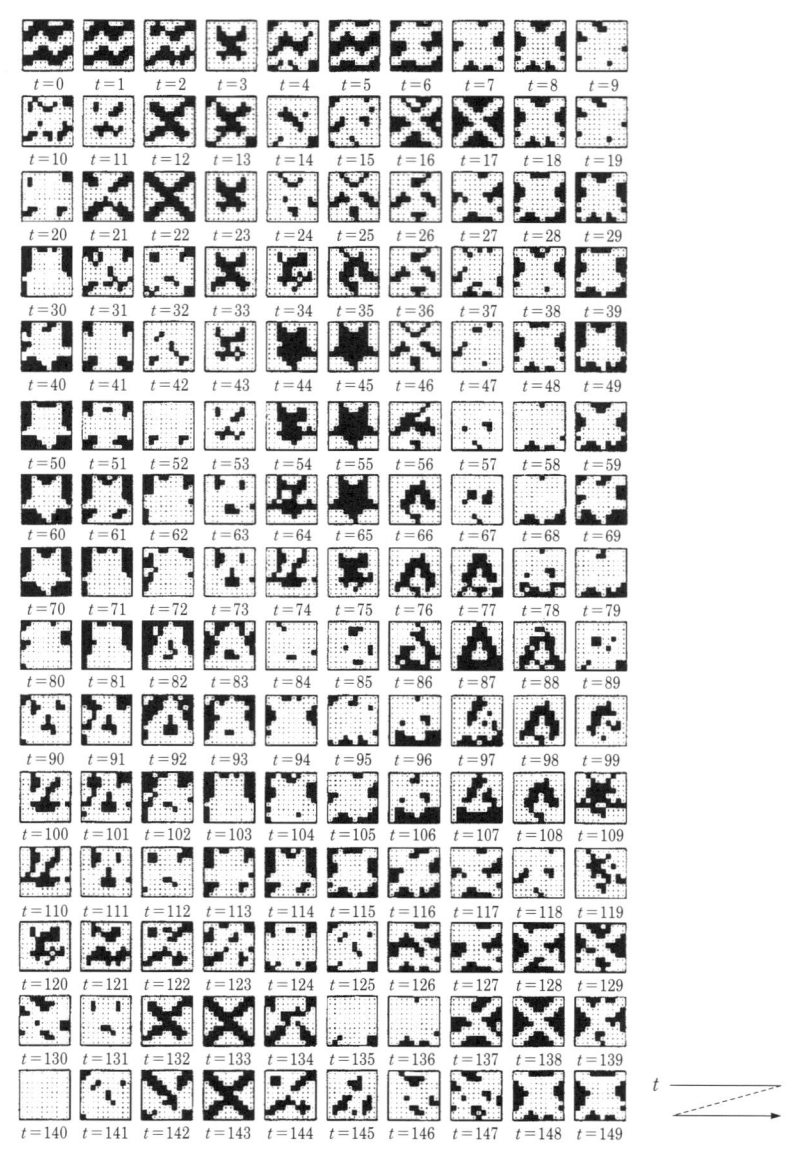

図 6.10 神経回路モデル ((6.19) 〜 (6.21) 式) が自律的に起こす出力パターンの時間変化. 図 6.9 の 4 つのパターンが埋め込まれている. カオスニューロンの数は 100 個 (10×10). パラメータの値は, $\alpha = 10.0$, $k_f = 0.2$, $k_r = 0.9$, $a = 2.0$.
[Adachi, M. and Aihara, K.: *Neural Networks* **10** (1997) 83 - 98 より]

付　　録

A．Chay モデルの速度定数と時定数（(3.56)～(3.58)式）

$$m_\infty = \frac{\alpha_m(V)}{\alpha_m(V)+\beta_m(V)}, \quad h_\infty = \frac{\alpha_h(V)}{\alpha_h(V)+\beta_h(V)}, \quad n_\infty = \frac{\alpha_n(V)}{\alpha_n(V)+\beta_n(V)}$$

$$\alpha_m = \frac{0.1(25+V)}{1-\exp(-0.1V-2.5)} \qquad \beta_m = 4\exp\left\{-\frac{V+50}{18}\right\}$$

$$\alpha_h = 0.07\exp\{-0.05V-2.5\} \qquad \beta_h = \frac{1}{1+\exp(-0.1V-2)}$$

$$\alpha_n = \frac{0.01(20+V)}{1-\exp(-0.1V-2)} \qquad \beta_n = 0.125\exp\left\{-\frac{V+30}{80}\right\}$$

$$\tau_n = [230(\alpha_n+\beta_n)]^{-1}$$

B．Plant-Kim モデルのパラメータと速度定数（(3.61)～(3.67)式）

$g_I = 4.0\,\text{mS}$　　　$g_K = 0.30\,\text{mS}$　　　$g_L = 0.003\,\text{mS}$

$g_T = 0.008\,\text{mS}$　　$g_A = 0.06\,\text{mS}$　　　$g_P = 0.015\,\text{mS}$

$V_I = 30\,\text{mV}$　　　　$V_K = -75\,\text{mV}$　　　$V_L = -40\,\text{mV}$

$C_m = 1\,\mu\text{F}$

$$m_\infty = \frac{\alpha_m}{\alpha_m+\beta_m} \qquad h_\infty = \frac{\alpha_h}{\alpha_h+\beta_h} \qquad n_\infty = \frac{\alpha_n}{\alpha_n+\beta_n}$$

$$r_\infty = \{1+\exp(-0.08(V+45))\}^{-1} \qquad s_\infty = \{1+\exp(0.27(V+50))\}^{-1}$$

$$q_\infty = \{1+\exp(-0.7(V+47))\}^{-1}$$

$$\tau_m = \frac{12.5}{\alpha_m+\beta_m} \qquad \tau_h = \frac{12.5}{\alpha_h+\beta_h} \qquad \tau_n = \frac{12.5}{\alpha_n+\beta_n}$$

$\tau_r = 10\,\text{ms}$　　　　$\tau_s = 235\,\text{ms}$　　　$\tau_q = 8000\,\text{ms}$

$$\alpha_m = \frac{0.1(-26-1.2V)}{\exp\left(\dfrac{-26-1.2V}{10}\right)-1} \qquad \beta_m = 4\exp\left(\frac{-51-1.21V}{18}\right)$$

$$\alpha_h = 0.07 \exp\left(\frac{-51 - 1.21\,V}{20}\right) \qquad \beta_h = \frac{1}{\exp\left(\frac{-21 - 1.3\,V}{10}\right) + 1}$$

$$\alpha_n = \frac{0.01(-21 - 1.21\,V)}{\exp\left(\frac{-21 - 1.21\,V}{10}\right) - 1} \qquad \beta_n = 0.125 \exp\left(\frac{-31 - V}{80}\right)$$

$$I_{ep} = -0.22\,[\mu A]$$

C. Plant モデルのパラメータと速度定数 ((3.68) 〜 (3.73) 式)

$g_I = 4.0\,\text{mS}$ $\qquad g_K = 0.30\,\text{mS}$ $\qquad g_L = 0.003\,\text{mS}$
$g_T = 0.004\,\text{mS}$ $\qquad g_P = 0.03\,\text{mS}$ $\qquad V_I = 30\,\text{mV}$
$V_K = -75\,\text{mV}$ $\qquad V_L = -40\,\text{mV}$ $\qquad V_{Ca} = 140\,\text{mV}$
$K_p = 0.5$ $\qquad K_c = 0.0085$ $\qquad \rho = 0.0003$
$C_m = 1\,\mu F$

$$m_\infty = \frac{\alpha_m}{\alpha_m + \beta_m} \qquad h_\infty = \frac{\alpha_h}{\alpha_h + \beta_h} \qquad n_\infty = \frac{\alpha_n}{\alpha_n + \beta_n}$$

$$\tau_m = \frac{12.5}{\alpha_m + \beta_m} \qquad \tau_h = \frac{12.5}{\alpha_h + \beta_h} \qquad \tau_n = \frac{12.5}{\alpha_n + \beta_n}$$

$$\tau_x = 235\,\text{ms}$$

$$\alpha_m = \frac{0.1(-28.7 - 1.21\,V)}{\exp\left(\frac{-28.7 - 1.21\,V}{10}\right) - 1} \qquad \beta_m = 4 \exp\left(\frac{-53.7 - 1.21\,V}{18}\right)$$

$$\alpha_h = 0.07 \exp\left(\frac{-53.7 - 1.21\,V}{20}\right) \qquad \beta_h = \frac{1}{\exp\left(\frac{-23.7 - 1.21\,V}{10}\right) + 1}$$

$$\alpha_n = \frac{0.01(-23.7 - 1.21\,V)}{\exp\left(\frac{-23.7 - 1.21\,V}{10}\right) - 1} \qquad \beta_n = 0.125 \exp\left(\frac{-33.7 - 1.21\,V}{80}\right)$$

$$x_\infty = \frac{1}{\exp(0.15(-50 - V)) + 1}$$

D. イソアワモチペースメーカーニューロンモデルのパラメータ ((3.79), (3.80)式)

$V_{Na} = 50$ mV　　　　　$V_K = -70$ mV　　　　　$V_L = -70$ mV
$g_{Na} = 60$ μS　　　　　$g_K = 10$ μS　　　　　　$g_{Nas} = 1.40$ μS
$g_{Ks} = 0.18$ μS　　　　$g_{Ki} = 0.20$ μS　　　　$g_L = 0.063$ μS
$I_p = -3.0$ nA　　　　　$C_m = 20$ nF
$\lambda_m = \lambda_h = \lambda_n = 10$　　$\lambda_{ms} = \lambda_{hs} = \lambda_{ns} = 100$　　$\lambda_{ni} = 800$

$$\alpha_m = \frac{0.1(20+V)}{1-\exp(-2.0-0.1V)} \qquad \beta_m = 4\exp\left(-\frac{V+45}{18}\right)$$

$$\alpha_h = 0.07\exp\left(-\frac{V+45}{20}\right) \qquad \beta_h = \frac{1}{1+\exp(-1.5-0.1V)}$$

$$\alpha_n = \frac{0.01(20+V)}{1-\exp(-2.0-0.1V)} \qquad \beta_n = 0.125\exp\left(-\frac{V+30}{80}\right)$$

$$\alpha_{ms} = \frac{0.1(26+V)}{1-\exp(-2.6-0.1V)} \qquad \beta_{ms} = 4\exp\left(-\frac{V+51}{18}\right)$$

$$\alpha_{hs} = 0.07\exp\left(-\frac{V+51}{20}\right) \qquad \beta_{hs} = \frac{1}{1+\exp(-2.1-0.1V)}$$

$$\alpha_{ns} = \frac{0.01(50+V)}{1-\exp(-5.0-0.1V)} \qquad \beta_{ns} = 0.125\exp\left(-\frac{V+60}{80}\right)$$

$$\alpha_{ni} = \frac{0.01(100+V)}{\exp(10+0.1V)-1} \qquad \beta_{ni} = 0.125\exp\left(\frac{V+90}{80}\right)$$

E. 19個のコンパートメントから成る海馬CA3錐体細胞モデルの速度定数

V_k と χ_k は，それぞれコンパートメント#k の膜電位と Ca^{2+} 濃度．このモデルの静止膜電位は 0 mV で，実験で観測される静止膜電位約 -60 mV に対応する．[Traub, R. D., Wong, R. K. S., Miles, R. and Michelson, H.: *J. Neurophysiol.* **66** (1991) 635-650 より]

$$\alpha_m = \frac{0.32(13.1-V_k)}{\exp\left(\frac{13.1-V_k}{4}\right)-1} \qquad \beta_m = \frac{0.28(V_k-40.1)}{\exp\left(\frac{V_k-40.1}{5}\right)-1}$$

$$\alpha_h = 0.128\exp\left(\frac{17-V_k}{18}\right) \qquad \beta_h = \frac{4}{1+\exp\left(\frac{40-V_k}{5}\right)}$$

$$\alpha_s = \frac{1.6}{1 + \exp(-0.072(V_k - 65))} \qquad \alpha_s = \frac{0.02(V_k - 51.1)}{\exp\left(\dfrac{V_k - 51.1}{5}\right) - 1}$$

$$\alpha_r = \begin{cases} 0.005 \\ \dfrac{\exp\left(-\dfrac{V_k}{20}\right)}{200} \end{cases} \qquad \beta_r = \begin{cases} 0 & [V_k \leq 0] \\ 0.005 - \alpha_r & [V_k > 0] \end{cases}$$

$$\alpha_n = \frac{0.016(35.1 - V_k)}{\exp\left(\dfrac{35.1 - V_k}{5}\right) - 1} \qquad \beta_n = 0.25 \exp\left(\dfrac{20 - V_k}{40}\right)$$

$$\alpha_a = \frac{0.02(13.1 - V_k)}{\exp\left(\dfrac{13.1 - V_k}{10}\right) - 1} \qquad \beta_a = \frac{0.175(V_k - 40.1)}{\exp\left(\dfrac{V_k - 40.1}{10}\right) - 1}$$

$$\alpha_b = 0.0016 \exp\left(\dfrac{-13 - V_k}{18}\right) \qquad \beta_b = \frac{0.05}{1 + \exp\left(\dfrac{10.1 - V_k}{5}\right)}$$

$$\alpha_q = \min(0.2 \times 10^{-4} \chi_k, 0.01) \qquad \beta_q = 0.001$$

$$\alpha_c = \begin{cases} \dfrac{\exp\left(\dfrac{V_k - 10}{11} - \dfrac{V_k - 6.5}{27}\right)}{18.975} \\ 2 \times \exp\left(-\dfrac{V_k - 6.5}{27}\right) \end{cases}$$

$$\beta_c = \begin{cases} 2 \times \exp\left(-\dfrac{V_k - 6.5}{27}\right) - \alpha_c & [V_k \leq 50] \\ 0 & [V_k > 50] \end{cases}$$

F. 2個のコンパートメントから成る海馬 CA3 錐体細胞モデルのパラメータ

[Pinsky, P. F. and Rinzel, J.: *J. Comp. Neurosci.* **1** (1994) 39-40 より]

$C_m = 3\ \mu\text{F/cm}^2 \qquad g_c = 2.1\ \text{mS/cm}^2 \qquad p = 0.5$

$\bar{g}_{\text{Na}} = 30\ \text{mS/cm}^2 \qquad \bar{g}_{\text{K(DR)}} = 15\ \text{mS/cm}^2 \qquad \bar{g}_{\text{L}} = 0.1\ \text{mS/cm}^2$

$\bar{g}_{\text{Ca}} = 10\ \text{mS/cm}^2 \qquad \bar{g}_{\text{K(AHP)}} = 0.8\ \text{mS/cm}^2 \qquad \bar{g}_{\text{K(C)}} = 15\ \text{mS/cm}^2$

$V_{\text{Na}} = 120\ \text{mV} \qquad V_{\text{K}} = -15\ \text{mV} \qquad V_{\text{Ca}} = 140\ \text{mV}$

$V_{\text{L}} = 0\ \text{mV} \qquad V_{\text{syn}} = 60\ \text{mV}$

$\bar{g}_{\text{NMDA}} = 0.014\ \text{mS/cm}^2 \qquad \bar{g}_{\text{AMPA}} = 0.0045\ \text{mS/cm}^2$

$\phi = 0.13 \qquad \beta_\chi = 0.075$

G. 海馬 CA3 錐体細胞のシングルコンパートメントモデルのパラメータと速度定数

膜電位は Traub モデルおよび Pinsky‐Rinzel モデルに対して 65 mV シフトしている．[Tateno, K., Hayashi, H. and Ishizuka, S.: *Neural Networks* **11** (1998) 985‐1003 より]

$C_\mathrm{m} = 0.1$ nF

$\bar{g}_\mathrm{Na} = 1.0$ μS　　　$\bar{g}_\mathrm{K(DR)} = 0.08$ μS　　　$\bar{g}_\mathrm{L} = 0.0033$ μS

$\bar{g}_\mathrm{Ca} = 0.13$ μS　　　$\bar{g}_\mathrm{K(AHP)} = 0.07$ μS　　　$\bar{g}_\mathrm{K(C)} = 0.366$ μS

$\bar{g}_\mathrm{K(A)} = 0.17$ μS　　　$\bar{g}_\mathrm{Ca(low)} = 0.03$ μS

$V_\mathrm{Na} = 50$ mV　　　$V_\mathrm{K} = -80$ mV　　　$V_\mathrm{Ca} = 75$ mV

$V_\mathrm{L} = -65$ mV　　　$V_\mathrm{syn(e)} = -10$ mV　　　$V_\mathrm{syn(i)} = -70$ mV

$\phi = 50$　　　$\beta_\chi = 0.075$ ms^{-1}

$\tau_{1(\mathrm{PP})} = 3$ ms　　　$\tau_{2(\mathrm{PP})} = 2$ ms

$\tau_{1(\mathrm{IP})} = 3$ ms　　　$\tau_{2(\mathrm{IP})} = 2$ ms

$\tau_{1(\mathrm{stim})} = 3$ ms　　　$\tau_{2(\mathrm{stim})} = 2$ ms

$$\alpha_m = \frac{-0.32(51.9+V)}{\exp\left(\frac{-(51.9+V)}{4}\right)-1} \qquad \beta_m = \frac{0.28(V+24.9)}{\exp\left(\frac{V+24.9}{5}\right)-1}$$

$$\alpha_h = 0.128\exp\left(\frac{-48-V}{18}\right) \qquad \beta_h = \frac{4}{1+\exp\left(-\frac{25+V}{5}\right)}$$

$$\alpha_s = \frac{0.2}{1+\exp(-0.072V)} \qquad \beta_s = \frac{0.0025(V+13.9)}{\exp\left(\frac{V+13.9}{5}\right)-1}$$

$$\alpha_r = \begin{cases} \dfrac{\exp\left(-\dfrac{V+65}{20}\right)}{1600} \\ 0.000625 \end{cases} \qquad \beta_r = \begin{cases} \dfrac{0.005-8\alpha_r}{8} & [V > -65] \\ 0 & [V \leq -65] \end{cases}$$

$$\alpha_{s(\mathrm{low})} = \frac{1.6}{1+\exp(-0.072(V+40))} \qquad \beta_{s(\mathrm{low})} = \frac{0.02(V+53.9)}{\exp\left(\frac{V+53.9}{5}\right)-1}$$

$$\alpha_{r(\mathrm{low})} = \begin{cases} \dfrac{\exp\left(-\dfrac{V+105}{20}\right)}{200} \\ 0.005 \end{cases} \qquad \beta_r = \begin{cases} 0.005-8\alpha_r & [V > -105] \\ 0 & [V \leq -105] \end{cases}$$

$$\alpha_n = \frac{-0.016(29.9 + V)}{\exp\left(-\frac{29.9 + V}{5}\right) - 1} \qquad \beta_n = 0.25 \exp\left(\frac{-45 - V}{40}\right)$$

$$\alpha_a = \frac{0.02(51.9 + V)}{\exp\left(-\frac{51.9 + V}{10}\right) - 1} \qquad \beta_a = \frac{0.0175(V + 24.9)}{\exp\left(\frac{V + 24.9}{10}\right) - 1}$$

$$\alpha_b = 0.0016 \exp\left(-\frac{V + 78}{18}\right) \qquad \beta_b = \frac{0.05}{1 + \exp\left(-\frac{54.9 + V}{5}\right)}$$

$$\alpha_q = \begin{cases} 0 & ((\chi - 140) < 0) \\ 0.00002(\chi - 140) & (0 \leq (\chi - 140) < 500) \\ 0.01 & (500 \leq (\chi - 140)) \end{cases} \qquad \beta_q = 0.001$$

$$\alpha_c = \begin{cases} \dfrac{\exp\left(\dfrac{V + 55}{11} - \dfrac{V + 58.5}{27}\right)}{18.975} \\ 2 \times \exp\left(\dfrac{-58.5 - V}{27}\right) \end{cases}$$

$$\beta_c = \begin{cases} 2 \times \exp\left(\dfrac{-58.5 - V}{27}\right) - \alpha_c & [V \leq 50] \\ 0 & [V > 50] \end{cases}$$

H. 抑制性介在ニューロンモデルのパラメータと速度定数

[Tateno, K., Hayashi, H. and Ishizuka, S.: *Neural Networks* **11** (1998) 985-1003 より]

$C_m = 0.1\ \mu\text{F}$　　　　$\bar{g}_{\text{Na}} = 1.5\ \mu\text{S}$　　　　$\bar{g}_{\text{K(DR)}} = 0.3\ \mu\text{S}$

$g_L = 0.02\ \mu\text{S}$　　　　$V_{\text{Na}} = 50\ \text{mV}$　　　　$V_K = -80\ \text{mV}$

$V_L = -65\ \text{mV}$　　　　$C_{\text{PI}} = 0.02\ \mu\text{S}$

$\tau_{1(\text{PI})} = 1\ \text{ms}$　　　　$\tau_{2(\text{PI})} = 0.5\ \text{ms}$　　　　$V_{\text{syn(e)}} = -10\ \text{mV}$

$$\alpha_m = \frac{-0.64(51.9 + V)}{\exp\left(-\frac{51.9 + V}{4}\right) - 1} \qquad \beta_m = \frac{0.56(V + 24.9)}{\exp\left(\frac{V + 24.9}{5}\right) - 1}$$

$$\alpha_h = \frac{0.128 \exp\left(-\frac{48 + V}{18}\right)}{0.65} \qquad \beta_h = \frac{4}{0.65\left(1 + \exp\left(-\frac{25 + V}{5}\right)\right)}$$

$$\alpha_n = \frac{-0.016(48.9 + V)}{0.65\left(\exp\left(-\frac{48.9 + V}{5}\right) - 1\right)} \qquad \beta_n = \frac{0.25 \exp\left(-\frac{64 + V}{40}\right)}{0.65}$$

参 考 文 献

1) Adachi, M. and Aihara, K.: Associative dynamics in a chaotic neural network. *Neural Networks* **10** (1997) 83-98.
2) Adams, W. B. and Benson, J. A.: The generation and modulation of endogenous rhythmicity in the Aplysia bursting pacemaker neurone R 15. *Prog. Biophys. Molec. Biol.* **46** (1985) 1-49.
3) Adams, W. B. and Levitan, I. B.: Voltage and ion dependences of the slow currents which mediate bursting in Aplysia neuron R 15. *J. Physiol.* **360** (1985) 69-93.
4) Aihara, K. and Matsumoto, G.: Chaotic oscillations and bifurcations in squid giant axons, in "Chaos," ed. Holden, A. V., Manchester Univ. Press (1986) pp. 257-269.
5) Aihara, K., Takabe, T. and Toyoda, M.: Chaotic Neural Networks. *Phys. Lett.* **A144** (1990) 333-340.
6) Andelsen, P., Bliss, T. V. P. and Skrede, K. K.: Lamella organization of hippocampal excitatory pathways. *Exp. Brain Res.* **13** (1971) 222-238.
7) Araki, T. and Terzuolo, C. A.: Membrane currents in spinal motoneurons associated with the action potential and synaptic activity. *J. Neurophysiol.* **25** (1962) 772-789.
8) Babloyantz, A., Salazar, J. M. and Nicolis, C.: Evidence of chaotic dynamics of brain activity during the sleep cycle, *Phys. Lett.* **111A** (1985) 152-156.
9) Babloyantz, A. and Destexhe, A.: Low-dimensional chaos in an instance of epilepsy. *Proc. Natl. Acad. Sci.* USA **83** (1986) 3513-3517.
10) Bliss, T. V. P and Collingridge, G. L.: A synaptic model of memory: long-term potentiation in the hippocampus. *Nature* **361** (1993) 31-39.
11) Bliss, T.V.P. and Lφmo, T.: Long-lasting potentiation of synaptic transmission in the dentate area of the anaesthetized rabbit following stimulation of the perforant path. *J. Physiol.* **232** (1973) 331-356.
12) Boddeke, H. W., Best, R. and Boeijinga, P. H.: Synchronous 20 Hz rhythmic activity in hippocampal networks induced by activation of metabotropic

glutamate receptors in vitro. *Neurosci.* **76** (1997) 653-658.
13) Brown, D. A. and Griffith, W. H.: Persistent slow inward calcium current in voltage-clamped hippocampal neurons of the guinea-pig. *J. Physiol.* **337** (1983) 303-320.
14) Caianiello, E. R.: Outline of a theory of thought-processes and thinking machines. *J. Theor. Biol.* **2** (1961) 204-235.
15) Caianiello, E.R. and De Luca, A.: Decision equation for binary systems. Application to neuronal behavior. *Kybernetik* **3** (1966) 33-40.
16) Canavier, C. C., Clark, J. W. and Byrne, J. H.: Routes to chaos in a model of a bursting neuron. *Biophys. J.* **57** (1990) 1245-1251.
17) Chay, T. R.: Chaos in a three-variable model of an excitable cell. *Physica* **16D** (1985) 233-242.
18) Chay, T. R., Fan, Y. S. and Lee, Y. S.: Bursting, spiking, chaos, fractals, and universality in biological rhythms. *Int. J. Bifurcation and Chaos* **5** (1995) 595-635.
19) Cobb, S. R., Buhl, E. H., Halasy, K., Paulsen O. and Somogyi, P.: Synchronization of neuronal activity in hippocampus by individual GABAergic interneurons. *Nature* **378** (1995) 75-78.
20) Cole, K. S.: "Membranes, Ions and Impulses," University of California Press, Berkeley and Los Angels (1968). コール, K. S. 著, 岸本卯一郎, 向畑恭男 訳, 膜・イオン・インパルス, 下巻, 吉岡書店 (1970).
21) Collingridge, G. L., Kehl, S. J. and McLennan, H.: Excitatory amino acids in synaptic transmission in the Schaffer collateral-commissural pathway of the rat hippocampus. *J. Physiol.* **334** (1983) 33-46.
22) Connor, J. A. and Stevens, C. F.: Prediction of repetitive firing behavior from voltage clamp data on an isolated neurone soma. *J. Physiol.* **213** (1971) 31-53.
23) Dvorak, I. and Siska, J.: On some problems encountered in the estimation of the correlation dimension of the EEG. *Phys. Lett.* **118A** (1986) 63-66.
24) Eccles, J. C.: "The Understanding of the Brain," McGraw-Hill (1973).
25) Eckert, R. and Lux, H. D.: A voltage-sensitive persistent calcium conductance in neuronal somata of Helix. *J. Physiol.* **254** (1976) 129-151.
26) Fitzhugh, R.: Impulses and physiological states in theoretical models of nerve membrane. *Biophys. J.* **1** (1961) 445-466.
27) FitzHugh, R.: Chapter 1 in "Biological Engineering," McGraw-Hill

(1969) pp. 1‒85.
28) Frank, G. W., Lookman, T., Nerenberg, M. A. H., Essex, C., Lemieux, J. and Blume, W. : Chaotic time series analyses of epileptic seizures. *Physica* **46D** (1990) 427‒438.
29) Glenn, L. L. and Steriade, M. : Discharge rate and excitability of cortically projecting intralaminar thalamic neurons during waking and sleep states. *J. Neurosci*. **2** (1982) 1387‒1404.
30) Goldman, D. E. : Potential, impedance and rectification in membranes. *J. Gen. Physiol*. **27** (1943) 37‒60.
31) Gorman, A. L. and Hermann, A. : Quantitative differences in the currents of bursting and beating molluscan pace-maker neurones. *J. Physiol*. **333** (1982) 681‒699.
32) Gray, C. M., Koenig, P., Engel, A. K. and Singer, W. : Oscillatory responses in cat visual cortex exhibit inter-columnar synchronization which reflects global stimulus properties. *Nature* **338** (1989) 334‒337.
33) Guevara, M. R., Glass, L. and Shrier, A. : Phase locking, period-doubling bifurcation, and irregular dynamics in periodically stimulated cardiac cells. *Science* **214** (1981) 1350‒1353.
34) Guttman, R., Feldman, L. and Jakobsson, E. : Frequency entrainment of squid axon membrane. *J. Memb. Biol*. **56** (1980) 9‒18.
35) Hablitz, J. J. : Picrotoxin‐induced epileptiform activity in the hippocampus : role of endogenous versus synaptic factors. *J. Neurophysiol*. **51** (1984) 1011‒1027.
36) Hadeler, K. P., der Heiden, U. and Schumacher, K. : Generation of the nervous impulse and periodic oscillations. *Biol. Cybern*. **23** (1976) 211‒218.
37) 林 初男："神経システムの非線形現象" 非線形科学シリーズ4巻，コロナ社 (1998).
38) Hayashi, H. and Ishizuka, S. : Chaos in molluscan neuron. in "Chaos in Biological Systems." eds. Degn, H., Holden, A. V. and Olsen, L. F., NATO ASI series A, vol. 138, Plenum press (1987) pp. 157‒166.
39) Hayashi, H. and Ishizuka, S. : Chaotic nature of bursting discharges in the Onchidium pacemaker neuron. *J. Theor. Biol*. **156** (1992) 269‒291.
40) 林，石塚：ニューロンの自発性放電と二相性シナプス入力に対する応答．統計数理研究所レポート **40** (1992) pp. 57‒64.
41) Hayashi, H. and Ishizuka, S. : Chaotic responses of the hippocampal CA 3

region to a mossy fiber stimulation in vitro. *Brain Res*. **686** (1995) 194-206.
42) Hayashi, H., Ishizuka, S. and Hirakawa, K.: Chaotic response of the pacemaker neuron. *J. Phys. Soc. Japan* **54** (1985) 2337-2346.
43) Hayashi, H., Ishizuka, S. and Hirakawa, K.: Instability of harmonic responses of Onchidium pacemaker neuron. *J. Phys. Soc. Japan* **55** (1986) 3272-3278.
44) Hayashi, H., Ishizuka, S., Ohta, M. and Hirakawa, K.: Chaotic behavior in the Onchidium giant neuron under sinusoidal stimulation. *Phys. Lett*. **88A** (1982) 435-438.
45) Hayashi, H., Nakao, M. and Hirakawa, K.: Chaos in the self-sustained oscillation of an excitable biological membrane under sinusoidal stimulation. *Phys. Lett*. **88A** (1982) 265-266.
46) Hayashi, H., Nakao, M. and Hirakawa, K.: Entrained, harmonic, quasiperiodic and chaotic responses of the self-sustained oscillation of Nitella to sinusoidal stimulation. *J. Phys. Soc. Japan* **52** (1983) 344-351.
47) Hellweg, F. C., Schultz, W. and Creutzfeldt, O. D.: Extracellular and intracellular recordings from cat's cortical whisker projection area: thalamocortical response transformation. *J. Neurophysiol*. **40** (1977) 463-479.
48) Hindmarsh, J. L. and Rose, R. M.: A model of the nerve impulse using two first order differential equations. *Nature* **296** (1982) 162-164.
49) Hindmarsh, J. L. and Rose, R. M.: A model of neuronal bursting using three coupled first order differential equations. *Proc. R. Soc. Lond*. **B221** (1984) 87-102.
50) Hodgkin, A. L. and Huxley, A. F.: A quantitative description of membrane current and its application to conduction and excitation in nerve. *J. Physiol*. **117** (1952) 500-544.
51) Hodgkin, A. L. and Katz, B.: The effect of sodium ions on the electrical activity of the giant axon of the squid. *J. Physiol*. **108** (1949) 37-77.
52) Holden, A.V.: The response of excitable membrane models to a cyclic input. *Biol. Cybern*. **21** (1976) 1-7.
53) Ishizuka, S. and Hayashi, H.: Chaotic and phase-locked responses of the somatosensory cortex to a periodic medial lemniscus stimulation in the anesthetized rat. *Brain Res*. **723** (1996) 46-60.
54) Ishizuka, S. and Hayashi, H.: Spontaneous epileptiform bursts and long-term potentiation in rat CA 3 hippocampal slices induced by chaotic stimula-

tion of mossy fibers. *Brain Res.* **790** (1998) 108-114.
55) Jahnsen, H. and Llinas, R.: Electrophysiological properties of guinea-pig thalamic neurons: an in vitro study. *J. Physiol.* **349** (1984) 205-226.
56) Jahnsen, H. and Llinas, R.: Ionic basis for the electroresponsiveness and oscillatory properties of guinea-pig thalamic neurons *in vitro. J. Physiol.* **349** (1984) 227-247.
57) Jefferys, J. G. R and Traub, R. D.: Synchronization of CA 3 pyramidal neurons by NMDA-mediated excitatory synaptic potentials in hippocampal slices incubated in low-Mg^{2+} solutions. *J. Physiol.* **452** (1992) 32.
58) Jenkinson, D. H. and Nicholls, J. G.: Contractures and permeability changes produced by acetylcholine in depolarized denervated muscle. *J. Physiol.* **159** (1961) 111-127.
59) Johnston, D.: Voltage, temperature and ionic dependence of the slow outward current in Aplysia burst-firing neurons. *J. Physiol.* **289** (1980) 145-157.
60) Junge, D. and Stephens, C. L.: Cyclic variation of potassium conductance in a burst-generating neurone in Aplysia. *J. Physiol.* **235** (1973) 155-181.
61) Kaas-Petersen, C.: Bifurcation in the Rose-Hindmarsh model and the Chay model. in "Chaos in Biological Systems," eds. Degn, H., Holden, A. V. and Olsen, L. F., NATO ASI series A, vol. 138 Plenum press (1987) pp. 183-190.
62) Kandel, E. R.: "Cellular Basis of Behavior" W. H. Freeman and Company, (1976).
63) 金子, 津田: 複雑系のカオス的シナリオ, 朝倉書店 (1996).
64) Kelso, S. R., Ganong, A. H. and Brown, T. H.: Hebbian synapses in hippocampus. *Proc Natl. Acad. Sci. U S A.* **83** (1986) 5326-5330.
65) Kock, C. D., Palovcik, R. A., Uthman, B. M. and Principe, J. C.: Chaotic activity during iron-induced 'epileptiform' discharge in rat hippocampal slices. *IEEE Tras. Biomed. Eng.* **39** (1992) 1152-1160.
66) Kupferman, I. and Weiss, I. R.: Water regulation by a presumptive hormone contained in identified neurosecretory cell R 15 of Aplysia. *J. Gen. Physiol.* **67** (1976) 113-123.
67) Laurent, G.: Dynamical representation of odors by oscillating and evolving neural assemblies. *Trends Neurosci.* **19** (1996) 489-496.
68) Lee, W-L and Hablitz, J. J.: Involvement of non-NMDA receptors in

picrotoxin-induced epileptiform activity in the hippocampus. *Neurosci. Lett.* **107** (1989) 129 - 134.

69) Lee, W-L and Hablitz, J. J.: Effect of APV and ketamine on epileptiform activity in the CA 1 and CA 3 regions of the hippocampus. *Epilepsy Res.* **6** (1990) 87 - 94.

70) Li, X.-G., Somogi, P., Ylinen, A. and Buzsaki, G.: The hippocampal CA 3 network: An in vivo intracellular labeling study. *J. Comp. Neurol.* **339** (1994) 181 - 208.

71) Lopes da Silva, F. H.: Neural mechanisms underlying brain waves: from neural membranes to networks. *Electroencephalogr. Clin. Neurophysiol.* **79** (1991) 81 - 93.

72) Lynch, G., Larson, J., Kelso, S., Barrionuevo, G. and Schottler, F.: Intracellular injections of EGTA block induction of hippocampal long-term potentiation. *Nature* **305** (1983) 719 - 721.

73) 前田, 土居, 野村, 佐藤: イソアワモチペースメーカー細胞モデルの簡約化について. 日本神経回路学会誌 **1** (1994) 12 - 19.

74) 前田, 土居, 野村, 佐藤: バースト神経細胞モデルの非線形ダイナミクス. 電子情報通信学会技術研究報告 MBE 95 (1995) 85 - 92.

75) Matsumoto, G., Aihara, K., Ichikawa, M. and Tasaki, A.: Periodic and nonperiodic responses of membrane potentials in squid giant axons during sinusoidal current stimulation. *J. Theor. Neurobiol.* **3** (1984) 1 - 14.

76) Malenka, R. C., Kauer, J. A., Zucker, R. S. and Nicoll, R. A.: Postsynaptic calcium is sufficient for potentiation of hippocampal synaptic transmission. *Science* **242** (1988) 81 - 84.

77) Malinow, R. and Miller, J. P.: Postsynaptic hyperpolarization during conditioning reversibly blocks induction of long-term potentiation. *Nature.* **320** (1986) 529 - 530.

78) Mathieu, P. A. and Roberge, F. A.: Characteristics of pacemaker oscillations in Aplysia neurons. *Can. J. Physiol. Pharmacol.* **49** (1971) 787 - 795.

79) Mayer, M. L. and Westbrook, G. L.: The action of N-methyl-D-aspartic acid on mouse spinal neurones in culture. *J Physiol.* **361** (1985) 65 - 90.

80) Mayer, M. L. and Westbrook, G. L.: The physiology of excitatory amino acids in the vertebrate central nervous system. *Prog. Neurobiol.* **28** (1987) 197 - 276.

81) McCormick, D. A. and Pape, H.: Properties of a hyperpolarization-

activated cation current and its role in rhythmic oscillation in thalamic relay neurons. *J. Physiol*. **431** (1990) 291–318.

82) Meech, R.W.: Membrane potential oscillations in molluscan "burster" neurones. *J. Exp. Biol*. **81** (1979) 93–112.

83) Miles, R., Traub, R. D. and Wong, R. K. S.: Spread of synchronous firing in longitudinal slices from the CA 3 region of the hippocampus. *J. Neurophysiol*. **60** (1988) 1481–1496.

84) Miles, R. and Wong, R. K. S.: Unitary inhibitory synaptic potentials in the guinea-pig hippocampus in vitro. *J. Physiol*. **356** (1984) 97–113.

85) Miles, R. and Wong, R. K. S.: Excitatory synaptic interactions between CA 3 neurons in the guinea-pig hippocampus. *J. Physiol*. **373** (1986) 397–418.

86) Misgeld, U. and Frotscher, M.: Postsynaptic-GABAergic inhibition of nonpyramidal neurons in the guinea-pig hippocampus. *Neurosci*. **19** (1986) 193–206.

87) Morin, D. and Steriade, M.: Development from primary to augmenting responses in the somatosensory system. *Brain Res*. **205** (1981) 49–66.

88) Mountcastle, V. B.: Modality and topographic properties of single neurons of cat's somatic sensory cortex. *J. Neurophysiol*. **20** (1957) 408–434.

89) Mountcastle, V. B., Talbot, W. H., Sakata, H. and Hyvarinen, J.: Cortical neuronal mechanisms in flutter-vibration studied in unanesthetized monkeys. Neuronal periodicity and frequency discrimination. *J. Neurophysiol*. **32** (1969) 452–484.

90) Nagumo, J. and Sato, S.: On a response characteristic of a mathematical neuron model. *Kybernetik* **10** (1972) 155–164.

91) Nagumo, J., Arimoto, S. and Yoshizawa, S.: An active pulse-transmission line simulating nerve axon. *Proc. IRE* **50** (1962) 2061–2070.

92) Nara, S. and Davis, P.: Chaotic wandering and search in a cycle-memory neural network. *Prog. Theor. Phys*. **88** (1992) 845–855.

93) Nara, S., Davis, P. and Tosuji, H.: Memory search using complex dynamics in a recurrent neural network model. *Neural Networks* **6** (1993) 963–973.

94) Nemoto, I., Miyazaki, S., Saito, M. and Utsunomiya, T.: Behavior of solutions of the Hodgkin-Huxley equations and its relation to properties of mechanoreceptors. *Biophys. J*. **15** (1975) 469–479.

95) Nicholls, J. G., Martin, A. R. and Wallace, B. G.: "From Neuron to Brain"

Third Edition, Sinauer Associates (1992).
96) Partridge, L. D. and Stevens, C. F.: A mechanism for spike frequency adaptation. *J. Physiol.* **256** (1976) 315-332.
97) Partridge, L. D., Thompson, S. H., Smith, S. J. and Connor J. A.: Current-voltage relationships of repetitively firing neurons. *Brain Res.* **164** (1979) 69-79.
98) Perkel, D. H., Schulman, J. H., Bullock, T. H., Moore, G. P. and Segund, J. P.: Pacemaker neuron: effects of regularly spaced synaptic input. *Science* **145** (1964) 61-63.
99) Pinsky, P. F. and Rinzel, J.: Intrinsic and network Rhythmogenesis in a reduced Traub model for CA 3 pyramidal cell. *J. Comp. Neurosci.* **1** (1994) 39-60.
100) Plant, R. E.: Bifurcation and resonance in a model for bursting nerve cell. *J. Memb. Biol.* **11** (1981) 15-32.
101) Plant, R. E. and Kim, M.: Mathematical description of a bursting pacemaker neuron by a modification of the Hodgkin-Huxley equations. *Biophys. J.* **16** (1976) 227-244.
102) Powell, T. P. S. and Mountcastle, V. B.: Some aspects of the functional organization of the cortex of the postcentral gyrus of the monkey. *Bull. Johns Hopkins Hosp.* **105** (1959) 133-162.
103) Rajaseker, S. and Lakshmanan, M.: Period doubling route to chaos for a BVP oscillator with periodic external force. *J. Theor. Biol.* **133** (1988) 473-477.
104) Rajaseker, S. and Lakshmanan, M.: Period-doubling bifurcations, chaos, phsase-locking and devil's staircase in a Bonhoeffer-van der Pol oscillator. *Physica* **D32** (1988) 146-152.
105) Rinzel, J.: A formal classification of bursting mechanisms in excitable systems. *Lecture Notes in Biomathematics* **71** (1987) 267-281, Springer-Verlag.
106) Rinzel, J. and Lee, Y. S.: Dissection of a model for neuronal parabolic bursting. *J. Math. Biol.* **25** (1987) 653-675.
107) Roeschke, J. and Aldenhoff, J.: The dimensionality of human's electroencephalogram during sleep. *Biol. Cybern.* **64** (1991) 307-313.
108) Sasaki, K., Staunton, H. P. and Dieckmann, G.: Characteristic features of augmenting and recruiting responses in the cerebral cortex. *Exp. Neurol.* **26**

(1970) 369-392.
109) Sastry, B. R., Goh, J. W and, Auyeung, A.: Associative induction of posttetanic and long-term potentiation in CA 1 neurons of rat hippocampus. *Science* **232** (1986) 988-990.
110) 佐藤, 土居: BVP神経モデルの周期パルス刺激に対する応答. 合原一幸編著 "ニューラルシステムにおけるカオス" 第4章 (1993) pp. 125-156.
111) Schepherd G. M.: "Neurobiology" Second Edition, Oxford Univ. Press (1988).
112) Schneiderman, J. H., Sterling, C. A. and Luo, R.: Hippocampal plasticity following epileptiform bursting produced b $GABA_A$ antagonists. *Neurosci.* **59** (1994) 259-273.
113) Schwartzkroin, P. A. and Prince, D. A.: Penicilline-induced epileptiform activity in the hippocampal in vitro preparation. *Ann. Neurol.* **1** (1977) 463-469.
114) Simons, D. J.: Response properties of vibrissa units in rat SI somatosensory neocortex. *J. Neurophysiol.* **41** (1978) 798-820.
115) Shipley, J.: Response characteristics of single units in the rat's trigeminal nuclei to vibrissa displacements. *Neurophysiol.* **37** (1974) 73-90.
116) Skarda, C. A. and Freeman, W. J.: How brains make chaos in order to make sense of the world. *Behav. Brain Sci.* **10** (1987) 161-195.
117) Smith, T. G. Jr., Barker, J. L. and Gainer, H.: Requirements for bursting pacemaker potential activity in molluscan neurons. *Nature* **253** (1975) 450-452.
118) Soong, A. C. K. and Stuart, C. I. J. M.: Evidence of chaotic dynamics underlying the human alpha-rhythm electroencephalogram. *Biol. Cybern.* **62** (1989) 55-62.
119) Steriade, M. and Deschenes, M.: The thalamus as a neuronal oscillator. *Brain Res. Rev.* **8** (1984) 1-63.
120) Steriade, M., Gloor, P., Llinas, R. R. Lopes da Silva, F. H. and Mesulam M.-M.: Basic mechanisms of cerebral rhythmic activities. *Electroencephalogr. Clin. Neurophysiol.* **76** (1990) 481-508.
121) Steriade, M., McCormick, D. A. and Sejnowski, T. J.: Thalamocortical oscillations in the sleeping and aroused brain. *Science* **262** (1993) 679-685.
122) Steriade, M. and Wyzinski, P.: Cortically elicited activities in thalamic reticularis neurons. *Brain Res.* **42** (1972) 514-520.

123) Swann, J. W., Brady, R. J., Friedman, R. J. and Smith, E. J.: The dendritic origins of penicillin-induced epileptogenesis in CA 3 hippocampal pyramidal cells. *J. Neurophysiol.* **56** (1986) 1718-1738.
124) Takeuchi, a. and Takeuch, N.: Active phase of frog's end-plate potential. *J. Neurophysiol.* **22** (1958) 395-411.
125) Takeuchi, A. and Takeuchi, N.: On the permiability of the end-plate membrane during the action of transmitter. *J. Physiol.* **154** (1960) 52-67.
126) Tateno, K., Hayashi, H. and Ishizuka, S.: Complexity of spatiotemporal activity of a neural network model which depends on the degree of synchronization. *Neural Networks* **11** (1998) 985-1003.
127) Traub, R. D. and Jefferys, J. G. R.: Simulations of epileptiform activity in the hippocampal CA 3 region in vitro. *Hippocampus* **4** (1994) 281-285.
128) Traub, R. D., Jefferys, J. G. R. and Whittington, M. A.: Enhanced NMDA conductance can account for epileptiform activity induce by low-Mg^{2+} in the rat hippocampal slice. *J. Physiol.* **478** (1994) 379-393.
129) Traub, R. D., Miles, R. and Jefferys, J. G. R.: Synaptic and intrinsic conductances shape picrotoxin-induced synchronized after-discharges in the guinea-pig hippocampal slice. *J. Physiol.* **461** (1993) 525-547.
130) Traub, R. D., Wong, R. K. S., Miles, R. and Michelson, H.: A model of a CA 3 hippocampal pyramidal neuron incorporating voltage-clamp data on intrinsic conductances. *J. Neurophysiol.* **66** (1991) 635-650.
131) Tsuda, I.: Dynamic link of memory - Chaotic memory map in nonequilibrium neural networks. *Neural Networks* **5** (1992) 313-326.
132) 津田:思考・推論への理論からのアプローチ,科学 **68** (1998) 726-732.
133) Waite, P. M.: The responses of cells in the rat thalamus to mechanical movements of the whiskers. *J. Physiol.* **228** (1973) 541-561.
134) Wakerley, J. B., Poulain, D. A. and Brown, D.: Comparison of firing patterns in oxytocin-and vasopressin-releasing neurons during progressive dehydration. *Brain Res.* **148** (1978) 425-440.
135) Whittington, M. A., Traub, R. D. and Jefferys, J. G. R.: Synchronized oscillations in interneuron networks driven by metabotropic glutamate receptor activation. *Nature* **373** (1995) 612-615.
136) Wigstrom. H., Gustafsson, B., Huang, Y. Y. and Abraham, W. C.: Hippocampal long-term potentiation is induced by pairing single afferent volleys with intracellularly injected depolarizing current pulses. *Acta Physiol.*

Scand. **126** (1986) 317-319.
137) Wong, R. K. S and Prince, D. A.: Afterpotential generation in hippocampal pyramidal cells. *J. Neurophysiol.* **45** (1981) 86-97.
138) Woolsey, T. A. and Van der Loos, H.: The structural organization of layer IV in the somatosensory region (SI) of mouse cerebral cortex. The description of a cortical field composed of discrete cytoarchitectonic units. *Brain Res.* **17** (1970) 205-242.
139) Zalutsky, R. A. and Nicoll, R. A.: Comparison of two forms of long-term potentiation in single hippocampal neurons. *Science* **248** (1990) 1619-1624.
140) Miles, R.: Synaptic excitation of inhibitory cells by single CA3 hippocampal pyramidal cells of the guinea-pig in vitro. *J. Physiol.* **428** (1990) 61-77.

索引

ア

IPSP（抑制性シナプス後電位） 13
アトラクタ 44, 173
　── 痕跡 212
　遍歴 ── 212
安定結節点 67
安定焦点 68
鞍点 68

イ

1次応答 33, 199
1次元写像 53, 61, 173
1次元ストロボ写像 178, 192
EPSP（興奮性シナプス後電位） 12
イオンコンダクタンス 16
イオンチャネルのゲート 17
イオンの透過係数 9
インパルス 7
位相空間 43
位相固定 38
位相平面 65

エ

AMPA受容体 29, 155, 164
LTP（長期増強） 29
NMDA受容体 29, 141, 147, 155, 164
円写像 210

オ

遅いサブシステム 100, 114, 128, 132

遅い振動 158

カ

Ca^{2+}スパイク 144, 150, 153, 157, 158
Ca^{2+}電流 95
　しきい値の低い ── 160
K^+コンダクタンス 15
K^+電流 16
回転数 36
海馬 23
　── CA 3 163
　── 体 21
　── 台 23
カオス 50, 92, 125, 128, 190
　── 応答 42, 177, 178, 190, 192, 195, 199, 201, 203
　── 振動 218
　── 的放電 161
　── ニューロンモデル 214
　── 遍歴 212
かご細胞 25
加重性 14
活動電位 7
　── のくり返し 10
　── の伝導 11
　集合 ── 27
過分極 7
顆粒細胞 21
　── 層 22
緩和振動 101

キ

QUIS 受容体　141, 147
基底樹状突起　23
軌道　44, 65
機能円柱　34
局所線形化安定性解析　74
局所電位　7

ケ

ゲート変数　19

コ

Goldman の式　5
後脱分極　145
後電位　9
興奮性シナプス　13
　── 後電位（EPSP）　12
　── 電流　164, 166
固定点　54, 65, 72, 76
固有値　66, 73

サ

3 シナプス回路　24
細胞体　2

シ

θ 波的リズム　167
CA 3 領野　24
GABA　25
しきい値の低い Ca^{2+} 電流　160
軸索　2
シグモイド関数　216
シナプス　3, 11
　── 電流　12, 26, 147
　── の平衡電位　13
　── ボタン　11
興奮性 ──　13
3 ── 回路　24
抑制性 ──　13
シングルコンパートメントモデル
　158, 163
自己相関関数　194
自律系　45
視床　31
　── 皮質ニューロン　31
　── 網様体ニューロン　31
歯状回　23
周期倍分岐　122, 128
集合活動電位　27
樹状突起　2
　基底 ──　23
　先端 ──　23
受容体　12
順応　90
状態点　65
状態変数　65
初期条件に対する敏感さ　49, 54
神経回路モデル　164

ス

錐体細胞　21, 137, 163
　── 層　22
　── モデル　150
ストレンジアトラクタ　45, 46, 49, 60,
　192
ストロボ断面　47
スパイク　7
　Ca^{2+} ──　144, 150, 153, 157, 158
　Na^+ ──　144, 150, 153, 157, 158

ス

スピンドル振動　31, 199

セ

静止膜電位　3
絶対不応期　8
セパラトリクス　79
線形化　73
先端樹状突起　23

ソ

双曲性　49
相互相関関数　195
相対不応期　8

タ

第1次体性感覚野　197
苔状線維　24
脱分極　6
樽　34
単振動　70

チ

Chayモデル　96
長期増強（LTP）　29

テ

δ波　199
　　── 的リズム　167
てんかん波的リズム　167
電気的等価回路　5
電場電位　27, 166, 190, 198, 201
　　── 振動　187
電場電流　166, 171, 178
伝達物質　11

ト

同期したバースト　155

ナ

Na^+コンダクタンス　15
Na^+スパイク　144, 150, 153, 157, 158
Na^+電流　16
Na^+の透過性　9
内側毛帯　31, 197

ニ

2次応答　33
ニューロン　2
　　── 活動の同期　27, 185
　　視床皮質 ──　31
　　視床網様体 ──　31
　　抑制性介在 ──　165

ネ

Nernstの式　4

ノ

Non-NMDA受容体　29

ハ

バースト放電　86, 104, 107, 124, 146, 150, 153, 161
　　── の伝播　170
　　── の同期　171, 178
　　同期した ──　149
　　放物型 ──　106
速いサブシステム　100, 114, 127, 132
速い振動　158
反回性抑制　25

ヒ

BVP（ボンヘーファー-ファン・デル・ポル モデル） 74, 78
Hindmarsh-Rose モデル 92
引込み 36, 175, 178, 190, 192, 195, 199, 201
引伸ばしと折畳み 50, 61
非自律系 45
ビート放電 122, 146, 153, 161, 171
―― の同期化 172

フ

Plant-Kim モデル 118, 119
Plant モデル 118
不安定結節点 68
不安定焦点 68
不応特性 215
ファン・デル・ポル モデル 69
分岐現象 120, 125, 146
分岐図 128

ヘ

β 波的リズム 167
平衡電位 4
ペースメーカー振動 57, 104, 109, 115

遍歴アトラクタ 212

ホ

Hodgkin-Huxley 方程式 20
ポアンカレ写像 45
ポアンカレ断面 59
ホップ分岐 107
　―― 点（HB） 104, 116
ホモクリニック点（HC） 104, 116
ボンヘーファー-ファン・デル・ポル（BVP）モデル 74, 78
放物型バースト放電 106

マ

マルチコンパートメントモデル 137

ヨ

抑制性介在ニューロン 165
抑制性シナプス 13
　―― 後電位（IPSP） 13
　―― 電流 165

リ

リアプノフ指数 49, 50, 54
リアプノフスペクトル 52
リミットサイクル 58, 70, 81, 104, 115

著者略歴

林　初男（はやし　はつお）

　1947年 福岡県出身．九州大学工学部電子工学科卒．同大学院修士課程修了．同大学院博士課程単位取得退学．九州大学工学部助手，九州工業大学情報工学部助教授，同教授，同大学院生命体工学研究科教授，現在に至る．工学博士．その間，米国テキサス大学，カリフォルニア大学およびオランダ エピレプシ研究所の研究員として在外研究．

　主な著書：「神経システムの非線形現象」（現代非線形科学シリーズ4）（コロナ社）

脳とカオス

2001年11月10日　第1版発行

検印省略

定価はカバーに表示してあります．

著作者	林　初男
発行者	吉野　達治
発行所	〒102-0081 東京都千代田区四番町 8-1 電話 東京 3262-9166～9 株式会社 裳華房
印刷所	中央印刷株式会社
製本所	板倉製本印刷株式会社

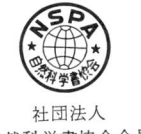

社団法人
自然科学書協会会員

JCLS 〈㈱日本著作出版権管理システム委託出版物〉
本書の無断複写は著作権法上での例外を除き禁じられています．複写される場合は，そのつど事前に㈱日本著作出版権管理システム（電話 03-3817-5670，FAX 03-3815-8199）の許諾を得てください．

ISBN 4-7853-2821-5

Ⓒ 林 初男，2001　　Printed in Japan

本体

大澤・小保方 著	レーザ計測	2900円
大津元一 著	入門レーザー	2800円
〃	量子エレクトロニクスの基礎	5300円
江尻宏泰 著	クォーク・レプトン核の世界	2200円
小林浩一 著	光物性入門	3200円
田中 晧 著	分子物理学	2500円
日本物理学会 編	ニュートリノと重力波	4000円
〃	アインシュタインとボーア	4500円
立木・藤田 編	高温超伝導の科学	7500円

山内恭彦・小谷正雄・高橋秀俊 編集

物理学選書

1.	霜田光一・桜井捷海 著	エレクトロニクスの基礎（新版）	4700円
3.	高橋秀俊 著	電磁気学	5500円
4.	近角聰信 著	強磁性体の物理（上） ―物質の磁性―	5300円
14.	今井 功 著	流体力学（前編）	6500円
17.	桜井捷海・霜田光一 著	応用エレクトロニクス	6200円
18.	近角聰信 著	強磁性体の物理（下） ―磁気特性と応用―	6600円
21.	武田 暁 著	場の理論	4500円
22.	辻内順平 著	ホログラフィー	5600円
23.	上田和夫・大貫惇睦 著	重い電子系の物理	5200円

金原寿郎・高橋秀俊・霜田光一・和田八三久・近角聰信・菊池 誠 編集

応用物理学選書

4.	桜井敏雄 著	X線結晶解析の手引き	5400円
7.	松枝秀明 著	光・電子集積回路の物理	5200円
8.	吉田善一 著	マイクロ加工の物理と応用	3800円
9.	小川智哉 著	結晶工学の基礎	5100円

鈴木 平・近角聰信・中嶋貞雄 編集

物性科学選書

津田・那須・藤森・白鳥 共著	電気伝導性酸化物（改訂版）	7500円
中村輝太郎 編著	強誘電体と構造相転移	6000円
安達健五 著	化合物磁性 ―局在スピン系	5300円
安達健五 著	化合物磁性 ―遍歴電子系	6200円
近角聰信 著	物性科学入門	4800円
鹿児島誠一 編著	低次元導体 ―有機導体の多彩な物理と密度波―	5400円

裳華房ホームページ　http://www.shokabo.co.jp/